中国高等教育学会医学教育专业委员会规划教材
高等医学院校教材

供基础、临床、预防、口腔医学类等专业用

医患沟通
Doctor-Patient Communication

主　编　王彩霞

副主编　袁雅冬　李功迎

编　委　（按姓名汉语拼音排序）

鲍作臣（哈尔滨医科大学大庆校区）　　王彩霞（哈尔滨医科大学大庆校区）
郭晏同（北京积水潭医院）　　　　　　王秀春（内蒙古医科大学）
黄求进（哈尔滨医科大学附属第一医院）　徐　娜（滨州医学院）
李功迎（济宁医学院）　　　　　　　　余　震（温州医科大学）
刘艳瑞（哈尔滨医科大学大庆校区）　　袁雅冬（河北医科大学）
庞桂芬（承德医学院）　　　　　　　　张红星（新乡医学院）
谭志刚（沈阳医学院）

北京大学医学出版社

YIHUAN GOUTONG

图书在版编目（CIP）数据

医患沟通 / 王彩霞主编. —北京：北京大学医学出版社，2013.12（2023.12重印）
ISBN 978-7-5659-0716-6

Ⅰ.医… Ⅱ.①王… Ⅲ.①医药卫生人员—人际关系学—医学院校—教材 Ⅳ.①R192

中国版本图书馆CIP数据核字（2013）第279867号

医患沟通

主　　编：王彩霞
出版发行：北京大学医学出版社
地　　址：（100191）北京市海淀区学院路38号 北京大学医学部院内
电　　话：发行部 010-82802230；图书邮购 010-82802495
网　　址：http://www.pumpress.com.cn
E-mail：booksale@bjmu.edu.cn
印　　刷：北京信彩瑞禾印刷厂
经　　销：新华书店
责任编辑：韩忠刚　法振鹏　　责任校对：金彤文　　责任印制：罗德刚
开　　本：850 mm×1168 mm　1/16　　印张：15　　字数：500千字
版　　次：2013年12月第1版　2023年12月第4次印刷
书　　号：ISBN 978-7-5659-0716-6
定　　价：27.00元

版权所有，违者必究

（凡属质量问题请与本社发行部联系退换）

高等医学院校临床专业本科教材评审委员会

主 任 委 员　王德炳　柯　杨

副主任委员　吕兆丰　程伯基

秘 书 长　陆银道　王凤廷

委　　　员　（按姓名汉语拼音排序）

　　　　　　白咸勇　曹德品　陈育民　崔慧先　董　志
　　　　　　郭志坤　韩　松　黄爱民　井西学　黎孟枫
　　　　　　刘传勇　刘志跃　宋焱峰　宋印利　宋远航
　　　　　　孙　莉　唐世英　王　宪　王维民　温小军
　　　　　　文民刚　线福华　袁聚祥　曾晓荣　张　宁
　　　　　　张建中　张金钟　张培功　张向阳　张晓杰
　　　　　　周增桓

序

北京大学医学出版社组织编写的高等医学院校临床医学专业本科教材（第2套）于2008年出版，共32种，获得了广大医学院校师生的欢迎，并被评为教育部"十二五"普通高等教育本科国家级规划教材。这是在教育部教育改革、提倡教材多元化的精神指导下，我国高等医学教材建设的一个重要成果。为配合《国家中长期教育改革和发展纲要（2010—2020年）》，培养符合时代要求的医学专业人才，并配合教育部"十二五"普通高等教育本科国家级规划教材建设，北京大学医学出版社于2013年正式启动高等医学院校临床医学专业（本科）第3套教材的修订及编写工作。本套教材近六十种，其中新启动教材二十余种。

本套教材的编写以"符合人才培养需求，体现教育改革成果，确保教材质量，形式新颖创新"为指导思想，配合教育部、国家卫生和计划生育委员会在医药卫生体制改革意见中指出的，要逐步建立"5＋3"（五年医学院校本科教育加三年住院医师规范化培训）为主体的临床医学人才培养体系。我们广泛收集了对上版教材的反馈意见。同时，在教材编写过程中，我们将与更多的院校合作，尤其是新启动的二十余种教材，吸收了更多富有一线教学经验的老师参加编写，为本套教材注入了新鲜的活力。

新版教材在继承和发扬原教材结构优点的基础上，修改不足之处，从而更加层次分明、逻辑性强、结构严谨、文字简洁流畅。除了内容新颖、严谨以外，在版式、印刷和装帧方面，我们做了一些新的尝试，力求做到既有启发性又引起学生的兴趣，使本套教材的内容和形式再次跃上一个新的台阶。为此，我们还建立了数字化平台，在这个平台上，为适应我国数字化教学、为教材立体化建设作出尝试。

在编写第3套教材时，一些曾担任第2套教材的主编由于年事已高，此次不再担任主编，但他们对改版工作提出了很多宝贵的意见。前两套教材的作者为本套教材的日臻完善打下了坚实的基础。对他们所作出的贡献，我们表示衷心的感谢。

尽管本套教材的编者都是多年工作在教学第一线的教师，但基于现有的水平，书中难免存在不当之处，欢迎广大师生和读者批评指正。

王德炳　柯杨
2013年11月

前　言

从湖北省的"右腿骨折，左腿动刀"事件到南京一家医院医生因玩网游导致女婴死亡的"徐宝宝"事件种种，医患关系、医患沟通已经成为当今热议的话题。的确，近些年来，我国的医患关系不尽人意，临床现实中，不仅是不和谐而且是危机四起，矛盾重重，纠纷不断，甚至发现恶性事件和暴力事件，在社会上造成广泛负面影响，引起全社会广泛关注和担忧，医患关系不仅成为医学领域的一道难题，也成为我国一个严重的社会问题。医学社会学家亨利·西格里斯说："从行为学上来说，无论是'医'还是'患'，其出发点都只有一个——让患者康复起来。"可是，原本一对应当互信协作、目标统一的"利益共同体"，为何却成了势如水火的对立面？许多专家学者对此做了认真调查研究和分析，结果显示，医患关系冲突矛盾固然有很多原因，但临床上很多医患纠纷和诉讼都不是因为医生的技术缺陷而引发的，而是因为不良的沟通，医生沟通技巧差、态度不好，言语不当通常是患者不满意情绪爆发的导火索和根源。付诸法律行动的患者中，很多诉讼不仅仅是由于某种伤害，还因为医者与患者缺乏有效沟通以及对问题的不恰当处理。大多患者及其家属认为，赔偿虽然重要，但他们对于诉讼的动机绝不仅仅是经济考虑，更重要的是他们与被告医者之间的不愉快接触。

有专家指出，如今工作在临床一线的医生、护士大多在20世纪60年代出生，他们成长在中国社会的转型时期，此阶段医学教育存在很多缺陷，特别是医学人文教育缺失，医学高等院校医患沟通教育更是先天不足，因此，导致医务人员沟通意识和沟通技能的缺乏日渐显现。要想真正实现有效的医患沟通还有很长的路要走，还有很多问题需要进一步探讨。但从医学生抓起，在医学院校通过开设《医患沟通》课程，分析临床典型案例，提高医学生对医患沟通的认识，培养其沟通和建立和谐医患关系的能力，无疑是一个很好的解决之道。因为医患沟通学正在研究如何把心理学、伦理学、社会学、文化因素、人文修养与法律等学科的知识与内容都转化为积极的沟通手段与方法，并推进到现代医学诊治疾病和维护健康之中。可以说，医患沟通学已经成为现代医学不可或缺的有机组成部分。因为可怕的医患冲突使医者和社会都转变了以往的认识：对待健康和疾病问题不应只是从自然科学的角度来考虑，而应把生物、心理、社会因素作为一个三维坐标，在重视生物因素的前提下，把人的健康问题置于社会关系中去理解。这样，呈现在医务工作者面前的不仅只是作为健康与疾病载体的人体，而是现实完整的活生生的人了。医生与患者之间不仅仅是医生帮助患者祛除病痛，同时也包含着心理的沟通、法律的契约、社会的责任、道德的良知等多重的社会内容和丰富的人类情感等，医患之间特别需要人性与人性的黏合，需要心灵与心灵的交融。因为无论怎样完美的医学技术都不能代替与患者眼神上相关信息的传递和医患间心与心、情感与情感的沟通与交流，随着社会的进步与文明程度的提升，后者的需

前　言

要将更加强烈和突出。因为医学能做的是很有限的，很多疾病医生是束手无策的，那么医者对患者也就像"撒拉纳克"湖畔的铭文所说："有时，去治愈；常常，去帮助；总是，去安慰。"帮助和安慰患者，是我们医者通过自身的努力就能够做到的，可是，一些医者为什么就不愿意去做呢？我们每个人都会生老病死，我们每个人都很容易成为患者，我们医者为什么不能以己推人，换位思考一下呢！在别人生病不幸最需要人关怀的时候，多说上几句话，多问候几声，尽一份职业道德，是多么崇高而伟大的行为！因为这样的行为闪耀着人性的光辉，他会让患者和家属以及整个社会都会感到温暖和阳光普照。医者要明白，对待患者只要有良好的态度、良好的情感和良好的沟通，治好治不好病，患者及其家属都会对医者心存感激的。这不仅是许许多多去过医院的人的切身感受，是社会的呼声，这也是医学的宗旨与终极目标，否则，丢掉了"人"的医学即使技术再先进都是一种社会的倒退和人类的悲哀。

　　为此，国外一位哲人曾明确地断言：医学本质上是人学、是社会科学。基于这样一种人文理念去倡导和引领，中国的医患沟通现实问题不久一定会解决，医患沟通的理论研究也一定会有所进展和深入。目前国家和政府正在积极致力于改善中国卫生领域存在的各种问题，医患关系正在改善，正在建立沟通机制，医者和患者已经站在各自的角度，从各自的利益出发，同时也换位思考，提出了许多融洽医患关系的观点和建议，双方都有着迫切的沟通愿望和需要，相信不久就会出现良好的局面。

　　本教材编写总体思路：以医学生的沟通能力培养为主线，以临床典型案例为切入点，以伦理学、心理学、社会学和医学法学的融合为基础，以提高医学生和临床医务工作者以及全社会对医患沟通重要意义的认识为重点，理论讲解简明，实践结合紧密，指导医学生和医务工作者努力学会沟通，懂得沟通，运用沟通，把沟通作为一种能力去教学和培养。本教材的突出特色是人文性和实践性。通过人文语言、人文理念和人文情怀的贯穿体现医患沟通的"人本性"和"仁爱性"；通过临床典型案例评析与大量真实故事讲解以及道理的陈述，让医学生如亲临现场受到教育并能知道今后该怎样去做。

　　本教材共分为十三章，第一章　王彩霞；第二章　徐娜；第三章　王秀春；第四章　刘艳瑞；第五章　余震；第六章　袁雅冬；第七章　谭志刚；第八章　庞桂芬；第九章　李功迎；第十章　郭晏同；第十一章　张红星；第十二章　黄求进；第十三章　鲍作臣。加上附录共计50万字。该教材作者一部分是医学院校从事医患沟通教学的资深教师，一部分是医学院校附属医院从事临床工作经验丰富的医务工作者，他们具有高度的社会责任感和人文情怀，长期关注中国的医疗卫生改革和医患关系，站在健康型社会构建的高度观察和思考医患沟通问题，以客观公正的第三方视角，揭示了转型期中国医患关系的特点，剖析了医患关系紧张的根源，并从人性、文化、伦理和社会工作者介入等新的思维角度，提出了解决医患矛盾的对策。

主　编
2013年9月30日

目 录

第一章　绪论…………………………………1
　第一节　国内外医患沟通现状与发展…3
　第二节　沟通与医患沟通概述………10
　第三节　医患和谐的伦理价值………14

第二章　沟通基本原理………………………18
　第一节　医患沟通模式………………19
　第二节　医患沟通机制………………23
　第三节　医患沟通的障碍与消除……27

第三章　沟通与人性…………………………33
　第一节　人性的特征…………………34
　第二节　人的需要……………………38
　第三节　医患沟通的生命超越………44

第四章　医患沟通的人文学基础……………46
　第一节　医学伦理学与沟通…………46
　第二节　医学社会学与沟通…………52
　第三节　医学心理学与沟通…………56

第五章　医患沟通的法律基础………………60
　第一节　医疗机构及医务人员的义务…61
　第二节　医学院校毕业生的医疗活动…68
　第三节　医疗纠纷处理法律制度……69

第六章　沟通的原则与艺术…………………75
　第一节　语言沟通原则与艺术………75
　第二节　非语言沟通原则与技艺……79
　第三节　沟通的特殊艺术技巧………84

第七章　临床医患沟通………………………89
　第一节　门诊、急诊中的沟通………90
　第二节　住院患者沟通………………97
　第三节　特殊患者的沟通……………100
　第四节　重症患者及监护人的沟通…104
　第五节　临终关怀中的医患沟通……109

第八章　医者与社会的沟通…………………114
　第一节　医者与社会的沟通…………115
　第二节　医者与患者家属的沟通……118
　第三节　医者与媒体以及社会组织的沟通…………………………………121

第九章　冲突情境下的医患沟通……………127
　第一节　医患冲突的背景……………131
　第二节　医疗投诉中的沟通…………135
　第三节　医患纠纷中的医患沟通……138

第十章　人文修养与成功沟通………………144
　第一节　人文修养概述………………145
　第二节　医者应具有的人文修养……147
　第三节　患者和家属应具有的人文修养…………………………………151

第十一章　文化与沟通………………………154
　第一节　文化与沟通…………………155
　第二节　中国传统文化与沟通………159
　第三节　先进文化理念与和谐医患关系………………………………163
　第四节　医院文化与医患沟通………164

第十二章　医务社会工作与沟通……………168
　第一节　医务社会工作及其意义……169
　第二节　医务社会工作介入医患关系的途径与方法…………………173
　第三节　医务社会工作者在医患沟通中的特殊作用…………………177

第十三章　构建健康型社会与沟通…………180
　第一节　科学健康观与沟通的关系…181
　第二节　优良文化与健康……………183
　第三节　医患——健康型社会构建的重要角色………………………186

目 录

第四节　沟通与健康型社会的构建 …189

附录　相关法律制度……………………193
　附录1　医院医患沟通制度………… 193
　附录2　医疗事故处理条例………… 195
　附录3　关于维护医疗机构秩序的
　　　　　通告………………………… 203

　附录4　医疗机构管理条例实施细则… 203
　附录5　中华人民共和国执业医师法… 213
　附录6　中华人民共和国侵权责任法… 217

主要参考文献……………………………224
中英文专业词汇对照索引………………227
后记………………………………………228

第一章 绪 论

一个人必须知道该说什么，一个人必须知道什么时候说，一个人必须知道对谁说，一个人必须知道怎么说。

——现代管理之父 德鲁克

【临床案例】

您听说过这样稀奇的事吗？某三甲医院胸外科主治医师刘某在值班过程中，发生了一起患者死亡事件。刘某并不是这位患者的主管医生。事后，患者家属并未追究主管医生的责任，也没有提出任何经济补偿诉求，但却提出：医院必须开除值班医生刘某。

死者是一位肺癌晚期患者，发生死亡事件时正值术后10余天。若不是发生意外，患者应该很快就能出院了。但就在刘某值班当天，患者突发胸痛，监护仪提示血氧饱和度迅速下降，随后即出现心跳骤停。刘医生是一名已经工作7年的高年资医师，对处理此类问题有着较为丰富的临床经验，因此，组织进行了积极的抢救，包括紧急实施心肺复苏术、及时请麻醉科医生进行气管插管恢复有效通气、迅速建立静脉通道给予强心药物治疗等，同时紧急请来SICU医师会诊。但由于患者家属当时并不在病房，而且居住地离医院较远，当他们赶到病房时患者已经死亡，刘医生直接向家属宣布了患者死亡的消息。之后，患者家属便提出了医院必须开除值班医生刘某的诉求。

【案例分析】

通常，面对医患纠纷或医疗事故，绝大多数患者家属都是千方百计谋求经济补偿，很少见到像这样主动与医院谈非经济补偿条件来解决纠纷的家属；患者家属通常追究的是主管医生的责任，但该家属的行为十分反常，究竟是什么原因让家属如此坚持？经过了解事件详情后才知道是因为医患沟通不畅才导致患者家属向院方提出必须开除值班医生刘某这样的结果。

【案例点评】

1. 从表面上看，值班医生刘某在夜班的整个医疗过程中并没有明显不妥，在抢救过程中，刘医生采取各种措施对患者进行了积极的抢救，还同时嘱咐值班护士通知患者家属及其主管医生；但刘医生忙中忽略了直接与患者家属的沟通，致使患者家属不了解患者病情突发异常，误认为他没有作为，从而造成医患关系紧张。

2. 抢救过程中患者家属不在病房，居住在离医院较远的地方，当他们赶到病房时患者已经死亡，值班医生直接向家属宣布了患者死亡的消息，患者家属没有任何心理准备，直接得到亲人死亡的消息，一时之间难以接受；如果刘医生不是直接将患者死亡的消息突然告知患者家属，如果他在告知之前让患者家属先行了解他为抢救患者所作的努力，如果他了解患者家属的心理期待并掌握一定的告知技巧，这种结果应该是不会出现的；如何巧妙地告知坏消息是医患沟通中的重要内容，也是成功医者必备的一种良好素养与能力。

3. 在此前每天的病情交代过程中，他们已经从主管医生那里得知患者手术很成功；他们也看到了患者的良好恢复，已经做好了近期出院的准备。而且由于主管医生的认真负责与对患者病情及时、细致的交代，他们对主管医生充满了信任与感激。他们认为即便病情迅速恶化也

第一章　绪　论

一定是抢救不到位造成的，因为他们并未看到，也未感觉到值班医生积极抢救的场面；对比来看，患者的主管医生在救治过程中与其家属建立起了伙伴关系，赢得了患者家属的信任和理解，才最终免于追究责任。而这正是医患有效沟通的结果。我们应该清醒地认识到，在临床工作中，要想做一名合格的医者，丰富的医学专业知识和精湛的医术只是一方面，在中国复杂的医疗环境下，医患良好的沟通真的是非常非常重要，它已经成为医德医术中不可缺少的含义和内容。

很多年前，一位美国学者到国内某知名医学院讲学。他给中国的医学博士提出一个问题："请从医学角度回答，人是由什么组成的？"学生们回答："细胞。"美国学者紧接着又问："那么请从医学角度回答，狗是由什么组成的？"学生们答曰："细胞。"片刻安静后，课堂里爆发出一阵笑声。这一简单的一问一答暴露出的是中国医学教育偏重于生物医学模式而人文教育方面严重缺失。

近30年来，医学界最大的变化是什么？人！人的什么改变了呢？是"细胞"吗？不是！近年来中国患者身上最大的变化不是他们的生物属性，而是他们的社会属性。如果用"细胞"代表人的生物属性，那么"权利"便可代表人的社会属性。这才是美国学者发问的真实动机。他用一个简短的问答验证了中国医学教育的问题所在。他指出，用生物医学模式培养出来的医者无论怎样地刻苦钻研医学技术，都无法满足权利意识逐渐复苏的患者需求。

经常有患者这样抱怨："第8周时，结果出来了。一位我从没见过的医生径直告诉我患上了艾滋病。然后，医生离开了，只留下我自己消化这噩耗。我觉得我快要死了，以为只剩3个月的时间了。3个月后，我变得异常消极，药越吃越多，酒越喝越凶。"

临床上很多纠纷和诉讼都不是因为医生的技术缺陷而引发的，而是因为不良的沟通，医生沟通技巧差通常是患者不满意情绪爆发的根源。一项分析了227位患者及其家属的研究显示，在通过律师事务所付诸法律行动的人中，很多诉讼不仅仅是由于某种伤害，还因为缺乏有效沟通以及对问题的不恰当处理。大多患者及其家属认为，赔偿虽然重要，但他们对于诉讼的动机绝不仅仅是经济考虑，更重要的是他们与被告医者之间的不愉快接触。

正常、良好的医患沟通一定是充满着对患者的关怀与尊重。医患沟通是人与人的故事，而不是人与机器的故事，这个故事从门诊就已经开始。医患之间最普通的沟通是对话，即言语的交谈，包括叙述与聆听，描述与解释。今天的医患危机与人文医学的缺失就始于对话；熟视无睹却又十分严酷的现实是患者叙述权与解释权的被剥夺，医患处在一种"失语"与"半失语"的状态，表面上看是社会语言与职业语言之间的不可通约性，本质上却是"患者世界"与"医生世界"的深刻差异以及技术与人性的冲撞。医患之间的沟通特别需要人性与人性的黏合，需要心灵与心灵的交融。因为无论怎样完美的医学技术都不能代替与患者眼神上相关信息的传递和医患间心与心、情感与情感的沟通与交流，随着社会的进步与文明程度的提升，后者的需要将更加强烈和突出。因为医学能做的是很有限的，很多疾病医生是束手无策的，那么医者对患者也就像"撒拉纳克"湖畔的铭文所说："有时，去治愈；常常，去帮助；总是，去安慰。"医者能做的大多是帮助和安慰患者，这也是我们医者通过自身的努力就能够做到的。

实践中常听到有患者这样说："法官，如果当时医生能像您今天这样的态度，把问题给我们解释清楚了，我们不会打到您这来，我们是不太懂医学，但我们通情达理"（中工网记者　张伟杰）。在临床工作中，多解释几句，多说一说就可以减少矛盾，减少纠纷，解释和沟通不到位是造成纠纷的主要原因。有的医护人员解释到位，已经形成的矛盾得到了及时的化解，有的老专家、老教授就经常与患者沟通，细说情节，多和患者聊几句，就增加了患者的信任感。我们每个人都会生老病死，我们每个人都很容易成为患者，我们医者为什么不能以己推人，换位思考一下呢！在别人生病最需要人关怀的时候，多说上几句话，多问候几声，尽一份职业道德，是多么崇高而伟大的行为！因为这样的行为闪耀着人性的光辉，他会让患者和家属以及整个社会都会感到温暖和阳光普照。医者要明白，对待患者只要有良好的态度、良好的情感和良好的沟通，治好治不好病，患者及其家属都会对医者心存感激的。这不仅是许许多多去过医院的人的切身感受，是社会的呼声，这也是医学的宗旨与终极目标，否则，丢掉了"人"的医学即使技术再先进都是一种社会的倒退和人类的悲哀。

第一节 国内外医患沟通现状与发展

随着医学的发展和社会的进步，国内外在医学领域医患沟通的研究者越来越多，社会呼唤通过沟通重建良好的医患关系，使医学回归人文。

一、国内外医患沟通现状及发展趋势

（一）国外医患沟通现状

医疗纠纷、医患矛盾作为医疗服务行业的产物，是一个普遍性的世界问题，在世界各国都有不同程度的反映。但西方国家的医患关系并没有像我国这样成为突出的社会问题，原因是西方国家经历了200多年的经济磨合，形成了与市场经济相适应的医患关系，人们在发达经济和现代文明背景下认识和处理医患关系，加之西方国家法律比较健全，使医患双方均受到必要的制约，因此，医患关系处于比较稳定和谐的状态。虽然这些国家的医患制度并不是完美无缺，但他们的思路与做法值得我们借鉴。

1. 美国医患沟通概况　美国是世界上医疗技术高度发达的国家，但医疗事故也不少见。据文献报道，美国科学研究院医药研究所发表的报告统计，美国每年因为医疗事故死亡的患者就达5万～8万人，但美国的医患关系并不十分紧张。19世纪初，美国的医生已经实行知情同意，其做法是告诉患者在医疗中遇到了哪些问题，并对各种治疗措施的选择做出决定，这时医患关系开始出现民主化趋势。知情同意是一个过程，而不只是一张表格，依据美国法律条例，知情同意必须含有四种成分：①知情（informed）；②信息（information）；③理解（understanding）；④同意（consent）。一旦医生转达了基本的病情和推荐的诊治建议，他们必须要确定患者是否明白，并且能否同意医生的诊治计划。对于有相当危险性的许多介入性操作和特殊诊疗方法，其危险性和基本知识，都要让患者清楚地了解、并让其表达出是否同意，这就是知情同意。在美国，知情同意不只是用来满足医生和患者之间的法律需要，而且提供了机会让临床实践中的不确定危险转移到为减少危险而努力的医患联盟。美国研究人员调查发现，医生留给患者的第一印象对双方关系发展至关重要。若错过这一机会，医生恐怕难以再次赢得患者好感。美国《内科档案》杂志刊载了这一调查报告，并对医生提出了具体建议。

美国的医患沟通教育开展得也很好，美国95%的医学院校开设了沟通技能课程，其中85%的学校在第一学年讲授；目前医患沟通已是美国医生必备的临床技能之一，也是医学生的必修课程。美国除了在医学院校开展医患沟通技能教育外，还专门建立了患者交流中心（patient-centered communication，PCC），帮助医生给患者有针对性地提供医疗服务，患者不仅能够得到很好的医疗技术服务，而且能够满足患者精神、心理、情感以及社会等多方面的需要，这种环境下的医患关系自然比较和谐顺畅，医患纠纷较少。

2. 英国医患沟通概况　英国最突出的值得我们学习的是医院设立专门人员，称为社会工作者（social worker）。这些人具有相当的专业医疗经验和沟通技巧，他（她）们与主任、教授一起查房，如发现患者对医疗过程产生疑惑或不理解，社会工作者会马上与之沟通或通知其相关亲属进行解释。医院以专科为单元，印制多种生动活泼的患者须知和健康指导，促进患者对疾病知识的了解，病区均设立专门的医患沟通办公室，方便与患者进行单独交流沟通。

英国还实行三级投诉为主，法院裁决为辅的医患制度（physician-patient system）。如果患者对医生或医院的医疗行为不满意，可以直接向提供医疗服务的机构投诉，院方可以让有关责任人向患者口头答复，或进行调解，或下令进行深入调查等；如患者不满意，可要求对其投诉进行独立审查，这一般由院方或医疗主管部门的召集人牵头，与独立的非专业人士磋商后，成立1个专门小组对投诉进行研究，将投诉转回原医疗机构，责令其解决问题；如果此时患者对投诉处理结果仍不满意，他还可以继续向医疗巡视官投诉。医疗巡视官独立于医疗机构和政府之外，他可以依法对投诉做最后裁决。但现行的投诉程序并不涉及对医疗事故的赔偿问题。如果患者要进行索赔，只能向法院提出诉讼，能否得到赔偿、赔偿多少最后都是由法庭裁决。

3．日本医患沟通概况　日本厚生省对全国82所大型医院的调查显示，在近两年里，这82所大型医院共发生医疗事故15000多件，但日本的医患关系比较稳定。

在日本，医患沟通的开展效果如何已经影响到患者的就医选择，一项关于日本与美国的医患沟通比较研究表明，日本医生比美国医生在行动上更自觉地注意和患者间的交流沟通，患者更愿意与医生自由地交谈。如果医生的谈话主题仅仅局限于疾病本身，大多数患者对这种交谈方式会感到不满意。对此，日本医生为减少医疗纠纷总是自觉地与患者进行沟通，通过采取一系列措施，有效地缓解了医患矛盾。

首先，是建立医患信任关系，提供优质服务。1995年由厚生省、日本医师协会、日本医院协会、健康保健联合会共同发起成立了医疗评估机构，其主要任务是监督医院向患者提供优质服务。为了保证医疗质量，2004年6月该机构对所有医院在医疗记录是否严格管理、对患者有没有主治医责任制、每个病例是否进行了认真研究、有无医生进修制度、患者权利是否有明文规定五个方面进行评估，并在网上公布结果，评估合格者发给合格证书；其次，是从失败中汲取教训，减少事故发生。日本厚生劳动省建立了医疗事故数据库，成立了由医生、律师、民间组织代表参加的医疗事故信息研究会。研究会的主要任务是对全国医疗事故有一个准确的把握、研究如何预防事故、查明事故原因以及发生重大事故时如何应对；最后，是通过法律手段协调双方关系，做到发生医疗事故有章可循。按规定，发生医疗事故后，医院要向有关部门报告。有关部门要向患者家属做出解释，属于院方的错误，医院要真诚道歉，并在经济上给予赔偿。如果医患双方对责任承担存在争议，可诉诸法律，有关部门根据调查结果进行处理，触犯刑法的还将被追究刑事责任。

4．部分欧洲国家医患沟通概况　在荷兰、英国、德国、西班牙、比利时、瑞士等国进行的一项关于医患沟通的研究表明，目前有生物医学、生物－社会－心理医学、社会心理医学三种医患沟通模式。选择怎样的沟通模式及如何有效地沟通除了受医生和患者的性别影响外，还取决于不同国家的文化特征以及人们对健康和健康行为规范和价值观念认识的影响。在俄罗斯，医生与患者沟通时，非常注意谈话的方式和内容，特别是语言技巧。注意患者下意识的反应和感觉，在不知不觉中医生把话题转移到要问询的内容上来，对于可能有益于医生诊断的关键疑点问题，医生特别小心以防伤害患者，采取回避方式或委婉地通过其他方式获得有益信息，鼓励患者充分诉说。医生往往从普通交流开始，给患者自由表达的空间，遇到复杂问题鼓励患者并给以沉默思考的时间，以轻松的方式获得患者信任，在此基础上，鼓励患者就病情（痛苦的感觉）充分诉说，在轻松交流、沟通中，建立了良好的医患关系。

此外，在"告知"问题上，欧美国家还开展了对医生相关的语言技巧训练，尽量减少因医生语言不当而引发的误会，帮助医生在完成告知义务时尽可能减少对患者的负面影响。欧美大部分国家还都有法律规定，要求医生必须向患者本人告知实情，并且要求将患者的可能生存期，治疗可能性如实告知不得隐瞒，由此产生的不利后果医生不承担责任，以全面保护患者知情权和隐私权。患者有权决定自己是否在病榻上度过生命的最后时光。至于部分患者得知实情后无法正确面对而产生不良后果，是医生也会感到遗憾的事。

（二）国内医患沟通现状

近些年来，我国的医患关系同西方发达国家相比，存在许多不尽人意的地方，这种不和谐的医患关系不仅成为医学领域的难题，也成为我国一个严重的社会问题。我国自改革开放实行市场经济以来，医方的职业行为不得不随经济大环境的改变而改变，千百年来形成的以"义"为美德的医德观念突然间变为以"利"为主导的医德观念，医患间传统"天然盟友"般、不是亲人胜似亲人的医患关系受到强烈冲击，经受着严峻的社会考量。而患者和社会那种儒家传统文化形成的心理定势根深蒂固，特别是作为众多尚还不够富裕的百姓患者，却仍坚守着以"义"为主导的医患理念，让其短时间内就接受市场经济下的就医方式，其思想、观念、心理都顺应不过来；又因我国医疗卫生资源不足、分配不合理、城乡差别大造成多数百姓看病难、看病贵。因此，在一个时期的医疗服务中，医学技术主义盛行，医学人文精神失落，卫生服务中的极强功利性色彩吞噬了传统的人文医学光芒，医院里"只见病不见人，只爱病不爱人"的状况和"重诊治、轻预防，重高科技、轻普通技术，重治疗、轻护理，重科技、轻人文，重生命数量、轻生命质量"的现象，严重背离了百姓的人文期待和医学的宗旨，于是患者及其家属以及社会开始对求医打怵，对医者不满，进而成为对立阶级。医患关系出现紧张状况，医患之间的纠纷频发，双方的冲突频繁走向极端化，从正常的医患关系走到言语抵触、肢体冲突甚至发生聚众打砸医院、围攻威胁院长、伤害杀害医者等恶性事件和暴力事件，在社会上造成了广泛负面影响，引起社会的广泛关注和担忧。中国医师协会2004年统计的《医患关系调研报告》显示：平均每家医院发生医疗纠纷66起，发生患者打砸医院事件5.42起，打伤医师5人；单起医疗纠纷最高赔付额达300万元，平均每起赔付额为10.81万元。

医学社会学家亨利·西格里斯说："从行为学上来说，无论是'医'还是'患'，其出发点都只有一个——让患者康复起来。"可是，原本一对应当互信协作、目标统一的"利益共同体"，一个战壕的战友，为何却成了一对怨偶，走向了势如水火的对立面？

【知识链接】

2012年3月25日新浪健康综合网推出《十年医患恶性事件不完全盘点》让人触目惊心、震惊和痛心；

2000年7月17日，湖北省武汉市协和医院，检查中遇停电，患者家属暴打、拘禁医生；

2000年8月，武汉市第六医院，医务科一名人员遭患者硫酸毁容；

2001年4月17日，华西医大附一院，医生被砍至重伤、双目失明；

2001年4月17日，华西医大附一院，医生被毒打并被逼向死者遗体下跪；

2001年7月10日，湖南省中医学院第一附属医院王万林医生被连捅46刀致死，骨科医师不堪忍受13日自杀；

2001年7月25日，北京协和医院著名脑外科专家王任直教授与患者家属一言不和手臂被毁；

2001年11月14日，重庆市第三人民医院被炸，5人死亡35人受伤；

2012年3月23日，一名男子闯入哈尔滨医科大学附属第一医院的医生办公室，抢刀砍向正在埋头工作的医务人员，造成1死3伤；

2012年4月13日，北京大学人民医院耳鼻喉科医生邢志敏在诊室被一名男子刺伤颈部；

2013年10月25日，温岭市第一人民医院耳鼻喉科主任医师王云杰在为患者看病时被另一男患刺伤，经抢救无效死亡，年仅47岁。另外两名医生受重伤……血案还有许多许多。

在仇恨被演绎到这样一种状况的时候,问题真的是严重而可怕了。于是,许多伦理学专家、社会学者以及法律工作者等都从不同角度对此进行研究和分析,迫切寻找着问题的原因和症结。医患关系发展到今天这样一个局面,原因肯定是多方面的,也是比较复杂的,但令人叹息和感到遗憾的是,众多调查分析和研究结果以及信访证实,百分之七十的医患冲突和恶性事件背后真正的原因,并非人们想象的那么严重,而多是因为医者的服务态度不好、语言不当、接触不愉快、不沟通或沟通不畅以及责任心不强等造成。

【相关链接】

"想不到听大夫一句知心话会这么难!孩子在医院待了一周,直到出院始终没有一个人主动告诉俺孩子的病情怎么样了,更不知哪个医生在给孩子看病、哪个护士分管……"某县农民邱某,回忆起到省城看病的经历,仍心境难平。"我们既见不到孩子,也不知道孩子的病情,只能焦急地干等着。"邱某说,2013年6月5日,刚出生20天的孩子因重病,转到省城一家大医院儿科,想了很多办法也没能得到有关孩子病情的具体信息。眼看着家里仅有的近三万元积蓄一点点地交给医院,却没能挽留住孩子的生命,甚至连医生的一句知心话都没有"买"到,邱某感到难以接受。

据某三甲医院近三年共216起构成书面投诉的医患纠纷性质统计分析显示,由医疗质量(技术、医术)引起的纠纷分别占29.03%、31.9%、31.5%;非医疗质量引起的纠纷分别占70.97%、68.1%、68.5%,其中,服务态度、语言方面分别占9.6%、11%、9%,医患沟通分别占46.77%、30%、49%,医疗费用分别占9.6%、8.4%、0.9%;责任心不强引起的纠纷分别为19.1%、6.3%。而真正由于医疗技术原因所引起的医患纠纷并不多(来源:大众日报)。

医患沟通不畅竟然能成为医患矛盾的导火索!竟然能带来如此严重的社会问题,说明在现代社会里,仅凭医学知识、现代技术这种单一层面的方式,是很难圆满解决临床上各种复杂问题的,将这些问题综合起来说,也就是面对医学有没有能力做而在伦理上应不应该做这一根本问题时,作为科学的医学充其量也只能解决一半。医学专家们已经承认,现代医学越来越需要患者和社会人群的主动参与和配合,越来越需要有共同的思维和语言,才能战胜更多的疾病。千百年来"单兵作战"的医生,今天也感到需要患者和社会协同作战才能完成医学的使命。因此,怎样把毫无"作战经验"的社会人群同"久经沙场"的医务人员有机地组成强大的同盟军,构建一个良好顺畅的医患沟通平台已是当务之急。医患沟通学正在担起这一艰巨任务,正在研究总结怎样把心理学、伦理学、社会学、文化因素、人文修养与法律等学科的知识与内容都转化为积极的沟通手段与方法,并推进到现代医学诊治疾病和维护健康之中。可以说,医患沟通学已经成为现代医学不可或缺的有机组成部分。当代中国医患沟通专家提出:对待健康和疾病问题不应只是从自然科学的角度来认识,而应把生物、心理、社会因素作为一个三维坐标系,在重视生物因素的前提下,把人的健康问题置于社会关系中去理解。这样,呈现在医务工作者面前的不仅只是作为健康与疾病载体的人体,而是现实完整的活生生的人了。医生与患者之间不仅仅是医生帮助患者除祛病痛,同时也包含着心理的沟通、法律的契约、社会的责任、道德的良知等多重的社会内容和丰富的人类情感等,为此,国外一位哲人曾明确地断言:医学本质上是人学、是社会科学。

(三)我国医患沟通不畅成因的多维分析

任何一个问题的产生都有其非常复杂的社会背景和多种原因,导致我国医患沟通不畅的原因绝不像我们想象的仅是医者爱心不够,责任心不强或者人文修养不够等那么简单,深层次的原因也有很多。

1. **社会及心理学分析**　我国医患沟通不畅、医患关系恶化、医疗纠纷频发是社会及心理因素综合作用的结果。这些因素包括以下几个方面：

医患双方角色意识的差异与归因偏差。医疗实践证明，不少医患冲突是医患双方对医疗行为所具有的不同角色意识导致对相同问题不同的归因所引起。由于医患双方专业分工、专业知识背景差异及各自权益的不同，面对同一个有争议的诊疗结果，就存在归因的认识性与动机性偏差。对医方从专业标准角度归因为正常的诊疗结果，患者却可能归因为医方诊疗的失误或事故，片面地追究医方责任。与此同时，双方表现在社会层面的偏差，如患者对现代诊疗结果的过度期望，也是导致沟通障碍，产生医患冲突的常见原因。

医疗服务补偿行为引发的积怨。在市场经济条件下，医院被推向市场，国家实行差额补贴，财政补偿不足，必须靠医院增加收入来弥补。医院在强调社会效益的同时，必须谋求经济效益，这必然带来医患间的利益矛盾和冲突。与此同时，医疗体制改革相对滞后，医疗卫生行业很大程度上具有垄断特征，难以提高公共支出效率，这就必然涉及医保、医药以及患者之间的利益调整，势必会增加医患之间、医保之间、医患与医保之间的利益矛盾和摩擦。不公平导致患者心理失衡，到医院就有怨气，沟通中医者稍有不慎矛盾就一触即发。

医学模式演化过程中伴随的负面效应。随着医学科学技术的发展，现代医学模式出现了以下三个方面的变化趋势：一是医患关系的物化趋势，主要是医患双方对物理、化学等检测诊断的依赖性；二是医患关系的分解趋势，即如前所述的医患双方角色意识的差异与归因偏差；三是患者与疾病分离趋势，这说明医患双方在协调和交往的相互作用和人际吸引的程度上有待一个逐渐产生、发展和升华的过程。这三种趋势相互作用的结果，使得医患双方情感交流日趋减少，医患间日趋疏远和冷漠，这种状态下，沟通必然不顺畅。

2. **经济学分析**　医患关系紧张的经济学原因主要表现在以下两个方面：

医疗服务市场机制的发育不够健全、完善。经济学认为，在完全市场竞争中，完备的信息剥夺了任何交易者的优势；资源的自由流动消除了任何可能的差异，从而使市场机制有了自然淘汰过量服务的功能。市场上的供应者和需求者只能按市场价格成交。但医疗服务市场具有垄断性和信息不对称性的特点。医疗服务市场虽然有很多竞争者，但医疗服务本身的差异性很大。不同医疗机构或医生提供的医疗服务往往具有不可替代性。由于在服务质量上的优势，使得一些医疗机构具有较强的市场势力，加上较强的地域性所形成的市场垄断地位，以及医疗服务供应者具有明显的信息优势，供应者在很大程度上可能替需求者做出消费决策。这说明医疗服务市场在一定程度上是一个卖方垄断市场，而垄断性又会导致医疗服务价格高，服务质量差，求与供严重的不平衡，导致医患关系紧张，医患对话艰难，患者几乎陷于失语状态。

信息不对称的存在。医疗服务市场机制的发育不健全不完善，在很大程度上是因为医疗信息的不对称。这种信息不对称主要表现在两个方面：即信息不对称的逆向选择和道德风险。前者是指优质的医疗服务质量被劣质的医疗服务质量所替代；后者是指医院会给患者提供一些不必要的、过度的医疗服务，如开大处方、开昂贵药品等，严重损害了患者利益。信息不对称使医患沟通受阻，使患者有苦难言。

3. **法律角度分析**　从法律视角来审视医患沟通不畅的成因，可以归纳为以下两个方面：

一是医患双方的主体地位存在事实上的不平等，医疗主体对患者的平等主体意识滞后。目前，虽然患者在医疗过程中的主体平等地位和知情同意权已被许多立法所确认。但是，作为医疗主体的医院却依然缺乏对现行法律和现时医患关系特点的清晰认识，仍以"家长"、"权威"自居，缺少对患者主体权利和其自身体验的充分尊重和理解，缺少沟通的主动意识和行为，这就为医患冲突埋下了隐患。

二是相关法律法规建设滞后。目前，我国对医患沟通确认与调整的适用法律尚未建立，医法两家对医患纠纷的处理难以达成共识。对医疗行为中经常面对的知情同意权的决定主体序位，履行告知范围、标准、要求、界定，医疗特权的范围、免责等问题，都尚缺乏明确的法律条款或相关的司法解释，以至于医疗主体在医疗行为与医患纠纷的司法实践中时常遭遇困惑或尴尬。

4. **人性角度分析** 就人本身而言，患者和医者都不容易。患者患了病很不幸，来到医院把自己的生命托付给了医生，医生就应该担负起救死扶伤的崇高使命，安慰照顾好患者，让患者感到有温暖有希望；但患者也要体谅医者，医院是异常繁忙与艰苦的工作场所，医生和护士通常是下了夜班继续顶白班或上手术台，工作超负荷、劳动超强度、睡眠严重不足、运动与娱乐几乎没有。大多数医护人员的工资也不高，医务人员也是人，他们的辛苦和付出也需要理解。可目前的状况是，医患互不理解，患者群体对医生群体大多存有质疑。医患双方互相防备，看到缴费单，患者首先想到的是医生从中拿了多少回扣；做手术要考虑要不要给医生送红包，不送会不会不给好好治；医生护士见到有的患者家属也小心翼翼，担心人身安全；患者对医务人员的服务态度不满，抱怨花三个小时甚至一天的时间排队挂号，门诊看病时间仅有三分钟；抱怨医生麻木不仁，表情生硬，对患者的回应少等。在这样一种不正常的氛围里，医生的价值不被肯定，在价值迷失的情况下，医务人员的治疗工作变得更加保守或转而追求利益。医患之间的信任度低下进而恶性循环，这种恶性循环的结果不仅严重影响医疗服务质量，加剧医患间的关系紧张，那么可以想象，沟通起来一定是极不顺畅、极不愉快的。

二、借鉴国外经验建立适合我国国情的医患沟通制度和相关法律

从美、英、日和俄罗斯等国家的医患沟通制度可以看出，医疗立法建设及医疗保险制度是其普遍和成功的做法，这些制度和规定对构建适合我国国情的医患制度和体系，提供了有益的借鉴。

（一）完善综合配套的立法和行政

医患关系既不是一般合同关系，也不是一般意义上的经营者和消费者的关系。应结合我国的现实国情，借鉴国外和香港医患沟通制度的立法经验，针对我国医患关系的特点，探索和构建和谐、完善的医患、医疗纠纷处理机制，公正而高效地解决医患、医疗纠纷，加快医患沟通立法，以搭建解决医患之间冲突的平台，否则，将继续影响着社会的稳定与安宁。

加强卫生行政部门对现有各级医院管理的监督、检查制度的设立。通过法律或法规方式完善已有制度的缺憾和瑕疵；设立由行政、医学、法律专业人士组成的"许可审批委员会"机构行使监督职能，通过改进许可资质的审批，促进其发挥最大作用，如缩短对投诉的调查结案时间；依法吊销违法行医者或造成严重医疗事故的单位或个人执业许可证；通报公示受到处分的医疗机构和医师；要求医师主动报告遭受的行政处分、民事判决或刑事指控等。

建立"医师风险管理和患者安全"机制和制度。例如，确立实施诊疗行为时患者安全为首要原则；确立医生出现医疗错误必须马上报告；确立社会保护医疗机构安全诊疗秩序的原则等。

建立患者教育和医学知识普及制度。缩小医患间的认知差距，帮助患者了解其所患疾病、医疗标准和医疗服务状况。

设立医疗机构"监察人"制度。建议在现有的《医疗机构管理条例》之外，借鉴国际通行的"监察人"制度推动医院管理。所谓监察人制度（ombudsmen）：即依法由被指定的中立的第三方，对医疗机构的日常管理予以动态监督、检查，通过收集医疗管理和日常医患、医疗纠纷有关信息，由其进行独立调查，定期向全社会通告，也可依照有关法定程序向当事人收集信息，进而提出纠纷解决方案和改进管理的建议。

(二)改革保险制度和保险法律

1999年,我国开始建立基本医疗保险制度,参加医保的职工达1亿人以上,成为了继养老保险后的又一重要社会保障体系。在医疗领域引入医疗保险制度是化解医疗事故风险,解除医患双方后顾之忧的有效办法。医疗保险,就是国家通过立法,强制性地由国家、单位和个人缴纳医疗保险费,建立医疗保险基金。当个人因疾病必须获得医疗服务时,由社会医疗保险机构按规定提供医疗费用补偿的一种社会保险制度。

建立全国范围内全面强制性医疗责任保险制度;明确赋予第三人直接请求权;以商业保险为模式,规定医疗执业责任保险费由医疗机构固定保费和医务人员个人风险储金两部分组成,从而将保险赔偿责任与医务人员紧密挂钩;改良、完善独立的医疗事故技术鉴定制度。

(三)改革司法诉讼制度

从机制上控制诉讼频度,可考虑通过从司法制度安排上的改革措施,来遏制医疗事故案件的数量:设立法院立案或诉前审查机制,对医疗纠纷案件进行实体审查,防止患者滥用诉权;初始期可将医疗事故案件交由专门设立的医疗仲裁委员会处理。

控制诉讼赔偿,各省市区对医疗诉讼赔偿最高数额做出限制性规定,即限额赔偿;取消医疗机构和医师或其他共同被告承担连带责任的法律规定,各负其责,并遵循实际损失赔偿原则。

修改现有法律关于知情同意部分的规定,允许司法或仲裁机构依法决定患者和受害人需要多少必要的信息;修改医疗义务的标准,减轻医疗机构和医务人员诊疗过程中承受的过度压力。

改革司法诉讼制度,设立医疗纠纷简易审判程序。经原、被告同意,法庭可以适用简易审判程序,帮助原、被告双方评估各自的胜算,鼓励双方庭外和解或协商赔偿范围;设立医疗事故法庭。医疗事故法庭由专门审理医疗纠纷案件的法官主持,法官通过积累相关知识、经验和技巧,加快医疗纠纷案件的审理。

(四)设立替代性医疗事故解决机制

目前处理医疗事故纠纷的解决方式只有司法诉讼,耗时费力、效率不高。为加快解决纠纷、降低费用、避免法律诉讼之累,有必要设立权威的第三方介入,即选择替代性医疗事故解决机制(ADR),通过法律设定的医疗调解和医疗仲裁等非诉讼解决途径。

此外,还有综合性ADR方法(multiple-ADR):多种ADR方式的混合使用,通常按一定的顺序进行,如在"调解-仲裁"中,仲裁机构应先进行调解,调解不成即转入仲裁程序。ADR形式虽然多种多样,但据国际上大部分国家公认的调查结果,医疗纠纷主要还是通过调解和仲裁得到解决,其中85%左右的纠纷是通过调解这一方式解决。

(五)构建医患沟通体系

当今医患沟通的现状,无论是医学教育,还是医疗实践,都迫切需要构建符合中国国情的医患沟通体系。在公立医院推动医疗工作首诉负责制,建立患者投诉管理机制,设立或指定专门部门接受、处理患者和医务人员投诉,及时有效化解矛盾纠纷,持续改进医疗质量。推行第三方调解、仲裁调解和医疗责任保险,通过人民调解、仲裁调解、医患维权协会等途径解决医患纠纷,努力构建和谐的医患关系。

在公立医院建立医疗质量安全和责任追究制度,以重大医疗安全事件为切入点,建立医疗质量安全告诫谈话制度,查处由于核心制度不落实、责任心不强、沟通不畅和沟通不及时等造成的重大医疗事故责任人。以此来建立和强化医患沟通制度,规范医患沟通的内容、形式;增强医者的沟通意识,提高沟通能力;完善患者投诉处理制度,及时受理、处置患者倾诉,避免和减少医患矛盾发生。

(六)设立社会工作部,完善医疗服务体制

目前,我国已有十余家医疗机构相继通过医务社会工作者在弥补着医者与患者之间的不协调关系,尽管模式和侧重点不尽相同,尝试与困难并存,但毕竟让人们在弥漫着消毒水味的医

院里嗅到了和煦的人文关怀气息,感受到冰冷的器械和纯白之间有了些许温暖。

相比"白衣天使",医务社工这个群体着实不那么显眼。但医生通常不太会关注引起患者得病及影响痊愈的社会、心理、经济、文化、环境等诸多因素,而患者的需求与感受也可能在诊断和治疗疾病的过程中被忽略,这些空白地带恰恰正是医务社会工作者的使命所在,他们的角色和地位不被人知晓,却如"隐形天使"弥合着医患之间的鸿沟。因此,在医院里设立社会工作部,开展医务社会工作服务已是社会发展和时代所趋。

总之,目前我国政府和相关部门正在积极致力于改善中国卫生领域存在的各种问题,优化沟通机制。医者和患者换位思考,提出了许多融洽医患关系的观点和建议,双方都有迫切的沟通愿望和需要,相信不久就会出现良好的局面。

第二节 沟通与医患沟通概述

一、沟通与医患沟通的含义

交流沟通是人类行为的基础。美国前总统罗斯福说:"成功公式中,最重要的一项是与人相处。"而与人相处往往是从沟通开始的。换句话说,人际关系的动态形式就是人际沟通。通过沟通,人们之间才能互相认识、互相吸引、互相了解、互相影响。通过沟通,人们学到了生存和自我发展的技巧,沟通越有效,人们在人生各个领域成功的机会就越大。可以说,人一生的快乐与痛苦、顺畅与曲折、成功与失败,都与沟通能力有着极大的关系。

(一)沟通的含义

沟通(communication)是以人与人全方位信息交流所达到的人际间建立共识、分享利益并发展关系的过程。

行为学者山佛德认为沟通是信息传递和被了解的过程,包括三个重点:①通常发生在有两人或两人以上的团体之间。②含信息的传递。③有沟通的理由。

管理学中,西蒙给沟通下的定义是:"信息沟通是指一个组织成员向另一个成员传递决策前提的过程。"没有信息沟通,显然就不可能有组织,因为没有信息沟通,集体就无法影响个人行为。

沟通其实并不简单。沟通过程是一个复杂的心理互动过程,它包含自我沟通和人际沟通两个层面。沟通过程,包含有大量的社会学、心理学和组织行为学以及哲学的原理。我们只有对这些知识在沟通中如何起作用有一个全面的了解和掌握,才有可能彻底认识和有效解决沟通问题。

(二)医患沟通的含义

医(Doctor)的含义:狭义上指医疗机构中的医务人员;广义上指各类医务工作者、卫生管理人员及医疗卫生机构,还包括医学教育工作者。

患(Patient)的含义:狭义上指患者和家属亲友及相关单位利益人;广义是指除医以外的社会人群。

医患沟通(Doctor-Patient communication)或(Physician-Patient communication)的基本含义,就是在医生和患者层面之间进行的信息交流与情感沟通。医患沟通是人际沟通的一种类别,就是在医疗卫生和保健工作中,医患双方围绕伤病、诊疗、健康及相关因素等主题,以医方为主导,通过各种有特征的全方位信息的多途径交流,使医患双方达成共识并建立信任合作关系,达到科学地诊断治疗患者的伤病,促进其康复的目的的过程。简言之,就是医患双方在诊治疾病过程中进行的一种交流。医患沟通的实质是借助人际传播的各种载体,使医患之间顺畅、及时、有效地交流,以更好地实现其医学目的,保证医疗质量,促进人类健康。

二、医患沟通的特点与意义

(一) 医患沟通的特点

医患之间的沟通不同于一般的人际沟通，患者就诊时，特别渴望医护人员的关爱、温暖和体贴，因而对医护人员的语言、表情、动作姿态、行为方式更为关注、更加敏感。这就要求，医务人员必须以心换心，以情换情，站在病患的立场上思考和处理问题。医患沟通的信息是有特殊意义的信息。这些信息的传递主要依靠医患间的语言、行为及相关环境等进行。医患沟通信息的特殊性在于，信息的内涵不仅仅是患者的伤病信息和医者的诊疗信息，还包括与之相关的价值信念、伦理观念、经济利益、法律规章、文化习俗、情感意志等信息。这些复杂的信息交织在一起，相互影响，组成了医患沟通既有人际共性又有医患个性的信息群，并通过语言、行为及环境以多途径多形式进行传递。医患沟通要求医者具备医学、社会学、心理学、伦理学、医患关系学以及法律等多方面的学识和文化底蕴。优秀的医者能够很好地运用自己所掌握的知识，通过沟通建立起融洽信任的医患关系，为自己的诊疗护理工作奠定良好的氛围。医患沟通的内容主要包括思想感情的沟通和病情及诊疗信息的沟通等。医患沟通的行为主旨是强调医患双方人格的平等和对双方权利的尊重。

医方需要患者的主要信息有：患者主诉、综合病史、治疗情况、目前身体情况、生活习惯、兴趣爱好、职业情况、家庭状况、经济能力、教育背景、心理个性、康复期望、信任配合、诊疗选择、风险承诺……

患者需要医方的主要信息有：医生的职业能力、技术水平、医德口碑、所掌握的患者的实际病情、治疗方案、医技状况、安全保障、费用选择、风险评估、预后转归、医学知识、治疗辅导、积极鼓励、公平仁爱、耐心细致、健康指导……

在实际中，医患沟通都有着明确的目的。不论什么目的的医患沟通，都以各种信息的形式传入人的大脑，经过大脑复杂的神经系统处理后，产生认知、思想、意识、情感、语言、行为等，同时还会产生不同的生理变化，并进行相应的沟通回馈。这是任何一个人对外界信息刺激的基本的反应机制。但是，不同的沟通目的需要不同的沟通形式和内容，产生不同的效果，当然沟通的机制也是各有特点。

(二) 医患沟通的意义

医患沟通是贯穿整个医疗实践的主线，医患沟通水平直接影响到医疗服务的质量和患者及家属的直观感受（满意度）。医患有效沟通是动态的互动性的螺旋模式。医患之间的有效沟通可以缓和医患矛盾，同时对于个人乃至整个社会的道德提升具有非常重要的伦理意义：良好的医患沟通可以实践"人是目的"的伦理价值，发挥道德情感的传递作用，改善社会风气，传播与发展人道主义精神、提升人的道德境界以及促进人的本质的自我认识。

1. 医患沟通是增进医患双方理解信任的基础 在当今时代，当医生仅会治病显然是不够的，还必须具备和患者沟通的基本功。

首先，医患沟通是双方取得共识的前提。由于医患双方的医学专业知识上的巨大差异，患者对临床医疗过程中所表现的疾病现象和诊疗过程不理解，经常会提出一些不合理或者是看似挑刺的要求，影响了医患关系。究其原因主要是因为医生和患者的交流不够，患者对医生的工作不理解，认识上不一致。因此和患者做深入细致的沟通是诊疗工作中一个不可或缺的重要环节。要通过为患者讲解相关的疾病症状、并发症、治疗原理和方法等一系列专业知识，交流治疗过程中的感受，提高患者对医疗活动的认知性，让患者明白每项治疗的目的，缩小双方在专业知识和认识上的差距，增加医患双方的共同语言，拓宽双方的交流话题和沟通空间，从根本上排除医患双方相互理解和相互信任的障碍，也为以后的治疗和康复营造轻松和谐的工作局面。

其次，医患沟通是争取患者信任的有效途径。不管医生的医疗技术如何，治疗的成功在很大程度上取决于医生建立信任依赖的治疗同盟的能力。医者如果不善于和患者做深入的交流，不对患者关心的问题给予及时解答，不对患者的心理进行疏导，那么，以相互信任为基础的治疗同盟和医患关系就很难建立，医生的工作也就会面临许多不利和被动。医患双方的努力肯定要比医生单方面的努力效果要好得多，患者的支持和理解是医生工作成功的一半。所以任何一个有经验的医生都深知交流和沟通的重要性，都会懂得如何争取患者的理解和配合，获得患者的信任和支持。如许多患者在就医过程中担心医生开的药是不是太贵了？某项检查有没有必要？治疗的安全性有多高？这些琐碎而繁杂的问题医生必须不厌其烦地、循序渐进地为每一位患者细心解释，让患者时刻感受到医生的关切和重视。有许多患者看上去很挑剔，那正是医患双方的沟通不够，缺乏信任的一种表现。相反，通过有效地交流和沟通，解除患者的忧虑，提高患者的认知性，能够增强患者的安全感，增进患者对医生的信任和理解，能够为我们的医疗工作营造广阔的空间，扭转医疗工作中的尴尬局面。

2. 医患沟通是排除患者心理障碍，增强其信心的有效途径　据统计，在城市有超过62%的患者存在心理障碍，有20%的患者对疾病治疗没有信心。而在农村这一比例还要高出许多，有近30%的患者对疾病的治疗丧失信心。在经济状况不好、家庭关系不和谐、工作状况不满意和老年人群中表现得尤为明显。身体上的不适，加上心理上的重负，使患者心身疲惫、极度痛苦。患者的心态极为复杂，不同的年龄、不同的疾病、不同的阶段折射出患者不同的心理反应。如患者在候诊的时候往往表现出心情急躁，焦虑不安，希望早看早知道，早看早放心；在就诊过程则表现得较为紧张，期望值过高，一方面害怕自己的病情很严重；另一方面总希望医生医术高明，手到病除。又如年轻人在患病后则表现得易激动，易发怒，心理防御性强；老年人则在期望和悲观的天平上起伏，一方面希望医生及早治好他的病，健康长寿；另一方面也很容易产生悲观情绪。心理不健康、心态不正常会给疾病的治疗带来许多影响。所以，要求医生首先要洞察患者的心理，校正患者的心态，通过有效的沟通帮助患者走出心理困境，以健康的心态来认识疾病、对待疾病，然后再对患者进行药物、手术治疗。美国医学家科布认为：心身医学是面向整体医学的，所有的患者都必须从心身两个方面综合地看待。这就要求医生用更为全面的医学观点去认识生命、健康和疾病的本质，要求医生对患者的躯体和心理进行综合治疗。

3. 医患沟通是体现人文关怀和人文精神的重要方式　医患关系是一种契约性质的法律关系，更是一种情感关系，所以医患关系中必须体现人文关怀和人文精神。沟通，是加深医患双方感情的重要途径，是医学人本思想的重要体现。

首先，沟通是医患之间情感的交流，是医院亲情化服务的一种方式。医患交流，除了工作上的关系，还能够建立良好的私人感情。医生关心患者的身体状况、治疗反应和环境适应情况，患者向医生交流自己的身体变化、治疗效果和内心想法。医生视患者如亲人，患者也主动视医生为自己的亲人，医生理解和关心患者，患者信任和感激医生。通过以人为本的理念和患者进行心与心的对话，哪怕是一声叮咛、一句问候，都能使患者对医生产生亲切感，增强内心的安全感，减少思想上的忧虑，以坚定的信心积极配合医生的治疗。这些细节都是在当前医疗服务中必不可少的，而这也正是目前许多医院和众多医务工作者所缺少的。有专家指出，我们的医疗机构不是缺乏专业知识和技能，而是缺乏人文精神。我们的一些大夫见病不见人，对患者的关心和感情沟通不够，在医疗过程中，对患者提供的精神、文化和感情服务不够。此话一针见血，发人深省。

其次，沟通和交流是对患者的尊重。现在患者对就医的要求越来越人性化，如治疗的参与性、经费的透明性、隐私的保密性，诸如此类的问题，患者都要求自己明白，自己选择。因此，有效的沟通是尊重患者人格的重要体现。医患双方应在平等的基础上交流和互动，医生以诚相待，一视同仁，让患者感觉到医生对自己的重视，感受到自己的价值。特别是一些重要的决策和治疗方案，一定要和患者沟通，让患者有参与权。服务方面要认真听取患者的要求和意见。在经费方面，要透明，让患者详细了解每一笔费用的去向。在医患沟通中，为了表达自己对患者的尊重，医务人员应该选用带有尊敬、谦恭的语气和平等商量的语调与患者谈话，多听听患者的要求和意见，尊重患者的隐私，对部分特殊患者的心理需求和意识要善意地满足和保护，切实从思想上做到以患者为中心，提供以人为本的医疗服务。目前许多医院在晚期癌症患者、产妇等特殊患者中开展话疗，让这些特殊的患者在特殊时期感受到人文关怀和人性的温暖。良好的医患关系缘于沟通，和谐的医疗环境缘于交流，沟通和交流是医患关系的润滑剂。

4. 医患沟通是减少医患纠纷促进医患和谐的桥梁

第一，沟通使医患达成共识。这是医患沟通最重要的一步，共同认知就是围绕疾病诊断、治疗方案、康复预后、技术条件、医疗费用、服务质量、伦理情感、法律规则等内容建立共同的看法、认识及态度，有了观念和认识上的共同语言，就为医患关系奠定了较扎实的理解与信任的关系，这是医患双方理性合作的基石。否则，达不成共识双方就会有猜疑、戒备、防范甚至对立的心理。当然，这种共同认知必须是以医务人员为主导，采取有效的沟通方法来使医患双方不断调整各自的认识达成较为一致的认知。

现实中，相当一部分的医疗纠纷，不是医疗技术服务的原因引起，而往往是由于医患之间的沟通不畅或是交流质量不高造成的。由于医患相互交流不足和沟通不够，致使患者对医疗服务内容和方式的理解与医务人员不一致，进而信任感下降，导致医疗纠纷。加强医患沟通，既能有效地了解患者的需求，又是心理疏导的一种有效手段，能够解惑释疑，使忧郁的情绪得以宣泄，减少医患间不必要的误会。

第二，沟通使医患心理相容。人是理性的，所以心理活动就特别受理性的判断影响，当医患双方有了基本的共同认知后，就会对对方产生较大的心理包容度，常常会容忍、接受对方的缺点和过错，甚至原谅对方的无意损害。事实证明，沟通越密切，心理包容度越大。现实中，尤其表现在患者对医者的宽容和谅解，如对一些医疗差错或技术失误，有的患者表示能理解，不予追究。

第三，沟通使医患建立情感。人是有情感的，当医患密切交往和接触后，医患双方很容易产生情感。由于是医者帮助患者，患者的情感需求又较强烈，所以一般医者对患者表现出职业性的关爱后，患者对医者容易先产生情感，并表现较明显；而医者因工作职业的要求较为理智，情感表现较为含蓄。医患间的情感性质一般来说是友情，但也有友情发展下去转化为爱情或亲情，尽管很少，如医护人员和患者恋爱结婚或建立义亲关系。毋庸置疑，医患建立了健康的友情后，不论对诊疗过程还是对解决医患纠纷都十分有益。

第四，沟通使医患互相满足尊重的需要。获得尊重是人最重要的高级需要，患者因病成为社会的弱势者，更迫切需要尊重；医者的社会地位也强烈需要获得患者、家属及社会尊重。建立良好的沟通后，双方的认识、思想、情感及行为互被接纳，尊重的需要互相满足，医患关系会更加融合。

第五，沟通使医患双方均获得应得利益。社会生活中回避利益是不现实的，特别是在市场经济的环境中。医患双方的利益点各有不同，如患者的利益点是：祛病康复、家庭幸福、合理费用、个人事业等；医者的利益点则是：个人成就、社会声誉、经济收入、事业发展等，但医患双方获取利益的方法和途径却是高度一致的，即治愈伤病，康复身心。医患沟通的主要目的就是医患合作，共同战胜伤病，只有使患者治愈伤病，恢复健康，医患才能真正得到各自的利益，否则，双方的利益都将受损。因此，医患沟通就是医患分享利益，共同发展的过程。

第三节 医患和谐的伦理价值

医学工作者应该时刻记住：医学首先是一门自然科学，因为医学研究的是一种自然现象，即人体、生命、健康、疾病以及防病治病的客观规律。然而，医学又是以人为研究对象的社会科学，因为人既是自然人，具有生物属性的人，更是社会人。医学从其诞生之日起就蕴含着丰富的人文性和社会性，散发着浓郁的人文气息；医务工作者面对的不仅是一个患有疾病的生物体，而且是一个具有丰富社会关系和多重社会价值的丰富的人。同样，医生与患者之间不仅仅是医生帮助患者除却病痛，同时也包含着心理的沟通、法律的契约、社会的责任、道德的良知等多重的社会内容和丰富的人类情感等，因此，国外一位哲人曾明确地断然：医学本质上是人学、是社会科学。尽管许多人不能认可和同意，但客观地说，医学防病治病应用的方法是自然科学，但对象是具有社会属性的人，故说医学是社会科学应该更确切，社会科学的核心就是人文精神。当代医学应该把人文精神作为学医人、行医人的人生价值观。医学人文精神和医学科学精神的整合交融，是医学走向成熟的标志，对生命的终极关怀，是医学人文精神的基本内涵；对医患关系的理解和介入方式，是医学人文精神切入实践的关键；医学人文品格是医学人文精神的良性载体和职业表征，是医生理想的职业人格。

一、医患和谐具有实践"人是目的"的伦理价值

医疗是一种实践活动，是达到医学目的的一种手段。"人是目的"，是实现医学目的的基础和根本价值向导。康德提出"人是目的"，"你要这样行动，永远都把你的人格中的人性以及每个他人的人格中的人性同时用做目的，而绝不只是用做手段"。"人是目的"贯穿在人的其他一切目的之中，其他目的都可以成为单纯的手段。在医疗过程中，患者有医疗选择权、受尊重和保护权、疾病认知权、知情同意权、隐私权、参与权、保密权、获得医疗照顾权、免除一定社会责任权、诉讼和赔偿权等权利。这些权利得到切实有效的保障，其本身就是"人是目的"伦理价值的现实体现。在医疗的特殊境遇下，医护人员应牢固树立"人是目的"的根本意识，千万不能把医学当做目的，把挣钱当做终极目标，各级医疗机构都要建立起"以患者为中心"的沟通模式，尊重患者的感受和权利，理解疾病对于患者的意义，重视患者各种基本权利的保障与维护，有利于实践"人是目的"的伦理价值，促进该伦理价值扩展到社会其他领域。社会越进步，伦理的价值就会越凸显。

二、医患和谐具有传递良好道德情感，改善社会风气的伦理价值

现实生活中的各种职业活动是相互联系的，各种职业人员同处于社会大系统中，在道德情感方面形成了多方位、多层次的立体交流。在医疗行业中，每位医护人员的道德状况，必定以相互间的联系和往来为媒介进行传递，传达出或善或恶、或好或坏的信息。随着医学社会化程度的不断提高，医学在人们生活生命中的影响空前提高，医护人员在职业活动中的接触面越来越广，交往频次越来越多，交流程度日益加深，其道德感情的感染力也越来越大。医护人员在医患沟通中所呈现出来的道德状况，一传十、十传百，在一系列职业人员的感情上产生共鸣。医疗环境中，许多矛盾和不稳定因素都可以通过推己及人、由人推己的情感传递方式来化解。如果医护人员在面临各种压力的情况下，依然能够高度保持自己的职业操守和职业精神以及良好的执业态度，在医患沟通中调理好自己的情绪和表情，让自己拥有一种平和淡定的心态，让自己由内而外地散发出对患者的同情、关爱，传达出对生命的敬重，就能够获取患者的信任，避免医患冲突。医护人员一个理解的眼神，一句贴心的问候，就能够消除患者的心理隔阂，拉近医患之间的心理距离。患者对医护人员的行为会无意识地进行道德善恶的价值判断，

因此，医护人员也会潜意识地对照检查自己的行为，并为自己符合准则的道德行为而体验到一种崇高感和尊严感，进而使这种行为发扬光大。同时，他们会为自己违反准则、不道德的行为羞愧，进而能够及时纠正。因此，患者对于整个医疗过程中所感受到的温暖和慰藉，也会在他以后的生活和职业活动中辐射给其他社会成员，如此下去，何愁我们的社会风气不好！

三、医患和谐具有弘扬医学人道主义精神的伦理价值

"医乃仁术"，责任感、使命感、仁者之心、恻隐之心是医学人道主义精神的实质，是实现医学目的的前提和根本，是医德的真正意义所在。沟通对于个人身心的健康、人格的健全和融洽的人际关系等都具有至关重要的作用。医患之间的有效沟通是通向医学目的的必经之路，它有利于人道主义精神的传播与发展。患者是具有生理、心理和社会特质的、系统整体的人，绝非生命器官和组织的简单组合。在医疗情境中，医患双方有着不同的文化、家庭传统和教育背景，各自形成了不同的价值观和需求。在医患交往中，出现医患纠纷的原因在于彼此之间缺乏理解和认同，患者不切实际的期望值与现代医学技术的有限性之间出现矛盾。医护人员应在充分理解医学目的的基础上，主动与患者进行有效的沟通，积极面对工作，服务患者，关心、爱护、安慰患者，使患者感到舒适、安全、有信心，使患者享有足够权利的同时又能充分调动患者的主观能动性。医患之间沟通的过程，需要医者具有高度的责任感和使命感，医者只要怀揣仁爱之心、恻隐之心，照顾好患者的心理感受，从诊断措施、治疗方案以及用药的选择上，切实从患者的健康利益、基本权益、经济能力出发，以人心换人心，以人性对待人性，沟通到位，即使病治不好，患者也能理解，也会心存感激的。

四、医患和谐具有提升道德境界的伦理价值

每一种道德境界都有其固定或稳定的一面，道德境界的升华需要通过人的道德实践和体验来进行。要使自身的道德境界升华，要实现理想人格，必须靠自己，不要靠别人。寄望于整个社会条件的改善，寄望于他人的帮助，没有主动、自强的精神，就永远也不会实现道德境界的升华。新医改环境下，医患之间紧张的关系虽有所缓解，但基于信任和理解的信托关系尚未建立，医患之间的矛盾依然处于比较敏感的境地。在制度改革尚需长期推进的情况下，医患之间的沟通过程，无不渗透着医护人员与患者群体之间的道德博弈。如医生遇到患者无端的猜忌质疑的时候，从非常气愤到保持冷静，从"放之任之"到"设身处地"，坚持从患者的利益出发，以诚恳的态度和耐心的沟通来说服患者采用符合其自身健康和长远利益的治疗方案，这个过程本身就是一种自我道德境界的提升过程。反过来，患者也必定能够感受到这种道德的感召力，发掘内心潜藏的或被遮蔽的"感恩之心"，重新审视这个守护自己健康利益的医生群体。因此，医疗实践情境下医患之间的沟通中，医患之间的道德博弈必然促进医生群体和患者群体的个人道德的提升。

五、医患和谐具有提高对人的本质的自我认识的伦理价值

马克思将人的发展视为社会进步的尺度，倡导人的"自由发展"。他认为，人的本质在其现实性上，它是一切社会关系的总和。既然人是从感性世界中的经验中汲取一切知识、感觉等，那就必须这样安排周围的世界，使人在其中能认识和领会真正合乎人性的东西，使他能认识到自己是人，既然人的性格是由环境造成的，那就必须使环境成为合乎人性的环境。既然人天生就是社会的生物，那他就只有在社会中才能发展自己的真正的天性。医护人员在社会大系统中扮演着健康守护者、社会活动家、咨询家等职业角色，同时还扮演着各自的家庭角色，承担着家庭的责任和义务。然而剔除这些外在的现象，其本质依然是人，他的各种角色不过是其

作为本质的各种社会关系在现实中的分层面、分时间、分空间的展开。医护人员不仅有生理需求、安全需求、社交需求、尊重需求和自我实现等需求，也有"发展自身"的需求。如果医患之间能够围绕医学目的进行有效沟通，医患保持平衡的张力状态，那么沟通的主体（包括医护人员和患者）都能够感受到尊重和理解，双方的需要都能够实现。

事实上，在和谐的医患沟通环境中，患者能得到健康保障的安全需要、内部尊重和外部尊重的需要和道德保障的需要。医护人员在执业过程中，也同样能够获得人身安全、职位安全保障等需要，同时能够获得自我尊重、被他人尊重和尊重他人的需要。医护人员在运用自己的专业知识和沟通技能进行医疗实践过程中，若将内在的德性和能力发挥出来，尽到自己的责任，其创造力、医疗能力、公正意识等得到检验和历练，随之也会产生自我实现的满足感。从这个角度看，加强医患有效沟通的过程，也是医护人员对自身本质的深入认识过程。事实上，也只有将外在的伦理规则、原则、制度内化为自身的本质需要，即外在的激励融合到内在的需求之中，使外因起到真正的激励、约束作用，医患沟通才能更加和谐。

六、医患和谐具有促进新医学模式形成的伦理价值

美国罗彻斯特大学医学院精神病学和内科教授恩格尔（O. L. Engel）在1977年《科学》杂志上发表了题为"需要新的医学模式：对生物医学的挑战"的文章，批评了现代医学即生物医学模式的局限性，指出这个模式已经获得教条的地位，不能解释并解决所有的医学问题。为此，他提出了一个新的医学模式，即生物－心理－社会医学模式。该模式认为，人体是由生物因素、心理因素、社会因素三者共同构成的一个统一整体，生物因素、心理因素、社会因素三者共同制约着人的健康和疾病，有时其中某个因素起主导作用，但三者总是相互影响的。在这种新的医学模式中，健康的概念发生了变化，即"健康不但是没有身体的疾病和缺陷，还要有完整的生理、心理状态和社会适应能力"。健康和疾病是一种互相延续的状态，在一定条件下可以互相转化。在此，要维持和促进健康，治疗疾病，除了注重生物因素外，绝不可忽视心理因素和社会因素，要把心理因素和社会因素有机地融合进诊疗疾病的过程中去，即诊治伤病，不仅要用药物、手术、物理技术等方法和手段，还要用语言、行为、环境等进行心理治疗和影响。此外还要干预社会生活的相关方面，要将预防、治疗、保健、康复四位一体，形成立体化的大医学格局，而不仅仅是临床（生物）医学的一个侧面。

显然，这是一个庞大的系统工程，需要用系统思维来设计、构造一个全社会共同参与的医学体系。这个系统实际上分为两大部分，一是核心系统，即指挥系统。它以医学学科、生命学科及相关学科为科学理论支撑；以医疗卫生机构、管理部门、医学教育机构与相关专业和职业人员组成分工协作的网络体系，发挥组织、管理和协调的作用。

另一个是周围系统，由广大患者和全社会的人群组成，发挥宣传、参与、反馈、优化的作用。而联系两大系统的桥梁就是医患沟通，医方工作的成效取决于发动、组织、教育、管理的效率。所以，医方必须将医患沟通作为最重要的思维方式和行为准则，积极渗入社会经济发展的各个层面，不害怕、不回避各种社会矛盾；主动、真诚与社会全面沟通，努力完善自身，树立更完美的社会形象。只有这样才能更有效调动患者的主观能动性，战胜伤病；只有这样才能更有效调动全社会的力量，推进现代医学模式的实现。

综上所述，医患沟通的实质是使医患之间顺畅、及时、有效的交流，以更好地实现医学目的，保证医疗质量，促进和维护患者身心健康及社会适应上的良好。成功的医患沟通，不仅能增进医患间的相互理解和信任，提高医疗服务质量，维护患者的健康利益，同时，它还有利于实践"人是目的"的伦理价值，有利于发挥道德情感的传递作用，改善社会风气，有利于人道主义精神的传播与发展，有利于人的道德境界的提升，有利于人的本质的自我认识，对于个人乃至整个社会的道德提升和文明进步都具有重要的伦理价值和社会价值。

复习思考题

1. 医患的概念与医患沟通的含义。
2. 中国医患沟通现状及国外医患沟通给予我们哪些启示？
3. 怎样沟通才能成功？关键要素是什么？
4. 根据我国临床医患沟通现状，请你提出相应的建设性意见。

【课外阅读】

1. 陈小奇，刘洁，孙家忠，等. 从国外经验看我国医学生的医患沟通教育. 中华医学教育杂志，2009.
2. 叶思，夏敏，孙秀萍. 国外医患沟通"规矩"多. 中外健康文摘 B 版，2012，8.
3. 郑柳宁. 医学生医患沟通行为及影响因素研究. 中南大学硕士学位论文，2009.

（王彩霞）

第二章　沟通基本原理

> 每一个人都知道，聆听对沟通来说是重要的。……但是极少组织会小心聆听它们的员工以及顾客的心声。
>
> ——威廉·尼可尔斯

【临床案例】

春秋战国时期，有一位著名的医生，叫扁鹊。有一次，扁鹊谒见蔡桓公，站了一会儿，他看看蔡桓公的脸色，然后说："国君，你的皮肤有病，不治怕是要加重了。"蔡桓公笑着说："我没有任何病。"扁鹊告辞后，蔡桓公对他的臣下说："医生就喜欢给没病的人治病，以便显示自己有本事。"

过了十几天，扁鹊又前来拜见蔡桓公，他仔细看看蔡桓公的脸色说："国君，你的病已到了皮肉之间，不治会加重的。"蔡桓公见他尽说些不着边际的话，气得没有理他。扁鹊走后，蔡桓公还没有消气。又过了十多天后，扁鹊又来朝见蔡桓公，神色凝重地说："国君，你的病已入肠胃，再不治就危险了。"蔡桓公气得叫人把他轰走了。再过十几天，蔡桓公出宫巡视，扁鹊远远地望见蔡桓公，转身就走。蔡桓公很奇怪，派人去追问。扁鹊叹息说："皮肤上的病，用药敷贴就可以治好；皮肉之间的病，用针灸可以治好；在肠胃之间，服用汤药就可以治好；但是病入骨髓，那么生命已掌握在司命之神的手里了，医生是无能为力了。如今国君的病已深入骨髓，所以我不敢去谒见了。"蔡桓公听后仍不相信。五天之后，蔡桓公遍身疼痛，连忙派人去请扁鹊，这时扁鹊已经逃往秦国躲起来了。不久，蔡桓公便病死了。

【案例分析】

《扁鹊见蔡桓公》这个故事耳熟能详，众所周知。一直以来我们对此故事的解读都集中在蔡桓公讳疾忌医，不肯听劝的角度。但是，从另一个角度看，扁鹊作为一位医者，在与患者蔡桓公进行沟通时，并没有做到有效沟通，与蔡桓公四次觐见的沟通都以失败告终，因此其对蔡桓公的死也负有责任。纵然医术高明，如果缺乏良好沟通，仍然没有办法医治好患者，从扁鹊四次劝蔡桓公失败的教训中，可以看出在整个诊疗过程中医患沟通的重要性及医务人员掌握沟通技巧的必要性，扁鹊在医患沟通中的失败值得我们深思和借鉴。

【案例点评】

1. 在医患沟通中，医生要理解和尊重患者。医务人员首先要尊重患者，理解患者的处境和心理状态，以便消除误解，赢得患者的理解、信任和配合。沟通应从对方的性格、身份、处事态度入手。作为一国之君，被当面指出有病，有损国君的威严。扁鹊没有站在蔡桓公的角度考虑蔡桓公的感受和避讳，难以与其顺利沟通。最后虽贵为一代名医的扁鹊也只能看着蔡桓公一步步地病入膏肓，而自己落得个逃往秦国避难的下场。

2. 作为医生一定要向患者多解释，以消除患者的恐惧心理和抵抗情绪，从而双方达成诊疗共识。扁鹊虽然医术精湛，但没有沟通意识，更不懂沟通的艺术，他进谏时除了告知"患者"有病，如果能同时向患者阐述清楚"疾病的发病机制"，告知"患者"疾病的不良后果，以及让"患者"注意观察自己身体发生的变化……利用以上种种动之以情，晓之以理的方法进行劝说，蔡桓公肯定会相信他，从而认真治病，不会导致死的后果。

3. 医者必须要学习掌握良好的沟通交流技巧，善于运用语言和非语言艺术，达到有效沟通。沟通靠说话，说话的目的是什么呢？一是引起听者行动；二是提供知识信息；三是引起共鸣；四是让听众感到快乐。扁鹊一开口就让桓公反感，同时也不为自己的判断做解释说明，所以就很难引起蔡桓公的共鸣，无法引导蔡桓公进行及时的治疗。所以医者要通过学习《扁鹊见蔡桓公》这一案例，汲取教训，引以为戒。

古希腊著名医学家希波克拉底曾说："了解什么样的人得了病，比了解一个人得了什么病更重要。"他也说过有两件东西能治病，一是药物，二是语言。世界医学教育联合会《福冈宣言》指出："所有医务人员必须学会交流和处理人际关系的技能。缺少共鸣（同情）应该看作与技术不够一样，是无能力的表现。"医患沟通对密切医患关系、促进患者早日康复有着积极重要的意义。从诊疗角度来看，医务人员要了解患者病情，取得患者的配合，需要和患者沟通，才能做出正确的诊断和治疗；从患者的权利角度来看，现行法律对患者的知情同意权做了规定，医患沟通，是患者落实这一权利的前提；从情感角度来看，医患沟通可以让患者感受到医疗机构和医务人员的尊重、关心和温暖。所以，医患沟通不仅是医务人员顺利完成诊治工作任务的基本技能之一，也是医者和患者实现医学目的的共同需要。

第一节　医患沟通模式

一、人际沟通基本模式

所谓人际沟通（interpersonal communication），是指人际间信息的交流和传递，是在社会生活中人与人之间的联系过程。我们把人的思想、情感和观念等看作信息，把人与人之间的沟通看作信息交流的过程。要实现人际沟通，必须具备以下三个条件：

（一）沟通双方或多方对交流信息理解的一致性。只有彼此的共同点或相似点越多，他们对信息的理解就越可能趋于一致；否则，信息的失真度就会增加。

（二）沟通的信息要适当，通道要畅通。要保证沟通的效果，应根据信息的性质选择最适当的信息通道。它能和信息构成恰当的搭配，从而取得相得益彰的效果。同时，沟通过程不能受到主客观因素的干扰，以保证信息的真实可靠。

（三）沟通双方或多方要有一定的沟通能力与技巧。人与人之间的沟通，除工作之需外，还有愉悦人的心智、获取精神安慰等心理学功能。

沟通理论的研究始于20世纪初，兴起于20到40年代，而真正运用科学方法提出沟通理论模式是在第二次世界大战以后。现根据沟通的发展历程，简要介绍几种主要的沟通模式。

1．拉斯韦尔沟通模式　在传播学中，沟通的基本模式有多种，但没有一个是被普遍接受的。最早的模式是美国政治学家拉斯韦尔提出的5W模式（图2-1）。他认为描述沟通行为的一个方便的方法，是回答下列5个问题：谁？说了什么？通过什么渠道？对谁？取得了什么效果？该公式注重沟通效果，尽管简单，但至今仍是指导人们沟通过程的方便的综合性方法，也是一种直线性沟通模式。

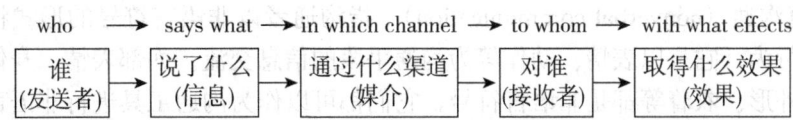

图 2-1　拉斯韦尔沟通模式

2. 申农-韦弗沟通模式 数学家申农及助手韦弗提出自己的模式（图2-2）。该模式提出了噪声概念，表明发出的信息和接收者收到的信息并不总是相同的。

3. 施拉姆沟通模式 较为流行的人际沟通模式是施拉姆提出的环形模式（图2-3）。发送者和接收者在编码、阐释、解码、传递、接收时，形成一种环形的、相互影响的和不断反馈的过程。施拉姆提出了编码、解码、反馈的概念，参加交流的人既是信息发送者，又是信息接收者的双重角色概念，对信息的编码、解码构成了人们的交流。该模式更注意交流的过程，而不是交流的效果。这一沟通模式对于人际沟通的情境更具有概括性和适应性，是一个宜于分析人际沟通的模式。

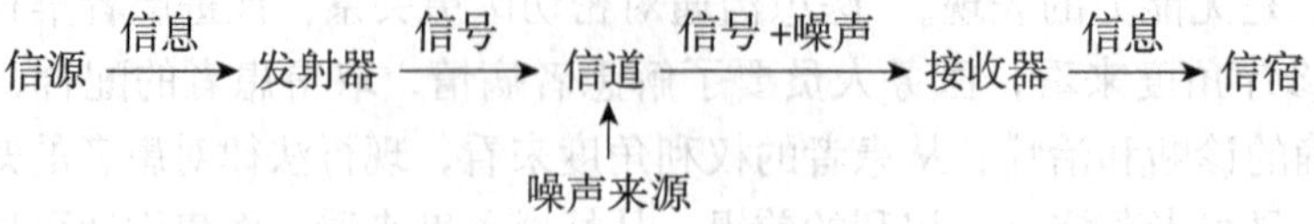

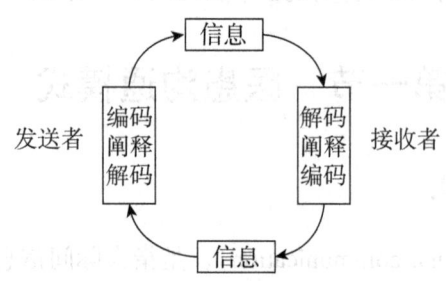

图 2-2　申农沟通模式

图 2-3　施拉姆沟通模式

二、人际沟通的类型

人际沟通的过程是动态的，形式多样，可以根据不同的标准将人际沟通划分为不同的类型。

（一）语言沟通和非语言沟通

根据沟通所用的不同符号系统，可以将沟通分为语言沟通和非语言沟通。其内容将在本书的第六章中重点讲述。

1. 语言沟通（verbal communication） 指沟通者以语言符号的形式将信息发送给接收者的沟通行为，它是以自然语言为沟通手段的信息交流。又可分为口头沟通和书面沟通两种形式。

（1）口头沟通：是指采用口头语言的形式进行沟通，它是人们最常用的交流方式。口头沟通一般具有亲切、反馈快、弹性大、双向性和不可备查性等特点。常见的口头沟通有谈话、演讲、打电话等。

（2）书面沟通：指利用语言文字的形式进行沟通，一般比较正式、准确、具有权威性，同时具有备查功能。书面沟通包括阅读、写作、信件、期刊等一切传递和接收书面文字或符号的手段，其中最常见的方式是阅读和写作。

2. 非语言沟通（nonverbal communication） 指沟通者以非语言符号的形式将信息传递给接收者的沟通行为，它是以表情、动作等为沟通手段的信息交流。面部表情、身体动作、个人空间、气质、外形、衣着等都是非语言符号，它们都可以作为沟通工具进行非语言沟通。

【知识拓展】

曾经有这样一个传说：古代巴比伦人曾建造过一座"通天塔"，20万人马每天从早到晚和泥、砌砖，把塔建得越来越高，快要通天了。上帝知道了这件事，为了制止不速之客的到来，他派了70名天使下凡。天使受命首先夺去了人们共同使用的语言，然后，把他们分成许多小群，让每群人讲一种新语言。由于人们互相听不懂对方的话，妨碍了相互间的交往，无法协同劳动，因而工地乱成一团，工程只好停顿下来。

法国大作家大仲马到德国一家餐馆就餐，本欲品尝有名的德国蘑菇，可是服务员根本听不懂法语，而他又不会德语，于是他灵机一动，在纸上画了一个蘑菇图交给服务员。服务员一看，恍然大悟，马上飞奔出去。大仲马心想，总算让服务员明白自己的意思了，谁知一刻钟后，服务员气喘吁吁地跑回来，递给他一把雨伞。

这两个故事首先说明了人际交往在社会活动中的重要性，其次说明了语言在人际交往中的非常作用，还说明了人们使用同一种语言对语言交往的重要性。

（二）正式沟通和非正式沟通

按沟通的组织程度，人际沟通又可分为正式沟通与非正式沟通。

1．正式沟通（formal communication） 指在一定的组织机构中通过明文规定的渠道进行信息的传递。例如，上级向下级下达指示、发送通知，下级向上级呈送材料、汇报工作，定期不定期的会议等。正式沟通的特点是沟通渠道相对固定，信息传递准确，但传递速度相对较慢。

2．非正式沟通（informal communication） 指在正式沟通渠道外进行的信息交流，是人们以个人身份进行的人际沟通活动。诸如人们私下交换意见、议论某人某事、沟通小道消息等，都属非正式沟通，其特点是沟通形式灵活、信息传递速度快，但准确性不一定高。

（三）单向沟通和双向沟通

从沟通信息有无反馈的角度看，人际沟通又可分为单向沟通和双向沟通。

1．单向沟通（one way communication）指单向信息流动的人际沟通。在沟通时，沟通双方的地位不变，一方只发送信息，另一方只接收信息而不向对方反馈信息，如作报告、大型演讲等。实际上，严格意义的单向沟通是罕见的，接收者会以各种形式（语言符号、非语言符号）或多或少将信息反馈给沟通者。

2．双向沟通（bidirectional communication）指双向信息流动的人际沟通。在沟通时，发送信息者与接收信息者之间的地位不断变换，信息沟通与信息反馈多次往复，如交谈、协商、谈判等。人际沟通中的绝大多数均为双向沟通。

（四）上行沟通、下行沟通和平行沟通

按信息流动的方向，人际沟通可以分为上行沟通、下行沟通和平行沟通。

1．上行沟通（upstream communication） 即自下而上的信息传递。是组织中地位较低者主动向地位较高者沟通，这种沟通有利于组织决策层了解组织内部运行情况及组织成员的意见，从而做出正确决策。

2．下行沟通（downstream communication） 即自上而下的信息传递。是组织中地位较高的成员主动与地位较低的成员之间的沟通，包括上级把政策、工作目标、计划和任务等向下级传达的沟通。

3．平行沟通（parallel communication），又称横向沟通（horizontal communication），即各平行组织之间的信息交流，是同阶层人员或平行组织之间的横向联系。其特点是能够增进彼此的了解、关怀和协调，有助于培养整体观念和合作精神，避免形成本位意识。

这三种沟通方向，对任何人而言，都是常用的。三种沟通流向和身份、角色的关系并非一成不变。同一个人，三种流向都有可能应用。

三、医患沟通模式

医患沟通是人际沟通的一种特殊形式，指医患双方在医疗活动中围绕患者的健康问题进行的不断深化的信息交流，所交流的信息既包括与疾病诊治直接有关的内容，又包括医患双方的思想、情感、愿望、要求等方面的表达，它是一系列的患者感受、表露——医生感知、感受——医生表露——患者感知、感受、表露——医生感知……的心理过程和交往过程，是医患之间各种联系和一切诊疗活动的基础。目前医患沟通模式主要包括以下五种：

1. 家长式沟通模式　这种模式也被称为"医生中心"模式或"疾病中心"模式，是一种传统的医患沟通的模式，最早是由帕森斯的"患者角色"倡导提出的。该模式中医生运用他们的专业知识和技巧去确定患者的医疗状况和疾病阶段，确定促进患者健康、缓解疼痛最好的解决方案，医生扮演患者护卫者的角色。优点在于：医生与患者之间这种家长式沟通交流更能确保患者接受的医疗服务和干预能最大程度地促进患者的健康和福祉。缺点在于：医患沟通集中在患者所患的疾病而非患者本人，疾病成为医患沟通的唯一关注点，而患者的经历和体验被完全忽视，也就是说家长式沟通模式下患者完全没有自主性，患者不能自主决定哪种医疗服务比较适合自己、自己应该接受何种医疗服务和干预，所以在新时期这种医患交流模式并不被提倡。

2. 信息型模式　这种模式也被称为"消费者"模式，医患沟通的目标在于医生为患者提供所有的相关信息，患者选择他们想要的医疗服务和干预，医生去实施患者选择的医疗服务和干预。医生在这里的职责就是为患者提供患者所需要的所有相关信息数据，然后由患者决定医生应该给予他们哪种治疗和措施。在这种模式中，医生是技术专家，他们为患者提供相关的活动控制方式，因此，信息型医患沟通的优点在于：患者可以自主地选择他们想要的医疗服务和方案，使患者的价值观得到了很好的尊重。缺点在于：虽然患者可以决定选择何种医疗实践，但是他们却缺乏事实数据和专业知识，并且医生的价值观、医生对患者价值观的理解以及他们对患者价值观重要性的判断不起任何作用，这将不利于实现患者利益的最大化。

3. 解释型模式　在这种模式中，医患沟通的目标在于说明患者的价值以及他们真正的需求，并且帮助患者选择符合他们价值观的医疗干预和医疗措施。和信息型模式一样，解释型模式下的医生也要提供给患者有关他们疾病的情况以及可能的干预措施的相关利益和风险。但除此以外，他们需要扮演辅导员的角色和作用，协助患者去清晰地说明他们的价值、协助患者去决定最符合他们个人价值观的医疗干预措施。在这种模式中，最重要的一点是医生不能对患者发号施令，患者自己最终来决定什么样的价值观或治疗措施最适合自己。解释型模式的优点在于：医生和患者一起参与一个共同认识的过程，协助患者去清晰地说明他们的价值、协助患者去决定最符合他们个人价值观的医疗干预措施。缺点是：在这种模式中患者自己决定哪种价值观和治疗适合自己，医生并不能左右患者对他们价值观的理解和最终决定，决定权完全由患者掌握，这种医患之间权利的不平衡会影响医患之间的沟通和交流，并且不利于调动医生参与对患者医疗问题干预的积极性，这会影响医生对患者疾病的正确诊断。

4. 审议型模式　在这种模式中，医生和患者交流的目的是帮助患者决定和选择能在临床中得以实现与健康相关的最佳价值观。首先，医生必须清楚患者临床情况的资料，然后帮助患者去阐明可以选择的价值观的类型。最终，医生和患者一起决定患者最终选择何种类型的、与健康相关的价值观。在这种模式中，医生的角色是作为一位老师和朋友，与患者一起参与到讨论什么样的行动过程对于患者是最好的。医生的职责在于医生不仅应该告知患者能够做什么，而且也应该告知患者应该做什么、关于治疗，什么样是最好的。与前面三种模式相比较而言，审议型模式是比较理想的医患沟通模式之一，首先，这种模式非常重视和尊重患者的自主性。充分地赋予了患者自主选择和自主决定的权利，医生通过与患者的合作、沟通来充分尊重和保护患者的自主权。其次，在这种模式中，医生不再是家长式模式延续下的家长角色、专家角色、权威角色，也不再是单纯地扮演老师、朋友或咨询者的角色，而是同时扮演老师、合作者、朋友、参与者的角色，他们通过与患者交流、合作、共同参与医疗决策来为患者谋福利。

5. 共享模式　这种模式也被称为合作模式。与前面几种模式相比，共享模式的特点在于它的互动性，医生和患者能同时分享决策过程的各个阶段。共享模式认为无论是医生还是患者在治疗决定中都要进行全面的思考，因此，当医生和患者在实施恰当治疗措施上达成一致时，双方都要阐述采用某种治疗方案和理由。运用这个模式对医生而言主要的困难在于必须要创造一种舒适的环境能让患者在这种环境中舒适自在地表达他们自己想要的治疗方案，甚至可能要求患者家庭成员的参与。医生此时扮演的角色主要是合作者、参与者。

需要指出的是在具体的临床实践中医患之间的交流不是简单地运用某一种模式来进行，而是要同时采用一种或多种模式的交流方式来进行。随着现代医学模式由生物医学模式的以疾病为中心，向生物-心理-社会医学模式的以患者为中心的转化，医患沟通模式也更加注重心理因素在疾病中的作用，更加强调医患双方的合作、互动与沟通。审议型医患沟通模式和共享模式是比较符合时代要求、符合医患双方利益的交流模式，这两种沟通模式更有益于构建和谐的医患关系，也与患者和医生的需求、时代的要求相一致。

第二节　医患沟通机制

一、一般沟通机制

（一）人际沟通的基本要素

人际沟通的基本要素是：信息发出者、信息接收者、信息、信息的传递途径、反馈和沟通背景（图2-4）：

1. 信息的发出者（message sender）信息的发出者指拥有信息并试图进行沟通的人。沟通的过程通常由他们发动，沟通的对象和沟通的目的通常也由他们决定。因此，信息的发出者是沟通的重要因素之一。信息发出者必须充分了解信息接收者的情况，以选择合适的沟通渠道以利于接收者的理解。要顺利地完成信息的输出，必须对沟通过程中的编码和解码两个概念有一个基本的了

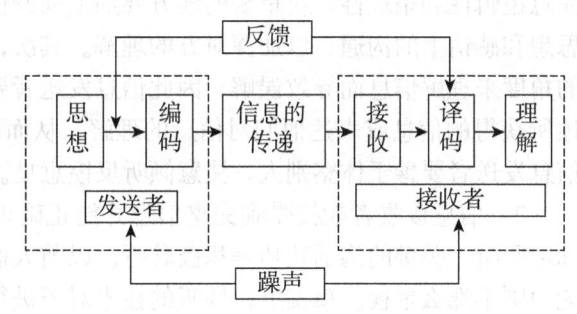

图2-4　人际沟通过程模型

解。编码是指信息发出者将自己的想法、认识及感觉转化成信息的过程。解码是指信息接收者将信息转换为自己理解的想法或感觉的过程。

2. 信息的接收者（message receiver）　信息的接收者是指接收信息的人，是沟通的被动方，即对信息发出者所传递信息进行解码并加以理解的人。信息接收者总是带有自己的经验、情感、观念，信息发出者发出的信息能否产生影响，取决于信息接收者的生活背景、价值观、知识水平、推断能力和沟通技巧以及对信息发出者的期望等因素的影响。成功的沟通中，信息接收者的反应与发出者的意愿恰好相同。

3. 信息（message）　信息的发出者和接收者是沟通活动的主体，而信息是沟通传递的客体。信息是指能够传递并能被接收者的感觉器官所接受的刺激，可以是观点、思想、感情和意见等。信息是沟通的灵魂，是沟通活动得以进行的最基本的因素，信息的种类是多样的，包括

语言和非语言的行为以及这些行为所传递的所有影响。

4．信息的传递途径（channels of message transmission） 信息的传递途径主要指沟通信息的传送方式，是信息得以传递的手段和媒介，是连接发出者和接收者的桥梁。信息的传递必须是接收者所能接收到的，通常与感官通路有关，如视觉、嗅觉、味觉、听觉、触觉等。在沟通交流中信息发出者在传递信息时使用的途径越多，接收者对信息越能更多、更好地理解和接受。美国学者罗杰斯1986年的研究表明，一个人对单纯听过的内容能记住5%，对见到的内容能记住30%，对讨论过的内容能记住50%，对亲自做过的事情能记住75%，对教给别人做的事情能记住90%，这个研究结果给了我们深刻的启示。因此，作为医务工作者在与患者的沟通交流中，应努力使用多种传递途径使患者有效地接收信息，从而达到促进身心健康的目的。

5．信息的反馈（feedback） 信息的反馈是指信息接收者，把收到的信息经过判断、整理后，通过各种渠道传递给信息发出者。沟通过程是一个交互作用的过程，沟通双方不断地将自己接收到信息的反应提供给对方，使对方了解自己是否接受了信息，是否理解了信息，从而根据对方的反应调整自己的信息发送过程，以便达到预期的沟通目的。只有当发出的信息与接收的信息相同时，沟通才是最有效的。

6．引发沟通的背景（information background） 引发沟通的背景是指沟通发生的场所、环境及事物，是引发沟通的"条件"，它是影响沟通过程的重要因素。在沟通过程中，背景可以提供许多信息，也可以改变或强化语言、非语言本身的意义，所以，在不同的沟通背景下，即使是完全相同的沟通信息，也有可能获得截然不同的沟通效果，脱离背景来理解沟通内容常常会产生误解。

（二）有效人际沟通的条件

1．信息发出者发送的信息完整、准确 首先，作为信息发送者，无论是口头交谈还是采用书面交流形式，都要力求准确地表达自己的意思。为此，要了解信息接收者的文化水平、经验和接受能力，根据对方的具体情况来确定自己表达的方式和用词等；选择准确的词汇、语气；注意逻辑性和条理性，对重要的地方要加上强调性的说明，借助于手势、动作、表情等来帮助思想和感情上的沟通，以加深对方的理解。其次，注重双向沟通。由于信息接收者容易从自己的角度来理解信息而导致误解，因此信息发送者要注重反馈，提倡双向沟通，请信息接收者重述所获得的信息或表达他们对信息的理解，从而检查信息传递的准确程度和偏差所在。为此，信息发送者要善于体察别人，注意倾听反馈意见。

2．信息接收者能接受到完整信息并能正确理解这一信息 作为信息接收者，则要注意仔细地聆听。关键的沟通技巧是积极聆听。以前人们常常只注重说、写能力的培养，而对倾听的能力则不那么重视。事实上，倾听的技术对于进行有效的沟通来说同样是非常重要的。有效的倾听能增加信息交流双方的信任感，这是克服沟通障碍的重要条件。要提高倾听的技能，可以从八个方面去努力：①使用目光接触；②展现赞许性的点头和恰当的面部表情；③避免分心的举动或手势；④要提出意见，以显示自己不仅在充分聆听，而且在思考；⑤复述，用自己的话重述对方所说的内容；⑥要有耐心，不要随意插话；⑦不要妄加批评和争论；⑧使听者与说者的角色顺利转换。

3．缩短信息传递链 信息传递链过长，会减慢流通速度并造成信息失真。因此，要减少组织机构重叠，拓宽信息渠道。其实无论是在工作还是生活中，我们都曾遇到各种各样的沟通问题，其中信息传递链过长是导致沟通过程时间长并且信息失真的重大障碍之一。古时候有"一传十，十传百"，其实到了后面的传递链，信息已经严重失真了，有的甚至与原始信息对立，因此缩短信息传递链是保证信息传递高效准确的重要措施。

4．开辟非正式的沟通渠道 在利用正式沟通渠道的同时，可以开辟非正式的沟通渠道。

例如，在人际沟通过程中，双方之间的距离有一定的含义。一般来说，关系越密切，距离越近。1966年人类学家E·霍尔把人际距离分为亲密的、个人的、社会的和公众的四种。他认为，父母与子女之间、爱人之间、夫妻之间的距离是亲密距离，约0.5m，可以感觉到对方的体温、气味、呼吸。个人距离指朋友之间的距离，是0.5～1m。社会距离是认识的人之间的距离，一般是1～4m，多数交往发生在这个距离内。公众距离指陌生人之间、上下级之间的距离，一般是3～7m。

非正式沟通是正式沟通的有机补充。同正式沟通相比，非正式沟通往往能更灵活迅速地适应事态的变化，省略许多繁琐的程序，并且常常能提供大量的通过正式沟通渠道难以获得的信息，真实地反映沟通者的思想、态度和动机。

二、医患沟通机制

医患沟通与一般人际沟通的不同之处在于：首先，这种沟通是发生在特定情境中，即在医院等医疗相关场合；其次，沟通的双方有其特定的责任和义务，即医生需要把患者的利益放在首位并为此做出积极的干预，而患者则必须主动配合医生的治疗；再次，这段关系的建立常常是非自愿的，双方要解决的问题又是与生命息息相关的，因此，交往中通常会有强烈的情绪和压力出现，也更需要双方的通力合作；而最重要的一点是医患关系的双方是处于不平等的地位，虽然过去几十年医学界一直在试图改变这种不平等的交流模式，但每段医患关系的性质仍然更多地取决于医生的沟通态度和行为，即医生采取积极或者消极的沟通行为对于医患关系的质量有着更为直接的影响。而在这种特定的关系中，医生的表现既受到其人际沟通能力的影响，也会体现出其在工作场合的普遍行为特点。

良好的医患关系是保证医疗服务高质量的基础，而医患沟通是建立和谐医患关系的有效途径。有效的医患沟通能加强医患之间的信任、密切医患关系、减少医患矛盾。医患沟通同时也是一门艺术，具有技巧性，它是医务人员的必修课程和每一位医务人员的必备技能，是解决医患争议的有效途径。

1. 医患沟通促进正确诊断的机制　英国著名学者汉普顿等人的实践表明，一般医院82.5%的患者仅凭采集病史，就可以做出诊断，需要体检帮助诊断的只有8.75%，需要进一步辅助检查帮助诊断的也只有8.75%。可见医患交流沟通对患者疾病诊断的重要性。疾病诊断的前提是对患者疾病起因、发展过程的了解，病史采集和体格检查就是与患者沟通和交流的过程，医生通过这个过程可以从患者处了解到疾病的有关信息，众多经验丰富的医生都非常重视这一环节，以便从中收集到对诊断疾病有意义、有价值的线索，为进一步的检查及最终明确诊断打下良好的基础。医患之间良好的沟通，还可以减少不当医疗行为的发生。如患者体质上的特殊情况，只有患者自己最清楚，而有些特殊情况医务人员可能检查不出来，如患者药物过敏情况。如果医务人员在询问病史时没有深入地了解，使用了不应该使用的药物而发生了过敏反应，则会发生不当的医疗行为。

近年来，由于众所周知的原因，一些医生在诊疗工作中，过分依赖高科技的实验室诊断技术，忽视或轻视了最基本的诊断技能——病史采集和体格检查，仅仅依靠较多的实验室检查结果和很少的患者信息，就轻率地下诊断结论。如果说诊断疾病仅局限于依赖高科技的手段，那么，医生的工作就简单多了，就不需要临床思维能力了，临床医学也将逐渐退化。所以，从一定程度上说，医患沟通能力是临床思维能力的一个重要组成部分，临床思维能力的增强有赖于医患沟通能力的提高，医护人员提高医患沟通能力就是提高临床诊疗能力。

2. 医患沟通密切医患关系的机制　患者为了身体的健康而需求医疗帮助，来到一个陌生的医疗机构里面，需要了解许多有关疾病和治疗的信息。医患之间如果没有沟通，缺乏真正互相信赖，与患者或者家属之间发生误解和纠纷就再所难免。医患之间进行有效的沟通，能促进医患关系的和谐。

第一，沟通可以缩短医患之间的认知差距。医学是一门实践性强、风险高的学科。医疗行为是在人体上进行的具有一定危险性，甚至伤害性的行为。由于人体结构及病理变化的复杂性，任何医生判断病因、估计医疗效果都有一定的不确定性，都不能包治百病。在这种情况下，医患的及时沟通交流，可以使患者了解自己的病情预后、目前采用的诊疗措施的目的和意义，同时提高患者对医疗技术局限性和高风险的认识。

第二，沟通拉近了医患双方的距离。我们大多熟悉这样的情景——患者坐下来就诊时，总要把坐椅朝医生的方向挪一挪，向医师靠拢，这当然不会是完全无意识的行为，人际距离也是沟通的手段。靠拢医师，就是感受疾病痛苦的患者对来自医师方面的关切和爱的期盼。如果此时医生能与患者耐心交流，并在用药、检查、治疗方案等方面有选择的告知，既尊重了患者的权利，又拉近了医患关系。现实中，如果医者对患者多一些关心关爱，患者对医者是很宽容和谅解，如对一些医疗差错或技术失误，有的患者表示能理解，不予追究。

第三，沟通使医患互相满足尊重的需要。获得尊重是人最重要的高级需要，患者因病成为社会的弱者，更迫切需要尊重；医者的社会地位也强烈需要获得患者、家属及社会尊重。建立良好的沟通后，双方的认识、思想、情感及行为互被接纳，尊重的需要互相满足，医患关系更加融合。

第四，沟通使医患双方均获得应得利益。患者的利益点是：身心健康、家庭幸福、合理费用、个人事业等；医者的利益点则是：个人成就、社会声誉、经济收入、医学进步等，虽然医患双方的利益点各有不同，但医患双方获取利益的方法和途径却是高度一致的，即治愈伤病，康复身心。医患沟通的主要目的就是医患合作，共同战胜伤病，只有使患者治愈伤病，恢复健康，医患才能真正得到各自的利益，否则，双方的利益都将受损。因此，医患沟通就是医患分享利益，共同发展。

总而言之，医务人员在医疗活动中应主动、真诚地与患者沟通，以使患者能理性地认识医疗活动，加深医患双方的理解、尊重和信任，消除不必要的误解，更好地建立起和谐融洽的医患关系。

3．**医患沟通防范医疗纠纷的机制**　目前多数医疗纠纷并不是因医疗技术而引发的，多是由于医患交流障碍导致患者或其家属对医院、医务人员不满意所引起的。据统计80%的医患冲突直接由双方沟通不畅所致，即使其余20%与医疗技术有关的医患冲突，也都与医患沟通不到位密切相关。多数患者对医院、对医务人员的满意程度，并不在于判断医师诊断和治疗的优劣、手术操作的熟练程度，而在于其是否耐心，是否有同情心。

有这样一个案例，某知名医院被患者投诉于媒体，说医师对患者不负责、十分冷漠。院方在处理此问题的过程中发现，患者在投诉中反复强调"在整个接诊的过程中，医生都没有抬头看过我一眼，居然把处方开出来了"。院方查看病历，发现医师记录了患者的主诉要点，用药非常对症，从诊断病情到开出处方都是正确的，这说明医师是认真负责的。为什么患者要投诉呢？就是因为医师"看都不看我一眼"，难道"看一看"就这么重要吗？在医疗服务中"看一看"确实是重要的，因为当医师注视着患者时，他的眼神就会向患者传递着同情、温暖和关爱，沟通就这样得以完成。因此，医患沟通为医患之间构筑了一座双向交流的桥梁，可以使患者对医疗技术的局限性和高风险性有正确的理解，增加对医生的信任，从而使医患信息不对称的矛盾得到缓解。通过沟通可以让患者"看"到医务人员的服务，"听"到医务人员的服务，"感"到医务人员的服务。在沟通过程中，医务人员更加自觉地维护患者的合法权益，从而拉近医患双方的距离，逐步建立起相互尊重、信任、平等、合作的医患关系。

4．**医患沟通推进现代医学模式的机制**　随着现代医学的发展及"死因谱"和"疾病谱"的改变，现代医学模式已从以医疗为中心转变为以患者为中心，是一种新型的生物－心理－

社会医学模式。该模式赋予"患者"的概念是多元的，要求医务人员把患者看作是"病"与"人"两个概念的统一体，既要看到疾病的存在，更要看到人在疾病发生、转归中的作用，从一定意义上说，医疗服务的主体更侧重于"人"。生物－心理－社会医学模式下医患关系的形式绝大多数是以"相互参与型"的形式出现，这种新型的医患关系形式把医者与患者置于平等的地位，要求医方在提供医疗服务的同时，必须尊重患者，平等相待。这就要求医务人员既要重视生物、遗传、创伤等致病因素对患者健康的损害，又要重视心理、社会因素对患者健康的损害，真正做到以患者为中心，而医患双方的沟通与交流是实现这一目标的基础。成功的双向交流沟通，往往会得到患者对医生的信任和对诊疗的主动配合，取得最佳的临床效果，并推动现代医学模式的发展。

第三节 医患沟通的障碍与消除

一、医患沟通障碍根源与表现

人际沟通是动态的、连续的、不断变化的过程。这提示了沟通双方应被看成是一个有许多变量不断相互作用着的过程。在沟通过程中，所有这些变量都在不停地变化着。也就是说，沟通者生理的、情感的和社会的情况在沟通时发生变化，而这些变化又会引起他们之间互动的进一步变化。沟通过程包括许多变量，每个变量都对人际沟通产生影响，医患沟通也不例外。

（一）医患沟通障碍的根源

1. 医患沟通障碍的医方因素

（1）医务人员的职业倦怠：医护人员长期从事医护工作，经常面临重症抢救、生离死别，职业性质决定了他们经常处于一种相对不良的工作环境之中，久而久之，因其不能有效应对工作上延续不断的压力，产生了情绪衰竭、去人性化和成就感降低等长期性反应，即职业倦怠，医生的职业倦怠对医患沟通有重要的影响。表现在医患沟通中医生对患者表现出情感冷漠，不能胜任换位思考的要求，从而使患者对其信任感下降，依从性降低，产生沟通障碍。

（2）医务人员对医患沟通的重要性认识不够：由于医患双方掌握医学信息具有不对称性，医务人员在医患沟通中起主导作用，而部分医务人员对此认识不足，对待患者态度冷漠的现象客观存在。医务人员不重视与患者沟通的表现可归纳为以下四点：不"重视"患者的主诉，只埋头书写病历，使患者认为医生并没有认真听其陈述，从而对医生产生不信任感；不交待各种注意事项或交待不清；不重视患者及其家属做特殊检查时的知情同意权；不重视向患者及其家属介绍患者病情、诊治方案及预防措施。事实上，当今医务人员真正态度恶劣粗暴的并不多，往往是更加重视药物、手术等具体的治疗措施，忽视患者的心理需求和情感需求。表现为医务人员不善于主动与患者进行沟通，或者与患者沟通时表情淡漠，除了按规定完成操作规程和程序外，对患者不做过多的关爱和解释，使得沟通过程缺乏了"人情味"，从而影响了沟通效果。

（3）医务人员缺乏医患沟通技巧：随着医学模式由生物医学模式向生物－心理－社会医学模式的转变，医务人员也越来越重视医患沟通在医患关系中的重要作用，但是"巧妇难为无米之炊"，重视医患沟通到熟练掌握沟通技巧并运用于医疗活动实践是医务人员一个艰难的再社会化过程。有研究表明，医患互动和交流相对不够充分，主要原因是医学院校的医学专业普遍没有开设有关医患互动和人际交流的课程。另外，医生不了解患者的社会经济状况、文化背景和心理，不能用通俗易懂的语言向患者及其家属解释患者的病情及诊疗措施等，也决定了不能真正实现良好的医患沟通。医患沟通需要技巧和智慧。俗话说得好："良言一句三冬暖，恶语伤人六月寒"。在医疗活动中部分医务人员与患者沟通时缺乏方式方法，不注意对象、场合、情景，习惯于使用较多的医学专业词汇而不善于运用大众化语言，仅向患者或家属进行了单向信息传递，并没有综合考虑到患者的个性特征、文化水平、宗教信仰、心理变化、家庭背景等因素，缺乏互动、互助、互信的医患沟通，可以想象这种沟通是一厢情愿，落不到实处。沟通技巧缺乏是影响医患沟通的技术性原因。

（4）医务人员工作超负荷，限制医患沟通：在我国医疗资源相对不足、人民群众健康保健意识提高的状况下，医务人员工作量急剧增加，造成医患沟通的时间受限。2002年北京大学三所综合医院日均门诊为4895人次，日均急诊为362人次，其中一所医院医生平均门诊（含急诊）为32人次。医院中专家号一般不超过20个，特需专家不超过10个，所以大量的医疗任务由中、初级职称的中青年医师完成。满负荷甚至超负荷工作，使医务人员忙于应付，缺少足够的时间了解患者的心理和生活需要，难以进行医患沟通。这样医务人员为了保证完成基本诊疗规范，如体格检查、书写病历、检查单和处方，只能忽视医患之间的充分交流。

2．医患沟通障碍的患方因素

（1）患者的知识水平：患者的知识水平影响医患沟通的程度和深度。患者的文化知识水平差距很大，有相当一部分人群还是文盲、半文盲，即使文化水平较高的人，同样对医学知识也不可能有全面的认识和把握。在医学信息极不对称的情况下，进行医患沟通，患方难以准确接受和理解医方发出的信息，较难产生医患互动，影响医患沟通效果。

（2）医患之间的信任危机：信任是人际沟通的基础，患者对医生的信任是医患关系得以建立的前提和基础，而目前的社会环境下，这一基础却摇摇欲坠。信任危机的产生一方面是患者对医学知识相对缺乏，对医疗工作高风险和局限性不理解，再加上一些夸大其词的药品广告和泛滥的医药信息，增加了患者对医学的期望值，造成了医患双方认识上的偏差，导致了患者对医生的不信任。另一方面，随着医疗费用不断攀升，人们在医疗卫生方面的经济负担不断加重；加之受社会上一些不良风气的影响，个别医务人员收受红包、回扣等违背医德医风行为，使患者对医务人员及医院的信任度普遍降低。患者的怀疑、不信任，使得医患互动极易产生摩擦，进而影响了医患沟通的有效性。

（3）患者健康意识及维权意识增强，超出了医学所及：随着生活水平的不断提高，通信资讯科技及传媒的飞速发展，使民众可以多渠道获取疾病的相关信息，提高了患者对疾病治疗效果的预期，甚至有不少患者认为，到了医院，就是进了保险箱。但目前仍有许多疾病无法根治，并且受患者个体差异的影响，疗效也不尽相同。患者健康意识的加强及对医学知识的一知半解，极易导致沟通障碍。与此同时，人们的法制意识不断增强，患者对自身权益的保护意识也日渐增强。过去患者习惯于医学父权主义，知情同意的愿望并不强烈。认为看病治疗是医务人员的事，自己对医学也不懂，交给医务人员由他们决定就行，这是以往制约医患沟通的一个主要原因。但在社会发展和人类文明进步中，患者的自主意识、维权意识和参与意识不断增强，越来越多的患者希望了解自己的病情，希望自己能参与医疗决策。"顾客就是上帝"这句商业口号，被一些患者简单地套用过来，认为医疗活动中也应如此，这是目前导致医患隔阂的主要原因之一。

3．医患沟通障碍的社会因素

（1）思想观念的差异

首先，医患双方对于疾病的认识和体验不同。患者对疾病的症状和感受，是从其个体独特的病痛去感知、体会和应对，多采用具体、形象、富有生活气息的日常语言来思考和表述其体会到的疾病表现。而疾病状态（disease state）是被医生确诊的具有某种客观意义的疾病。在患者看来，生病就是疾病，而医生认为，只有疾病状态才是疾病。医患双方从他们各自的视角去理解"疾病"。患者眼中疾病的表现与医生眼中疾病状态的表现是不同的。这就是为什么临床实践中忧虑的患者对"病情"的描述被医生漠然地打断，患者常常抱怨医生对自己的不关心，而医生认为患者的陈述是夸大其词。

其次，是对市场经济条件下医疗卫生服务性质认识的分歧。医方认为医疗服务也是市场经济的组成部分，需要盈利，否则不能生存和发展；患方则认为，医疗卫生服务始终是福利性的，医院应全心全意为患者服务，不能图利。究其原因，主要是医生和患者看问题的角度有差别，导致对同一问题的看法不同，势必影响医患之间的良好沟通。

（2）医疗体制的缺陷：改革开放以来，中国步入了市场经济体制之中，医院也不可避免地受到了影响。目前我国各级政府对医院的投入均不足以支撑医院的正常运营，医院管理者为了医院的生产发展，必须靠医疗收入来弥补政府投入经费的不足。医务人员的切身利益也与医院的经营状况密切相关，形成了以"利"为主导的医患观念。医生增加收入，患者就会增加负担，而减轻患者负担，医生就会减少收入。这是体制机制造成的医患矛盾。另外，目前我国医疗保障体制不健全，医疗费用的个人支出比例依然是某些患者的沉重负担。当前的这种医疗体制使得医患双方成了经济利益的对立方，导致患者把矛头对准医院，把不满发泄到医务人员身上，成了当前医患沟通的最大障碍，也是当前不能从根本上化解的主要障碍。

（3）社会舆论的导向作用：社会群体和媒体一般都会同情和关注弱者，甚至带有明显的倾向性。这对规范医疗行为和维护患者权益起到了积极的作用。但有些媒体为了自身的生存和发展，为吸引到更多民众的关注，医疗负面新闻"炒作"成为其主要手段。当前某些媒体过度强调患方的弱势群体地位，放大部分医护人员收受红包、回扣等个别现象，更多地关注医院的负面消息，当发生患者被伤害事件后，舆论会高举道德旗帜，把医生当成敌人，一边倒地站在患者一方，谴责医德的堕落和医风的败坏，使医院和医务人员的社会形象大大受损，对医患冲突起了推波助澜的作用。

另一方面，面对社会舆论有失偏颇的负面报道，与此相对应的是大多数医院危机管理意识不强，不太善于与媒体打交道，发生医患纠纷后，医院对媒体的负面追踪采访多数采取回避态度，较少直面媒体的危机报道。由于某些媒体的失衡报道，加重了医患间的防卫心理，使医患间的正常沟通处在了相互不信任的状态下，影响了沟通的效果。

（4）医学教育的偏颇、人文关怀缺失：由于科技的发展，大量的第三者物质性媒介的介入，使得医生同第三者的"交流"多于同患者的交流，形成医生看病只针对疾病的本身，而忽视了患病的人，医患双方在感情、思想上的交流日趋减少，在唯科学主义的影响下医患关系逐渐物化、程序化。这样，医生与患者的情感与思想交流由操作与被操作的关系所代替。李殿富等认为医患沟通的最大障碍正是医学的科学精神与人文精神的分离，由于传统的基础教育和医学教育不重视人文教育和实践，多年来，医务人员的人文知识明显不足，人文实践能力欠缺，尤其是年轻医师与患者及其家属沟通时讲病状的多，讲情的少，较难以同情心去感受患者的心理和感情需求，不能满足现代社会人民群众所迫切需要的人文关爱。失去情感投入的医患沟通，显得苍白无力，使医患关系失去了情感的温暖，从而影响了医患沟通的效果。

（二）医患沟通障碍的表现

1. 医患关系"人机化"。20世纪90年代以来，医学高新技术已广泛应用于临床诊治，使诊断、治疗、护理方式发生了较大变化，特别在大医院自动化、信息化、遥控化的诊治手段被采用，医生通过机器、仪器、设备等高技术服务设施获得患者的生理指标、生化指标等数据，并且具有敏感度高、精确、迅速等特点，为诊治提供重要依据。这种以机代人的趋向，淡化了医患之间的思想交流，加重了医生对高技术设施的依赖，忽视了患者社会、心理因素对疾病的影响。

2. 医患交往"经济化"。由于我国人口众多，现有卫生资源仍不能满足广大人民群众日益增长的医疗卫生保健要求，存在着"看病难、住院难、手术难"等状况，在供需矛盾的情况下，也实行了宽松政策，如允许多种形式办院、试行点名手术、业务有偿服务等，缓解了"三难"，满足了群众的一定需求。然而在一定事实上出现了医疗服务商品化倾向，在医患关系上有经济化趋势，商品经济等价交换原则已渗透到医患关系中，一些医疗机构和医务人员，为了个人的私利，开大处方、过度检查、吃手术饭、接受红包等钱权交易引发医疗纠纷的不乏其列。

3．医患关系调节方式上的"法制化"。医患关系的调节方式主要依靠道德，然而当医患关系的道德规范上升到法制化时，医疗秩序就更为完善了。目前，医患双方的自我保护意识的增强，对保护各自权力和自觉履行各自职责的观念日益强烈，为卫生立法提供了思想基础。另外，高新技术的临床应用引来了一系列社会化问题，也迫切需要卫生立法来解决，如利用高新技术进行性别鉴定；人工授精、体外授精带来的家庭道德、社会问题；器官移植中供体来源和卫生资源分配中的公正问题等，都直接涉及医患关系，仅依靠道德调节是不够的，必须通过法制调节，这已是势在必行了。

4．医疗纠纷剧增，医疗索赔数额越来越高。近年来，医患关系紧张，医疗纠纷不断。原因是多方面的，其中医患沟通不充分是重要因素。第三期中国医师人文医学执业技能培训（天津）会上获悉，90%以上的医患纠纷由医患沟通不当引起，其中35%是由医生说话不当所致。医生缺乏人文医学技能，已成为导致医患矛盾尖锐的一个重要原因。

另一方面，由于患者权利意识的提高，医患双方权利意识不同步，患者与医务人员、医疗机构不信任因素的增加更加剧了医疗纠纷数量的上升。同时医疗索赔数额也越来越高，据最近几年医学会所做的调查显示，近3年来，平均每家医院发生医疗纠纷66起，发生患者打砸医院事件5142起，打伤医师5人，单起医疗纠纷最高赔付额达300万元，平均每起赔付额为10.81万元。医疗纠纷急增与医疗索赔数额的越来越高，在一定程度上与当前患者权利意识增强有关，但同时也反映出医患关系发展的不正常、不和谐。

二、医患沟通障碍消除措施

（一）加强医德医风建设，提高医务人员的人文素养

增强"以患者为中心"的医患沟通意识，"以患者为中心"已经成为医院的服务宗旨。在医患沟通中贯穿这一理念，就是要求医务人员关注患者需求，改进沟通方式，树立"以患者为中心"的医患沟通意识。要求医生不仅要关心患者的"病"，更要关注"人"的需求，使医患关系一开始建立就充满了"人情味"。

同时，加强医患沟通技巧培训，可以通过先进的教育设备和技术，对医务人员进行针对性训练。通过设置沟通模板，实景模拟，提升医务人员的沟通水平。要鼓励医务人员在实践中丰富自身阅历，锻炼沟通才能。通过定期指派年轻医生到医政管理岗位轮训，参与医疗投诉调解与处理，提高了年轻医生与患者沟通的能力。

（二）提高患方素质，提升沟通满意度

患者是建立良好医患关系的重要方面，拥有自主权。患者应理解医学的高风险性和探索性。但有些患者不遵循医学科学规律，对医疗工作缺乏必要的理解与宽容，甚至个别人试图将医疗纠纷作为获取不正当经济利益的工具，导致医患关系不和谐。因此，患者医学知识的缺乏及自身的文化水平、沟通能力、道德素质等是影响医患沟通的重要因素。

随着社会发展，患者的自主意识、维权意识和参与意识不断增强，越来越多的患者希望了解自己的病情，参与治疗方案的制定。患者了解医学知识越多，越能支持和配合医务人员的医学行为，从而战胜疾病。为了尽量减少由于信息不对称带来的影响，医院、社区可以通过多种方式对患者进行健康知识教育。医患之间的知识差距缩小了，双方共同语言就多了，交流的障碍就少了，医患沟通的有效性就能大大提高。总之，和谐的医患关系需要医患双方的相互尊重，有效沟通也需要彼此信任。只有医患双方将心比心才能有效地进行沟通，化解医患矛盾，实现医患和谐。

（三）建立医患沟通评价制度，促进医患沟通长效机制建设

医患沟通作为一项重要的医疗和管理制度，应体现在从患者入院到出院的全过程，以制度的形式确保医患沟通的质量，提高患者满意度。医院应成立专门的医患沟通部门，把医患沟通纳入质量管理范畴，制定和完善医患沟通考评标准，使其制度化和规范化。

建立医患沟通评价制度，有利于对医患沟通实施动态管理。通过建立全程医患沟通效果评价制度，对沟通时间、地点、沟通的内容、方式等进一步细化，鼓励医务人员根据患者的实际情况，采用多种沟通方式、与患者交流。通过患者满意度调查和调阅工作记录等方式对医患沟通效果进行评价。对没有按照要求进行沟通，造成医疗投诉的当事人或科室给予相应惩罚。在科室考核评价基础上，医院应进一步建立健全信息公开制度，通过报纸、电视、网络等媒介打造医患沟通平台。

（四）重视舆论监督，构建和谐医患关系

理论界研究一致认为，舆论监督要坚持正确的导向，要使医患双方都明白：由于医疗行业的特殊性，医疗风险的分担机制中应包括患方、医方、社会保险机构等多种力量，将所有的风险全部强加给任何一方都是不公平的，也是不切实际的。出现医患纠纷时，媒体应坚持客观、公正、科学、求实的立场，消除双方的对立情绪，增强理性思维，避免不负责任地火上浇油。传媒作为公众了解真相的工具，必须有其应有的高度的社会责任感，而不能利用公众对其的信任胡写乱作，愚弄公众。作为有社会责任感的传媒，应该客观公正地报道，而不能为了某些利益而有失偏颇，甚至误导公众。此外，医院还应借助媒体进行健康教育和医学相关知识的宣传教育，可以收到最广泛的医患沟通效果。

（五）更新机制和制度，积极参与医疗卫生服务改革

构建和谐医患关系，必须要深入分析导致医患关系紧张的主要原因，采取综合性的措施加强医患沟通，不断增加医患关系中的和谐因素。对此，政府负有重要的责任。政府的责任主要体现在：一是深化医药卫生管理体制机制改革，逐步消除医生与患者之间的经济利益冲突，如公费医疗制度的改革及医疗保险制度的构建、药品招标改革、患者选医生制度等；二是推进医疗卫生事业的科学发展，扩大医疗服务供给，缓解医患双方的供需矛盾，如"低水平、广覆盖"的农村及社区医疗卫生保健体系的推行；三是加强对医务人员的思想道德教育，忠诚为患者服务，加强医疗服务的监管，严肃查处损害人民群众利益的行为；四是加强医疗卫生知识宣传教育，引导患者正确认识医疗服务的特点和规律，尊重医生的辛勤劳动，学会用法律维护权益，理性处理可能出现的医疗纠纷，自觉维护医疗服务秩序。政府处理问题必须坚持依法维护医患双方的利益。政府部门在大胆进行医疗卫生事业向着更适应市场经济规律的方向改革的同时，医院必须抓住机遇，解放思想，深化分配、人事、管理等方面的改革，牢牢坚持以人为本的办院宗旨，从实际出发，进行全方位的改革和探索，为医患沟通创造更好的大环境。

【知识拓展】

人际交往中的"三杯水"

做一个实验：给你三杯水，一杯冷水，一杯热水，还有一杯温水。当你先将手放在冷水中，再放到温水中去时，会感到温水很热；而当你先把手放在热水中，再放到温水中去的时候，你却会感到温水很凉。同一杯温水，却让人产生了两种不同的感觉，这就是冷热水效应。而在人际交往中，这种冷热水效应往往起着关键的作用。

启示：每个人在人际交往中都会面临不同的处境，也可以巧妙运用冷热水效应。当事业滑坡的时候，不妨预先把最糟糕的事态委婉地告诉别人，这样即使没有做好也不会招致厌恶；当要指出别人问题的时候，不妨事先做个铺垫，让对方有个心理准备，这样就不会引起强烈的

反感，使他人体会到你的用心良苦。总而言之，如果你不能送上一盆"热水"，那么不妨先用"凉水"打头阵，然后送上"温水"，同样能起到良好的作用。

复习思考题

1. 【案例分析】

在学校女生宿舍，晓芳同学向丽红借了100元钱，说好了下星期还。可三个星期过去了，晓芳那边还是没还钱的意思，月底到了，丽红手头没钱用了，想要晓芳还钱。这类问题在现实生活中非常常见，也非常敏感，没表达好，就容易被误会，还容易把同学关系搞僵，请比较下面两种要债方式。

一、丽红当着全宿舍的同学问："晓芳，你欠我的钱，什么时候才还啊？"晓芳掩饰着尴尬，烦躁而又强硬地回答："我没钱，过几天再给你，又不是不还，吵什么吵。"

二、丽红邀晓芳一块去食堂买饭，刷卡的时候笑着小声问："晓芳，我卡里只有几块钱了，这个月不好意思再向家里要钱。你借我的钱尽快还给我吧，我可等着米下锅啊，呵呵。"晓芳见状，理解地说："哦，好吧，我这就还给你。"

讨论：

（1）以上两种表达方式和效果有哪些不同？

（2）产生这种不同的原因是什么？有什么办法能够改变？

（3）如果你遇上这种事情该怎么表达的？

2. 人际沟通的基本要素是什么？

3. 医患沟通的模式包括哪些？

4. 医患沟通的重要性。

【课外阅读】

1. 姜学林. 病房警示录——医患沟通案例评析. 北京：人民军医出版社，2005.
2. 王锦帆. 医患沟通学. 第2版. 北京：人民卫生出版社，2013.
3. 尹梅. 医学沟通学. 北京：人民卫生出版社，2011.

（徐　娜）

第三章 沟通与人性

人，实则一切有理性者，所以存在，是由于自身是个目的，并不是只供这个或那个意志利用的工具。

——康德

【临床案例】

一位老年患者，男性，73岁，手扶着腰部走进诊室，一位医生只是简单地问了几句，没做任何查体，也没写病志，就开了一张CT单子。检查结果没什么大事，这位老年患者很是不满，在走廊里大声喊叫，要找医院领导投诉。你认为该医生对患者的处理是否合适，为什么？如何化解此医患矛盾？

【案例分析】

首先应认可患者的部分意见，患者认为这个医生既没认真向他询问病史，也没做任何体格检查，也未向患者告知可能的病情，只是凭一张CT检查单的报告结果就告诉患者无大碍，是对患者极不负责、极不尊重的。

【案例点评】

1. 通过本案例反映出这位医生工作责任心不强，首诊负责制执行得不好，与患者谈话交流、沟通简单，是引起患者不满的根本原因。

2. 在患者就诊时，医生不注意倾听患者的表述，解释不够耐心，只是简单地开出检查单，根据检查报告做出定论，使患者不理解并产生敌意，从而造成医患关系紧张。

3. 通过本案例我们可以看出，有效的沟通方式，既要着眼于信息发送者——医生，又要着眼于信息接受者——患者。对医者来说，必须清楚地认识到沟通的目的、所使用符号的意义、传递路线及接受者可能做出的反应。对患者来说，他不但能懂得信息的内容，而且能听出发送者在信息传递中同时表达出来的感情和情绪。

目前我国的沟通类课程，从最早余世维的《有效沟通》开始，基本都是在传授沟通技巧，而这是远远不够的。培养医学生和医务工作者的沟通意识和能力首先要从思考"人性与人心"入手。

人性是什么？人性即人本身所特有的区别于其他物种所固有的属性。人之所以成为人，就是因为人与其他物种的属性有着本质的不同。人性既有积极的一面，同时又有消极的一面。根据人的世界观和价值观的不同，人性的表现方式也不同。人性是对真善美的追求和对假恶丑的厌恶，是从根本上决定并解释着人类行为的那些人类天性。

每个人的人性与别人的人性都有所差异。人性的同一性与差异性，是人类社会得以运行的两大基本前提条件。人类社会的所有平等都是以人人具有人性这一同一性为基础推导出来的。这个世界上存在相貌等外在差异小到可以忽略不计，但人性却会有很大的差异的人。世上不存在人性上完全一模一样的人。如同卵双胞胎，哪怕相貌几乎完全一样，他们的人性所表达出的思想和感情也会有巨大差异。人性的差异性正是交流、沟通的原动力。没有差异，这个社会就成了一个复制的社会，人性无差别，都像克隆出来的，这不符合世界的多样性与物竞天择的自然规律。所以，面对如此人性所导致的复杂社会，没有必要怨天尤人，要有良好的心态，并用良好的心态培养自己的心智。心态调适原理：心态→行为→结果。有什么样的心态，就会有什么样的行为，配合相关的知识和技巧，进而就会达到一个什么样的结果。

第一节 人性的特征

基于人性是从根本上决定并解释着人类行为的那些人类天性，人性的本质天生就有善和恶两面，只不过在文明和谐的社会环境中，会激发出人善良的一面；如果在凶险残暴的社会环境下，则会激发出人丑恶的一面。所以，人性是随着社会的大环境而变化的。真善美和假恶丑真实地存在于每一个现实的人身上，并在不同的条件下以不同的形式表现出来，形成人性的丰富组合。

一、人性的优点和弱点

人性是人类支配其思想和行动的本能与习性，它包含人的自然属性与社会属性。人的自然属性是人类与生俱来的趋利避害的生物本能，是自然界的普遍规律在人类这一物种身上的特殊、具体的表现形式。人的社会属性是人类在后天环境与他人合作、斗争的过程中而形成的影响其思想、行动的习性，它是建立在人的自然属性的基础上、伴随着人类生活的群体性（社会性）而产生的。人的自然属性是相对稳定的，其变化、发展十分缓慢，它主要受生物学规律的支配，由遗传物质决定。人的社会属性则随着人类社会生产力的发展而变化、随着人类认识水平的逐步提高而不断进步。

文明社会的人性主要是指其社会属性，这是由于作为人类思想和行为出发点的"利"与"害"已经从单纯的物质标准上升到了精神标准，它制约、支配着物质标准，人的欲望受环境和教育的影响越来越大，而社会环境及教育程度的差别最终导致了价值观的差异，价值观的差异决定了人们追求的目标各异，决定了人们评价事物标准的差别，决定了人们处世态度、行为方式的不同。

人性中的优点，即真善美。真，即真实、真诚、真理，是一切事物的本来面目；善，即善良、仁爱、善举，是指道德的真相；美，即优美、和谐、完善，是使人内心感到温暖和愉悦的东西。真善美是人性的主流，是人性的重要特征，是由许多健康和高尚的人性表现所组成，真善美紧密结合，相互支撑，构成了人性的根基。正如柏拉图名言："美具有引人向善的作用和力量。"

（一）人性的正面特征（即人性的优点）

理性（reason）——人有别于动物的最根本的特征。是指人特有的对真理和真实把握的能力，它具有强烈的洞察力、识别力和控制力。它使人明辨是非、识别美丑、扼制恶假，它是制约人性中一切负面表现最有力的武器。正是因为人性中的伟大理性，人类社会才能从原始野蛮的生存状态一步一步地走向现代文明的社会。

良心（conscience）——人性的一部分，是一个社会人的基本标准。确切地说，良心是一个人对社会责任的认知，是一定的社会关系和道德关系的反映，是人们的各种道德情感、情绪在自我意识中的统一，是人们在履行对他人和社会的义务过程中形成的道德责任感和自我评价能力。良心又是一种生命内在的呼声，它时刻提醒人们同情弱者，关心同类，珍爱生命；它指挥人们积德行善，造福社会。良心对于人们的行为具有判断、指导和监督的作用。

同情（compassion）——是人的一种善的天性。它是仁爱，是一种感情上或道义上对他人（尤其是弱者）合法需要和利益的理解与支持。富有同情心的人总会表现出利他的行为。

宽容（toleration）——是人豁达丰厚的精神境界。即允许别人自由行动或判断；耐心而毫无偏见地容忍与自己的观点或公认的观点不一致的意见。宽容是一种道德情操，宽容是人之博大、人之崇高、人之快慰的优良品德。在这世界构建的新的文明中，愿更多的人能拥有一颗宽容之心，宽厚待人，宽厚至语，宽厚做事。宽容于己不会失去什么，反而可以收获快乐，收获成功，会给人间增添更多的欢乐和温情。在莎士比亚的名剧《威尼斯商人》中有一段台词："宽容就像天上的细雨滋润着大地。它赐福于宽容的人，也赐福于被宽容的人。"宽容是一种修养，一种处变不惊的气度，一种坦荡，一种豁达。宽容是人类的美德。荷兰的斯宾诺沙说过："人心不是靠武力征服，而是靠爱和宽容大度征服的。"

诚信（honesty）——人在社会中的生存法则。诚实、真实、正直、信誉，构成社会生产、生活以及人际关系的骨架。美国文学史上最杰出的现实主义小说家德莱塞的名言："诚实是人生的命脉，是一切价值的根基。"正因为有了人性中的诚实，人们才会相互理解、信任与沟通，才会和谐相处，合理分工、各司其职，求同存异，共担风险，共享利益。诚信在人际关系中显得尤为重要。玷污诚信，必然引发猜疑、争斗、报复、伤害等恶劣的人性。因此，诚信成为一种高尚的道德品质，它的本质则是人性至真至善至美的特征，诚实比起腐败会给你赢得更多的好处。

求实（matter-of-fact）——人追求真实的本性。讲求实际，是对"实事求是"的浓缩。人在适应自然和社会的过程中，都不得不寻求事物的本来面目，这样才能顺应自然，共同生存。否则，将受到自然的无情惩罚和社会的排斥。人的求实本性是不情愿的天然铸就，是人类生存进步和发展的必然选择。

自尊（self-respect）——自尊是一个人具有积极意义的品质。与个人的自我价值有关。自尊即自我尊重，指既不向别人卑躬屈膝，也不允许别人歧视侮辱。它是一种健康的心理状态。自尊又是人生存的重要动力，它激励人去奋斗、获得成功、赢得尊重、实现人的自身价值。但是，过分自尊，不择手段获取自尊，必然自取其辱。

行善（almsdeed）——即将仁爱之心施于人，以获得外界的好评。行善将利人的品德现实化，社会行善的人越多，这个社会的道德风尚就越高，人群关系就越融洽，社会的凝聚力、亲和力就越高，社会就越稳定，人们也就越善良。行善是人生价值升值的最好办法。莎士比亚名言："善良的心地，就是黄金。"

尚美（beauty）——人追求一切美好事物的本能。玫瑰是美的，但更美的是它包含的香味。爱美之心人皆有之，人求美的天性无处不在，其表现形式有两种，一种是外在美，即人和物的造型美、色彩美、感受美；另一种是内在美，即人的心灵美、言行美、品德美。外在美是表面的、短暂的、易损的，而内在美则是长久的、深刻的、牢固的。只有表里都美，美才会更有价值。

创造（invention）——人区别于动物的主要标志之一。不满足现状，喜爱新鲜，这就是人的创造本性。激发求知欲和好奇心，培养敏锐的观察力和丰富的想象力，特别是创造性想象，以及培养善于进行变革和发现新问题或新关系的能力；创造的成果有物质的、也有精神的，受益最大的是社会，满足最大的是自我。创造使人的自我实现需要得以满足，使个人价值充分发挥，使人性的正面全部展现并张扬。人的创造推动着社会进步，推动着历史不断向前发展。乔布斯的经典语录："领袖和跟风者的区别就在于创新。"

我们不妨想象一下，假如这些真善美的正面人性特征都能很好地表现在人的身上，用在医患沟通中，医患关系和我们的社会还能不和谐吗？

（二）人性的负面特征（即人性的弱点）

人性的负面特征即真善美的对立面，也是人性的弱点。即假恶丑。假，即虚假，就是扭曲一切事情的真相。恶，即罪恶，就是侵害他人和社会。丑，即丑陋、丑恶，就是使人内心寒冷和厌恶的东西。假恶丑也是由许多阴暗和低下的人性表现所组成，构成人性最不光彩的一面。

野性（barbarism）——难以驯服的生性。它不愿被人的理性控制，希望随心所欲地表现生命，只为自己，不顾及他人，并不择手段地来满足个人的欲望。它不顾后果，不拘条件，不限时空，只为眼前的利益。所以，它将野蛮、暴力、伤害、无赖、贪婪等恶行生产出来，成为人类文明发展的最大桎梏。

冷漠（inhospitality）——是指对他人冷淡漠然的消极心态，就是在内心筑起一堵高高的墙，隔绝心与心的交流。冷淡、不关心，对一切都不在乎，冷漠是感情的顶点。冷漠主要表现为对人怀有戒心甚至敌对情绪，既不与他人交流思想感情，又对他人的不幸冷眼旁观、无动于衷，毫无同情心。

嫉妒（jealousy）——嫉妒是人性的弱点之一，是一种比较复杂的心理。它包括焦虑、恐惧、悲哀、猜疑、羞耻、自咎、消沉、憎恶、敌意、怨恨、报复等不愉快的情绪。当看到别人比自己强时，心里就酸溜溜的不是滋味，于是就产生一种包含着憎恶与羡慕、愤怒与怨恨、猜嫌与失望、屈辱与虚荣以及伤心与悲痛的复杂情感。嫉妒者不能容忍别人超过自己，害怕别人得到自己无法得到的名誉、地位等，在他看来，自己办不到的事别人也不要办成，自己得不到的东西，别人也不要得到。莎士比亚说："您要留心嫉妒啊，那是一个绿眼的妖魔！"嫉妒心理不但影响身心健康，还影响学习工作。嫉妒心强的人往往事事好胜，常想方设法阻止别人的发展，总想压倒别人。这可能使同学、朋友想躲开你，不愿与你交往，从而给自己造成一个不良的人际关系氛围，你会感到孤独、寂寞。

浮躁（flippancy）——人盲目追求功利的本性。做事无恒心，见异思迁，不安分守己，总想投机取巧，每日无所事事。浮躁是一种冲动性、情绪性、盲动性相交织的病态社会心理表现，它与艰苦创业、脚踏实地、励精图治、公平竞争是相对立的。浮躁使人失去对自我的准确定位，使人随波逐流、盲目行动，对组织、国家及整个社会的正常运行极为有害。从某种意义上讲，浮躁不仅是人生最大的敌人，而且还是各种心理疾病的根源。

贪婪（avarice）——人过分的占有欲望，贪婪是一个只用于形容人的词。它实际上是一种不劳而获、不择手段地获取他人利益的邪恶欲望。贪婪多是用于人对某种欲望的不满足或超额占有。这种欲望包括，触觉、视觉、感觉、味觉、听觉等，表现为贪财、贪权、贪色、贪名、贪图虚荣等。

伪善（hypocrisy）——伪善的核心是伪，也就是假。假，也就是不诚信，指不真实地表达自己内心态度的行为，表里不一、口是心非、口蜜腹剑、笑里藏刀。虚伪，就是违心的恭维。外面表现得很好，很讨人好感，使人愿意结交，而心里却是尽想些坏主意算计人，谋害人。是旧时对人格造假者的评论，嘴上甜，心里狠，形容两面派的狡猾阴险。

僵化（fogyism）——人的惰性、狭隘、求安的综合反映。僵化表现为人安于现状，因循守旧，不思进取。僵化产生的心理根源是固执、狭隘、懒惰、恐惧以及思维方式上的线性和单一，它使人抗拒一切新生事物。做事缺少灵活性，对任何事都只凭经验教条处理，不能灵活应对。他们习惯将惯例当成金科玉律，不能适应迅速变化的形势和环境。僵化源自思想意识上的教条主义和偏见观念，僵化意味着保守落后，它直接阻碍着社会进步、人类发展和个人的自我解放。

我们再思考一下，如果一个人以假恶丑的这些人性负面特征为主要表现，反映在临床医患间，那么，医患关系、人与人之间的关系将会是一种怎样的状态呢？

（三）影响人性的因素

影响人性的因素主要有三方面：天赋、环境和教育。

天赋是人的遗传物质，是人的自然本能，是个人能力所能达到的极限程度。它决定了个人的兴趣、专长。

环境包括个人所依存的自然环境与社会环境。自然环境决定了人们的生产方式和社会习俗，这是人性为了适应其生存环境所产生的、有利于其生存和发展的社会文化表现形式。社会环境是在自然环境基础上形成的、反映这种生产方式和社会习俗的人际关系、社会制度。它直接影响了人们世界观的形成与价值观的取向。环境决定了人们所担负的具体历史使命，决定了所要解决的具体社会问题。虽然每个人的天赋、才能和地位不同，对社会的价值与作用相异，但终究不过是人类社会发展进程中大小不一的奠基石。

教育是完善人的社会属性的手段，是提高人的认识能力、增强人的自制能力的途径，是培养人的理智、树立人的信仰的方法。它对人们人生观、价值观、善恶感、是非感的形成起着不可替代的作用。这些信念一旦形成持久、稳定的思维习惯，就难以改变，并支配着个人一生的思想与行为。最完善的教育应当将每个人的能力提升到各自天赋所能达到的水平，将这种天赋通过教育，在各自特定的环境中诱发出来，表现为不同的志向、兴趣，从而有利于社会分工协作，避免人才资源的浪费。教育应当使人们认识到自身的价值和人生的意义。

人的个性是在天赋、环境与教育的综合作用下所形成的个体具体利害标准的差异性，以及在这种差异性指引下所表现出的处世态度和处事方式。这些利害标准的差异性表现在价值观、伦理观、人生观、审美观等具体思想观念上。人的共性是指每个人都无一例外地遵循趋利避害这一共同、根本的人性原则，个性只不过在共性的基础上因主、客观条件的差异而导致利害标准的具体内涵的差别，并遵照这种差别各自行事的结果表现。

二、人性沟通的桥梁——心灵

人性证明，沟通从心开始。我们每个人心中都有一座美丽的花园，如果你愿意让别人在此种植快乐，那么你收获的也将是快乐的人生，你心灵的花园将永远不会变成荒漠，而心与心的交流才能形成良性的沟通。沟通能使时光倒流，演绎忘年之交；沟通能超越生命，成就刎颈之交；沟通能超越权势，促成布衣之交。沟通是友情的堡垒，只有沟通才能交流情感，达到知情、知音、知心，从而建立坚不可摧的情谊。

在人生的旅途中，我们每个人都会遇到一个为人处世的问题，这就需要用心去沟通。沟通可以在"自我"与"他人"之间演绎出多姿多彩的生活；它展现的是交往的过程、情感的聚焦、利益的取舍，思想的撞击。面对这一人生课题，你或许有过切身的体验，领略过其中的幸福与欢乐、苦闷与彷徨，产生过心灵的冲动与震撼；你或许有过思索与探究，迸发出洞察的火花，形成独有的见解和发现；你或许有过情感与理智的交汇，酿成富有诗意的憧憬和遐想。人生多少次陌生的初次见面，是疑惑，是探寻，还是幻想？无论怎样，都要敞开你的心灵，让灿烂的笑容打开彼此交流的天窗！医患间更需要敞开心灵！

那么如何打开心灵的通道呢？

首先，要敞开心扉。既要向他人敞开心扉——与人相处，要懂得尊重理解，或是适当的赞美鼓励，也要向自己敞开心扉——自我暗示，自我欣赏。

其次，要学会信任和理解。

信任是生命的需要；信任是一种高尚的情感；信任是一种连接人与人之间感情的纽带。在这个世界上，我们应该互相信任，互相关怀，可是我们总是缺少信任，这会让关心我们的人心灵受到伤害。我们常常在不经意间以保护自己为理由，去伤害那些善良人的心。其实这个世界从不缺少热心人，缺少的是信任。值得别人相信的人是高尚的，相信别人的人是幸福的。信任是鲜花，让生活多姿多彩；信任是阳光，让大地温暖如春；信任是桥梁，连接你和我，连接医和患，信任会让社会成为一个和谐的大家庭。

理解是一种高贵的语言，是心灵静默的一种升华。或许我们做不到"海纳百川，有容乃大"的宽宏，但是我们却可以用一颗坦诚的心去面对身边的人与事，多一份理解，就多一份温暖；多一份理解，就多一份感动；多一份理解，就多一份美好。理解亲情，会让我们学会感恩与回报；理解友情，会让我们执着于感动与拥有；理解爱情，会让我们懂得珍惜和付出；理解生活，会让我们的心灵感受快乐和幸福；理解患者，会让我们收获成就和成功的喜悦；请不要用金钱与名利去衡量成功与失败，学会用一颗平常心去对待生活，让理解与我们时刻相随，理解别人，也理解自己。学会理解，其实最终我们是在善待自己。

第三，真诚处事，宽容待人。

真诚是一种处世哲学，常怀真诚之心，会让你拥有很多朋友。真诚是一种生活态度，常怀真诚之心，它会让你淡泊名利，知足而愉悦。真诚是一个人不可磨灭的良知，常怀真诚之心，它会让你懂得滴水之恩，涌泉相报。学会真诚，你的内心会豁达而开朗，你对世界上所有的美好会心存感激，你的生活也会快乐许多。学会真诚便是学会了一种良好的生活态度，当你对世界万物，对周边所有的人都心存感激之时，你自己便可以消除内心所有的积怨与不满，你眼里的世界也没有了尘埃，透明而洁净的心便是你快乐之所在。学会真诚，生活将赐予你灿烂的阳光。学会真诚，生活将充满爱与希望。

医者一定要学会包容。世界上没有完全相同的人，正因为不同，生活的画卷才能色彩缤纷；正因为不同，生活才有悲欢离合。隔阂的坚冰只有用体谅去照耀，用宽容去化解，才会融化为滋润心田的甘霖。包容是理解、沟通的桥梁。包容是一种品性，也是一种能力，更是深藏爱心的体谅，是一种智慧和力量。包容是对别人的释怀，也是对自己的善待，一个人的胸怀能容得下多少人，才能够赢得多少人。包容不受约束，它像天下的细雨滋润大地，带来双重祝福：祝福施予者，也祝福被施予者。医者如果渴望包容自己，首先要学会包容患者。

第二节 人的需要

人为什么而活着？为自己还是为社会？为生存而生存还是为信仰而生存？人生究竟有什么意义？

对这些问题的不同思索和理解，从本质上决定了个人的人生观与价值观的内容和层次，关系到个人一生的欢乐与痛苦，制约着个人的思想与行为，影响了个人的最终价值。如果一个人终其一生而未能触及这一问题的思考，那将是他一生中最大的不幸，不论他生前的地位、财富如何，他的思想境界决定了他终究不过是自身欲望的奴隶和他人利益的工具。他的可悲就像一个人因各种偶然性因素而获得一点成就就自以为是，却不知自己只不过是命运之神的一个嬉戏对象而已；他的可怜就像一个人受尽磨难而痛苦不堪，却始终未能发现导致这种境况的根本原因。

一、人的基本需要及影响需要的因素

需要是有机体感到某种缺乏而力求获得满足的心理倾向，它是有机体自身和外部生活条件的要求在头脑中的反映。它常以一种"缺乏感"体验着，以意向、愿望的形式表现出来，最终导致为推动人进行活动的动机。需要总是指向某种东西、条件或活动的结果等，具有周期性，并随着满足需要的具体内容和方式的改变而不断变化和发展。它既是一种主观状态，也是一种客观需求的反应。

（一）人的基本需要及其基本特征

人为了求得个体和社会得以生存和发展，必须要求一定的事物。例如，食物、衣服、睡眠、劳动、交往等。这些需求反映在个体头脑中，就形成了他的需要。需要被认为是个体的一种内部状态，或者说是一种倾向，它反映个体对内在环境和外部生活条件的较为稳定的要求。

中国现代社会心理学家杨国枢教授认为，西方心理学中的各种需要概念大体上有两种用法，第一种用法重视它的动力性意义，把需要看作是一种力或紧张；第二种用法重视它的非动

力性意义，把需要看作个体在某一方面的不足或缺失，苏联心理学家波果斯洛夫斯基等指出："需要——这是被人感受到的一定的生活和发展条件的必要性，需要反映有机体内部环境或外部生活条件的稳定的要求。"需要是人的思想活动的基本动力。

人的需要具体表现出以下特征：

第一，对象性。人的需要不是空洞的，而是有目的、有对象的，而且也随着满足需要的对象的扩大而发展。人的需要的对象既包括物质的东西，如衣、食、住、行，也包括精神的东西，如信仰、文化、艺术、体育；既包括个人生活和活动。例如，个人日常的物质和精神方面的活动，也包括参与社会生活和活动以及这些活动的结果。例如，通过相互协作，带来物质成果，通过人际交往，沟通感情，带来愉悦和充实；既包括想要追求某一事物或开始某一活动的意念，也表现为想要避开某一事物或停止某一活动的意念，这些意念的产生都是根据个人需要及其变化决定的。各种需要彼此之间的区别，就在于需要对象的不同。但无论是物质需要、还是精神需要，都必须有一定的外部物质条件才能满足。例如，居住需要房子，出门要有交通工具，娱乐要有场所等。

第二，阶段性。人的需要是随着年龄、时期的不同而发展变化的。也就是说个体在发展的不同时期，需要的特点也不同。例如，婴幼儿主要是生理需要，即需要吃、喝、睡；少年时代开始发展到对知识、安全的需要；到青年时期又发展到对恋爱、婚姻的需要；到成年时，又发展到对名誉、地位、尊重的需要等。

第三，社会制约性。人不仅有先天的生理需要，而且在社会实践中，在接受人类文化教育过程中，发展出许多社会性需要。这些社会需要受时代和历史的影响。在经济落后、生活水平低下时期，人们需要的是温饱；在经济发展、生活水平提高的时期，人们需要的不仅是丰裕的物质生活，同时也开始需要高雅的精神生活。由此可见，人的需要又具有社会性和历史的制约性。

第四，独特性。人与人之间的需要既有共同性，又有独特性。由于生理遗传因素、环境因素、条件因素不同，每个人的需要都有自己的独特性。年龄、身体条件、社会地位、经济条件不同的人，都会在物质和精神方面有不同的需要。

美国社会心理学家、人格理论家和比较心理学家，人本主义心理学的主要发起者和理论家亚伯拉罕·马斯洛（Abraham Harold Maslow，1908—1970），在1943年发表的《人类动机的理论》中描述了人类不同需求的理论，认为人的需要包括不同的层次，而且这些需要由低层次向高层次发展。层次越低的需要强度越大，人们优先满足较低层次的需要，再依次满足较高层次的需要。马斯洛把需要分为五个层次，即生理需要、安全需要、社交需要、尊重的需要和自我实现的需要。依次由较低层次到较高层次（图3-1）。

各层次需要的基本含义如下：

（1）生理需要：这是人类维持自身生存的最基本要求，包括饥、渴、衣、住、性等方面的要求。如果这些需要得不到满足，人类的生存就成了问题。在这个意义上说，生理需要是推动人们行动的最强大的动力。马斯洛认为，只有这些最基本的需要满足到维持生存所必需的程度后，其他的需要才能成为新的激励因素，而到了此时，这些已相对满足的需要也就不再成为激励因素了。

（2）安全需要：这是人类要求保障自身安全、摆脱失业和丧失财产威胁、避免职业病的侵袭、接触严酷的监督等方面的需要。马斯洛认为，整个有机体是一个追求安全的机制，人的感受器官、效应器官、智能和其他能量主要是寻求安全的工具，甚至可以把科学和人生观都看成是满足安全需要的一部分。当然，当这种需要一旦相对满足后，也就不再成为激励因素了。

（3）社交需要：这一层次的需要包括两个方面的内容。一是友爱的需要，即人人都需要伙伴之间、同事之间的关系融洽或保持友谊和忠诚；人人都希望得到爱情，希望爱别人，也渴

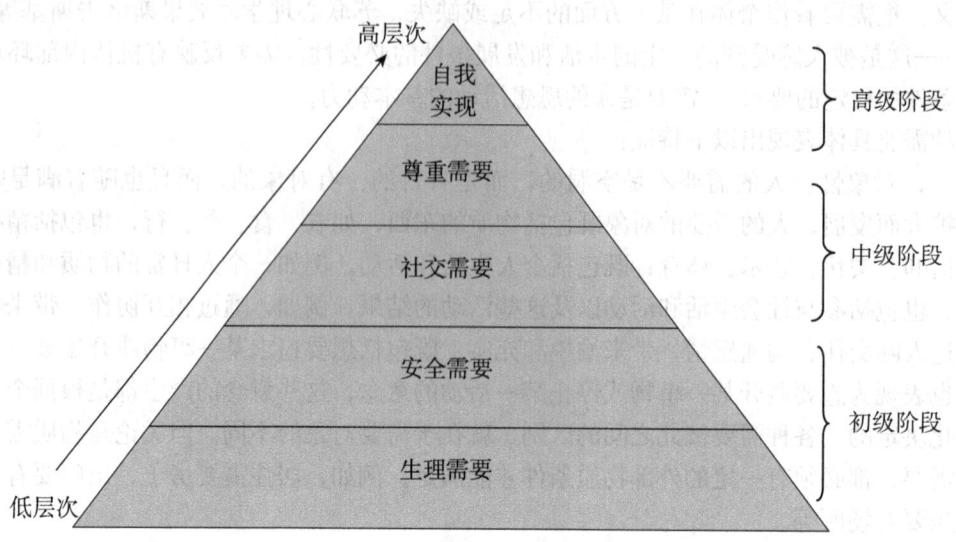

图 3-1　马斯洛的需求层次理论

望接受别人的爱。二是归属的需要，即人都有一种归属于一个群体的感情，希望成为群体中的一员，并相互关心和照顾。感情上的需要比生理上的需要更细致，它和一个人的生理特性、经历、教育、宗教信仰都有关系。

(4) 尊重的需要：人人都希望自己有稳定的社会地位，要求个人的能力和成就得到社会的承认。尊重的需要又可分为内部尊重和外部尊重。内部尊重是指一个人希望在各种不同情境中有实力、能胜任、充满信心、能独立自主。总之，内部尊重就是人的自尊。外部尊重是指一个人希望有地位、有威信，受到别人的尊重、信赖和高度评价。马斯洛认为，尊重需要得到满足，能使人对自己充满信心，对社会满腔热情，体验到自己活着的用处和价值。

(5) 自我实现的需要：这是最高层次的需要，它是指实现个人理想、抱负，发挥个人的能力到达最大程度，完成与自己的能力相称的一切事情的需要。也就是说，人必须干称职的工作，这样才会使他们感到最大的快乐。马斯洛提出，为满足自我实现需要所采取的途径是因人而异的。自我实现的需要是努力实现自己的潜力，使自己越来越成为自己所期望的人物。

各层次之间的关系为：

(1) 人的需要从低到高有一定层次性，但不是绝对固定的。

(2) 需要的满足过程是逐级上升的。当较低级需要满足后，就向高层次发展。这五个层次需要不可能完全满足，层次越高，越难满足，满足的比例越少。

(3) 人的行为是由优势需要决定的。同一时期内，个体可存在多种需要，但只有一种占支配地位。优势需要是在不断变动的。

(4) 各层次需要互相依赖，彼此重叠。较高层次需要发展后，低层次的需要依然存在，只是对人行为影响的比重降低而已。

(5) 不同层次需要的发展与个体年龄增长相适应，也与社会的经济与文化教育程度有关。

(6) 高级需要的满足比低级需要满足的愿望更强烈，同时，高级需要的满足比低级需要的满足要求更多的前提条件和外部条件。

(7) 人的需要满足程度与健康成正比。在其他因素不变的情况下，任何需要的真正满足都有助于健康发展。

马斯洛认为，需要的产生由低级向高级的发展是波浪式地推进的，在低一级需要没有完全满足时，高一级的需要就产生了，而当低一级需要的高峰过去了但没有完全消失时，高一级的需要就逐步增强，直到占绝对优势。

马斯洛的需要层次理论系统地探讨了需要的实质、结构以及发生发展的规律。这不仅对建立科学的需要理论具有一定的积极意义，而且在实践上也产生了重要影响。因此，需要层次理论对于管理者如何有效地调动人的积极性有启发作用。但马斯洛的需要理论也存在一定的不足。首先，马斯洛把生理需要、安全需要、归属与爱的需要、尊重的需要都称为基本需要，并认为这些需要是与生俱来的，需要的发展是一种自然成熟的过程，这严重低估了环境和教育对需要发展的影响；其次，马斯洛强调个体优先满足低级需要，忽视了高级需要对低级需要的调节作用。连他自己也承认，他"并不完全了解殉道、英雄、爱国者、无私的人"。

（二）影响需要满足的因素

人的需要是动态、扩展及变化的，各种需要总体是不断丰富、不断交织、不断互相影响着的，在不同的环境条件下，人的需要表现出极强的时代特点和个性特点，不能机械地、静止地看待它。其特点是：

1．任何需要都有明确的对象。或者表现为追求某一种东西的意念，或者表现为避开某一事物、停止某一活动的意念。

2．一般的需要有周期性，周而复始；比较复杂的需要虽然没有周期性，但在条件适合时，也可能多次重新出现。

3．需要随社会历史的进步而不断发展。一般由低级到高级、简单到复杂、物质到精神、单样到多样。

影响需要满足的因素主要有：

思想文化：思想文化包括对事物的认识水平、价值观、伦理观、文化意识等。人的不同思想文化观念反映了人的需要的差异性，思想上认同的东西，就赞成、就需要，否则就反对、不需要。总之，思想文化在人需要的选择性上往往起到了关键性作用。它能促进经济发展，满足人民的精神需求，有利于和谐社会。

教育经历：即教育背景，说明一个人受过什么样的教育，具有多少知识和文化水平以及综合素质的高低。一般来说，受教育越多，知识水平、文化修养、综合素质就越高，人的内在需要就越多，尤其是高层次的自我实现和获得尊重的需要显著增强。如一个初中学历的人和一个硕士学历的人相比，后者自我成就的需要和对社会声誉的需要显然要丰富和强烈得多。当然，现实中并不能完全凭借学历层次来判断人的综合素质和对需要的追求，但受什么样的教育和受什么人的培养是十分重要的。

经济体制（Economic system）：指在一定区域内（通常为一个国家）制定并执行经济决策的各种机制的总和。在计划经济条件下，人很难有强烈的自我实现的需要，因为国家把一切都安排好了，不需要个人积极地创新和创业。而且即便创造了更多的社会价值后，个人的价值也很难得以公平的体现。在市场经济的条件下，每个人都是市场的主体，有激励的机制、政策和制度，有确保公平的规则，人的创造性需要（自我实现）被激发出来。如现在许多机关和事业单位"吃皇粮"的人员为了实现自己更大的人生价值，主动下海，冒着创业的风险，到市场上去一搏。

社会心理：一般指大众社会心理。人是社会性动物，最相信人际间的信息，尤其相信部分重复的信息。这种社会心理的信息影响力巨大，常常会转变个人已形成的思想观念，从而影响人真实需要的表现。如少数媒体对医患纠纷的不准确的报道或做一些负面的宣传，而多数媒体又少有对医务人员的正面宣传报道，使医务人员的社会形象严重受损，既压抑了医务人员成就事业的需要，又在一定程度上压抑了患者的健康需求，降低了患者对医务人员的信任度。

经济收入：个人收入高，经济状况好，会使人陡然膨胀各种需要，某种需要的具体尺度也显著提高。高收入者会有一种心理，认为钱能解决一切问题，所以就以钱为交换条件，在需要的各层面上滋生出各种各样的需求。如一些高收入者患病后需要住高级病房，需要最好的医生，需要最好的治疗方案和药物及器械，需要优质护理，需要提供最舒适的生活条件等，而低收入者患病后，主要的愿望就是少花钱，把病治好，至于其他的需要被一定程度地压抑，也有少数人攀比心理较重，希望少花钱却得到优质的医疗服务。

社会地位：是指群体成员在社会关系中所处的特定位置，或者说是个人在社会生活中与他人发生关系时的社会位置。当然社会地位也同时被我们视为具有高低贵贱贫富差别的"分层"地位。地位或社会位置，是社会角色的基础，什么人应遵守什么样的规范，即由他的社会所属地位来决定，社会地位必然要通过角色表现出来。因为角色是地位的外在的、动态的表现形式，而地位则是角色的内在依据，是权利和义务的集合。当人社会地位高时，维权性强，需要的丰富性和个性化更强烈；地位低，维权性弱，仅满足于人的基本需要。这是社会利益分配的规律所在。近十余年来，我国民众的民主法治观念增强，处处注意维护自身权利，就使得许多患者把消费维权意识和做法也用于对医疗机构的投诉和索赔。

二、医患的不同视角与共同需要

医疗的技术化使医患双方的关注点和视角的差异越来越明显。医生更多关注通过科技手段解决患者身体上的病痛，而满足患者心理、情感需求等非技术化手段相对不受重视，在医生的视角中，患者更多的是作为"生物体"存在。而对于患者的亲友来说恰恰相反，他们对患者的感受、情感变化等非常敏感，他们的视角中，患者更多的是作为"社会体"存在。所以便不难理解，有时候医生在"技术化"地介绍病情及治疗情况时，往往使患者和亲友觉得"冷冰冰"的，有时候各项检测指标表明，患者正在逐渐好转，而患者及亲友却因为觉得"身体越来越难受"而怀疑治疗效果，这是因为医患视角不同，但沟通、配合和互相理解，治好病是医患共同的目标和需要。

（一）医患的不同视角

医患关系在医疗活动中由技术性关系和非技术性关系两大部分组成。非技术性关系是指求医过程中医务人员与患者的社会、心理等方面的关系，在医疗过程中对医疗效果有着无形的作用。

技术性医患关系有三种基本模式。

1．主动与被动型：医师完全主动，患者完全被动；医师的权威性不受任何怀疑，患者不会提出任何异议。

2．引导与合作型：医师和患者都具有主动性。医师的意见受到尊重，但患者可有疑问和寻求解释。

3．共同参与型：医师与患者的主动性等同，共同参与医疗的决定与实施。医师此时的意见常常涉及患者的生活习惯、方式及人际关系调整，患者的配合和自行完成治疗显得尤为重要。

技术性医患关系在医疗过程中以患者的诊治利益为准则，对医疗效果起着重要的作用。

为了建立良好的医患关系，医生应该注意遵循以下原则：

1．相信医患之间可以建立彼此信任的关系，患者是可以交流、沟通的。

2．不以医生本人的价值取向评判患者的价值观和生活态度，尊重患者的人格、信仰和文化。

3．从生物－心理－社会的医学模式出发，充分理解患者的疾病行为和情绪反应。

4．在诊断和治疗过程中，以人文关怀的态度给患者切实的医疗帮助。

5．理解医患关系是一个动态的关系，医生应根据情况适时做出调整。

6．医患关系是围绕着疾病的诊疗而形成的，也只应局限于求医和提供医疗帮助的过程，不能发展任何超出此范围的人际关系。

作为医患关系的两端，医生与患者可谓唇齿相依。患者需要得到医生及时、有效的救治，医生则在对患者的施救中体现价值，赢得尊重。这种相互依托的利益诉求关系，使医生与患者可谓一荣俱荣、一损俱损。良好的医患关系是一种双赢，达成这种双赢关系必须以正常的诊疗秩序作为前提。没有正常的诊疗秩序，患者的渴求与权利，医生救死扶伤的抱负，都会成为空中楼阁。

现实的就医难题正随着国家医药卫生制度改革的深入推进得到缓解。良好的医患关系，需要各方共同努力加倍呵护。患者权利的伸张，必须在法制的框架内进行。不克制情绪，不冷静思考，却扰乱医疗机构的正常诊疗秩序，侵害广大患者就医权利的"医闹"行为，不但为公众所不齿，也为国法所不容。

（二）医患的共同需要

医患关系的实质是"利益共同体"。因为"医"和"患"不仅有着"战胜病魔、早日康复"的共同目标，而且战胜病魔既要靠医生精湛的医术，又要靠患者战胜疾病的信心和积极配合。对抗疾病是医患双方的共同责任，只有医患双方共同配合，积极治疗，才能求得比较好的治疗效果。医患双方在抵御和治疗疾病的过程中都处于关键位置，患者康复的愿望要通过医方去实现，医方也在诊疗疾病的过程中加深对医学科学的理解和认识，提升诊疗技能。在疾病面前，医患双方是同盟军和统一战线，医患双方要相互鼓励，共同战胜疾病。

维护医患这对利益共同体的良好医患关系，是医患的共同需要。一则有趣的民间传说可作为脚注。唐朝药王孙思邈外出采药，遇一只母老虎张口拦路，随从以为虎欲噬人而逃，孙思邈却看出虎有难言之疾。原来这母老虎被一长骨卡住了喉咙，是来拦路求医。孙思邈为其将异物取出，虎欣然离去。数日后孙思邈在返程中途经此地，那虎偕虎崽恭候路旁向他致意。这个故事起码说明了两个道理：第一，即使是吃人的猛虎患病，医生也应本着仁义之心为它治疗，何况生了病的人呢；第二，即使是吃人的猛虎对于为它解除病痛的医生也怀有感恩之心，有礼貌地回应。从某种意义上说，相互尊重、相互配合、相互依存正是医患关系的最基本特点。

医患关系非常需要人性的粘合。作为医务工作者，在医患关系中处于主导地位，比患者更有主动权和话语权，所以理应更积极、更主动地去呵护这种关系，主动沟通，设身处地为患者着想，站在患者的角度去思考和改进自己的工作，凡事多想想"假如我是患者"。

假如我是患者，我需要什么？患者都希望有一个温馨、宁静、整洁、舒适的就医环境；希望医院有着条理清晰、方便快捷的就医程序。假如我是患者，患者都希望得到医术精湛的医务人员以一丝不苟的精神来对待；假如我是患者，患者希望能用合理的价格得到优质、高效的服务。假如我是患者，患者还希望有一个畅顺的医患沟通渠道，能和医务人员平等相处，当需要帮助的时候，不再茫然不知所措。

作为患者，最担心的是两件事情，一是医疗质量，二是费用支出。医疗机构要通过建立和完善医患沟通制度帮助减轻患者的顾虑，增进患者对医院的信心。首先，从患者一踏进医院起，就实行首问负责制，患者或家属不论问到谁，不管是医务人员还是行政后勤人员，都要向患者做耐心解释，或者把患者带到能够解决问题的地方。其次，医院要以相应的职能机构，对医患沟通从形式、渠道、内容、要求、技巧、效果、考核等方面进行规范管理，注重对医务人员服务沟通意识与技能的培养。试想，如果医生在就诊过程中能够把患者所担心的事情讲清楚、说明白，为他们选择既保证医疗质量，又能够减少费用支出的治疗方法，患者还有什么理由会不满意呢？再次，医院要通过医疗服务信息公示，做到让患者对诊疗程序、诊治专家、检查项目、收费标准、药品价格、服务承诺等项目清楚明白，心中有数。最后，患者还需要多种灵活的方式去贴近医院，反映心声。例如，医院应该走进社区，开展公益活动，举办一些健康知识讲座或群众座谈会，或加强医院网站建设或电话服务热线功能，以上这些措施，虽然没有攻克医学难关那么重大，但患者感到的却是体贴周到的人性化服务，也至关重要。

第三节　医患沟通的生命超越

一、生命的注释

生命是什么？生命是一种信念，生命是一种抗争，生命是顽强与孱弱的结合体。当生命浇铸了灵魂的支撑，展示给人们的是坚强，当生命塌陷了灵魂的基墩，展示给人们的是死亡。生命的真谛很简单，她只是一颗幼嫩的小苗；生命的真谛很复杂，她又是一个扑朔的谜团。生命是一种祈盼，生命是一种艰难，生命是甘甜与苦涩的混合体。当生命种子撒播在滋润的土壤，等待她的是绿色的希望；当生命花蕾绽开在阴霾的宵寒，她留下的将是凋零的枯黄。生命，从人性，从医学人文的视角，她是一个有血有肉有灵的鲜活世界，她需要温暖，需要真情，需要共情力。

【知识拓展】

沟通使人性复位

心理电影《雨人》，一部让人心灵震撼的成功沟通佳片。电影《雨人》曾荣获61届奥斯卡最佳影片、最佳导演、最佳男主角、最佳编剧4项大奖，并获得第39届西柏林国际电影节金熊奖。这部优秀的影片，通过成功的角色塑造，讲述了一个通过沟通使非常态人性得以复位的故事。

《雨人》作为心理题材电影的经典，浓墨重彩地展现了自闭症患者的典型症状。电影的主人公雷蒙是一个自闭症患者，行为异常，被视为白痴。影片的基本内容是：靠倒卖汽车为业的小商人查理与父亲不和，分手多年。某天突然收到父亲的死讯。三百万元遗产正好可以帮他度过生意上的难关，无奈父亲却把这笔巨款留给了他从未谋面的哥哥雷蒙。雷蒙是一个自闭症患者。查理将雷蒙从精神病院骗出，试图从雷蒙监护人那里敲诈这笔遗产。但在与哥哥相处的短短几天里，查理通过沟通进而被亲情所感染，放弃了对遗产的争夺。

自闭症是一种因脑部功能异常而引致的脑部功能、社交能力和沟通能力障碍。在《雨人》的叙事与视觉表现中，有一条明显的感情线就是查理对雷蒙感情的变化，即沟通、感动，真诚呵护的情感转变过程。透过该主线背后隐藏的主导因素则是查理对其父亲的爱的理解过程即厌恶、不解、内疚、及爱的转化（既将父亲的爱转化到雷蒙身上）。细细体味后者不难看出在整个剧情的发展中对查理性情变化起最大作用的是对父爱的理解，这一点是作者在所表现主题的过程中有意削弱的成分。从一定角度上说是从未出现过的父亲"导演"了整个故事。

在影片的最后，面对即将来临的离别，弟弟坦白出心中的不舍，憨憨傻傻的雨人竟然主动让两人的额头相贴。让人回味起来，惊觉亲情的魅力和沟通的作用竟是如此细腻而又震撼人心。

二、让生命与生命对话　让心灵与心灵沟通

现实中，医者常常把患者的生命敷衍了事，这不是责怪，是事实。试问，有几个医者能够堂而皇之地告诉所有人，自己按着良心与所有患者的生命进行了深度沟通？也许，这个时代的速度太快，使得我们都有了很不错的轻功，脚很难踩在地上，心很难回到凡胎肉体里，我们都无心无情无时间去聆听那些生命之声。但生命的确需要对话，心灵需要与心灵沟通。

心与心的沟通要通过以下人性化的方式连接：

一是诚信、尊重、同情、耐心。首先做到倾听，多听患者说几句；介绍病情，多对患者说几句。临床中，患者总想把自己所有症状及心情都告诉医生，这样才算放心，医生应站在患者

的角度，认真听取他们对病情的介绍，并尽可能详细地向患者分析病情，介绍化验检查项目及必要性等，使他们对疾病的诊治做到心中有数。

二是要掌握患者的病情、治疗情况和检查结果；掌握医疗费用情况；掌握患者及家属的社会心理因素。

三是留意沟通对象的受教育程度及对沟通的感受；留意沟通对象对疾病的认知程度和对交流的期望值；留意自己的情绪反应，学会自我控制；留意沟通对象的情绪状态。

四是避免强求沟通对象即时接受事实；避免使用易刺激对方情绪的语气和语言；避免过多使用对方不易听懂的专业词汇；避免刻意改变对方的观点，避免压抑对方的情绪。

医学的结构似一个人字，一撇是技术的医学，一捺是人文的医学，即人性的医学，人道的医学。人性、人道是医学、医院、医生的宗旨。医学是人学，医学属于人道的皇冠职业。

曾获"白求恩奖章"的北京积水潭医院外科专家韦加宁，行医时不仅关心患者的病情，更关心患者的心情，总是像朋友和长辈一样，与患者谈心交心，无微不至地关怀患者。他的一举一动时刻闪耀着人性的光芒。他说：给患者治病，既要用精湛的技术，更要用一颗真诚火热的心。的确，有了一颗真诚火热的心，就容易与患者沟通，就会积极主动地体贴患者，用热情的语言、友好的表情、和善的行动，向患者表达自己的关怀之情，使患者对医务人员产生朋友般的信赖，由此使患者减少心理压力，利于身心康复。医务人员救死扶伤，最需要人文关怀精神。社会呼吁广大医务人员，对患者都能有一颗真诚火热的心。让生命与生命对话，让心灵与心灵沟通；让医患关系在对生命的尊重和真爱中超越、升华。

复习思考题

1. 人们怎样才能学会发现善、识别美、寻求真？结合实际，谈谈你对人性特征的看法。
2. 请你联系实际，谈谈人际关系在现实生活中对个人和社会所显示出来的作用。
3. 什么是马斯洛需要层次理论？你是如何评价马斯洛需要层次理论？
4. 面对面沟通与其他的沟通方式相比，有哪些优点与缺点？
5. 以你之见，加强医患沟通，改善医患关系，应从哪些方面入手？

【课外阅读】

1. 科尔. 怎样说话才打动人. 北京：中央编译出版社，2004.
2. 卡耐基. 人性的优点. 武汉：武汉大学出版社，2012.
3. 卡耐基. 人性的弱点. 武汉：武汉大学出版社，2012.
4. 龙柒. 改变千万人命运的人性优点. 北京：金城出版社，2012.
5. 赵渊. 沟通成就你的一生. 北京：北京工业大学出版社，2009.

（王秀春）

第四章 医患沟通的人文学基础

> 尊重生命、尊重他人、也尊重自己的生命，是生命进程中的伴随物，也是心理健康的一个条件。
>
> ——弗洛姆

【临床案例】

梅某，男，87岁，某公司退休职工。患有股骨颈骨折。股骨颈骨折是老年人的一种常见疾病，由于股骨颈的血液供应差，常常难以愈合。因此，医生对于老年股骨颈骨折患者常用人工股骨头置换术。面对这样一位高龄、高危的患者，医生们给他进行了周密的术前准备：心电图发现患者有心肌缺血、房室交界性期前收缩；肺功能检查显示有混合性通气功能障碍；内科会诊诊断为肺心病、心功能不全、慢性支气管炎合并肺部感染、右上肺结核。在住院期间，老人再次发生疝嵌顿，都经过值班医师手法复位。医院外科医生们经过讨论，认为股骨头置换手术中麻醉风险极大。然而，疾病的折磨使老人痛不欲生，曾先后3次在病床上自缢，都被家属和同房的病友发现。自杀不成，老人就绝食，看见老人在无情地自我摧残，家属看在眼里，心如刀绞。就技术而言，人工股骨头置换术并不是难度特别大的手术，该院已有数十例手术成功的经验，完成这样一例手术应该没有问题。但是，面对这样一例病情复杂的高龄患者，加上日益增多的医疗纠纷，又有谁不害怕呢？最后，患者亲属经协商决定，为了使医生解除后顾之忧，为亲人解除痛苦，明确提出来要进行医疗公证。（案件素材来自《文汇报》）

【案例分析】

1999年3月3日，患者的儿子周某和该医院的医务人员一起到公证处办理了公证手续。随后，医院进行了反复的研究、论证，制订了周密的麻醉和手术方案，顺利地完成了手术。

【案例评析】

1. 医患关系是指"医"与"患"之间的关系。"医"主要是指医疗单位及其医务工作者。"患"是指接受诊疗的人及与其相关的人或组织。

2. 结合案例来看医患关系实质上是，患者对医疗机构就其特定疾患的治疗提出要约（如案例中梅某患股骨颈骨折后前往医院看病），医疗机构对患者的要约给予承诺，医疗机构向患者提供了两个以上的医疗方案供患者选择（1. 人工股骨头置换术，但麻醉风险极大；2. 普通药物治疗无法彻底根除患者痛苦），患者选择了其中一种医疗方案（选择第一方案且进行医疗公证）。

3. 因此，医患关系是医疗机构与患者及其亲属之间因诊疗护理行为而产生的权利义务关系，属于一种民事法律关系。医患关系是一种合同关系，即医疗服务合同关系。医疗服务合同是以医疗机构为患者治疗疾病为目的，其治疗方案经医疗机构充分说明，由患者选择其中一种治疗方案，并接受治疗的合同。

第一节 医学伦理学与沟通

伦理学是研究道德现象的起源、本质及其发展，揭示人类社会道德规律的科学，是一门关于人的品质、修养和行为规范的科学。

医学伦理学（medical ethics）是指一般伦理学原则在医疗实践中的具体应用和特殊表现，是应用一般伦理学的观点、原理、方法研究医学实践和医学科学发展中道德问题的一门科学。它作为一门科学，既是伦理学的一个分支，又同医学科学有密切的联系，是伦理学与医学相交叉的边缘学科，属于应用规范伦理学的范畴。随着医学科学技术的发展，医学伦理学在医学实践中的指导作用愈加明显。

一、传统生命观对医患沟通的影响

生命观是人们对生命的总体看法，是医学思想的基础，在医学领域内具体体现为身与心的关系问题。以不同的生命观为基础就形成了不同时期、不同地区的医学思想，以及各自不同的医患关系。

（一）西方医学思想的生命观基础

现代医学的前身是欧洲基督教医学，其生命观是与其宗教思想联系在一起的。基督教强调神创论与灵魂不死。人是上帝的造物，人的生命分为肉体与灵魂两部分，灵魂活动指的就是人的思想、精神活动。人的力量所能解决的，只是身体的疾病，而灵魂则是永恒的，与上帝相一致，所以灵魂的问题则只能通过上帝的关怀来解决，上帝的关怀主要通过患者向代表上帝的神职人员忏悔、祷告、布道来实现。因此中世纪欧洲医学，就表现为独特的身心二分现象，这一时期的医学技术与理论著作基本都是关于身体疾病的记载，精神疾病的治疗则被归为宗教活动。

在欧洲这种身心二分的传统一脉相承，至近代宗教神权瓦解以后，笛卡尔的理性主义哲学，以及后来德国唯心主义等哲学思想，仍是强调身心二分。拉美特立的著作《人是机器》，作为近代医学代表作，虽然强调人的身体是机器，打破神学束缚，但对人的精神活动，即理智与心灵，却未作解释，其对医学的定义仍然局限在身体疾病的范围内。正是因为灵魂不死与身心二元论的影响如此之大，欧洲医学在医学与宗教分离很长一段时期以后，才专门注意到人的精神疾病，进而分化出单独的精神科。

（二）中国古代医学思想的生命观基础

中国的传统生命观与欧洲基督教思想截然不同，《左传》有一段代表性的论述：鲁昭公七年，子产赴晋，晋赵景子问鬼，子产答道："人生始而化魄，既生魄，阳曰魂，用物精多则魂魄强，是以有精爽，至于神明。匹夫匹妇强死，其魂魄犹能冯依于人，以为淫厉，况良霄。三世执政柄，其用物也多弘矣，其取精也多矣，其族又大，所冯厚矣。而强死，能为鬼，不亦宜乎"。魄，指形体；魂，指灵魂。魄是生理，魂是心理。依子产所言，虽然承认了鬼的存在，但是却强调先有形体，后有灵魂，灵魂只是肉体的产物而已。肉体上处境好，用物精多，身体和心灵就会比别人更强。人如果到衰老而死，生理衰老直至停止，心理也就一并衰老至停止了。如果生理并未衰老而骤然横死，由于生前魂魄蓄势太厚，经久不散，遂有鬼的现象。这种鬼也不是永存的，魂魄蓄势散尽，鬼也就消失了。这是中国古代对于生命与鬼神的解释，这时的中国人已经摒弃了灵魂观，摒弃了身心二分的想法，强调身心一元论。

这种观点被儒家、道家秉承。儒家在生命观上强调"与天地参"，使人与宇宙构成和谐的共生整体，人从宇宙生命那里获得自身的物质与精神生命，因此这是中国哲学特有的有机宇宙观，与西方的二分宇宙观不同。"在西方的宇宙观中，一切物质世界的变动与展开，都需要落在时间架构里面讲，而将精神世界排斥在外，成为截然对立的二分法思想。而儒家宇宙论不同，它所包含的不仅是物质世界，还有精神世界，两者浑然一体不可分割"。道家则强调"夫形者，生之舍也，气者，生之充也，神者，生之制也"（《淮南子·原道训》），"神者生形也，形者成神者也，形神合同，更相生，更相成。神无形则不住，形无气则不变，气无形则不立，故云神形者，受气之本也；气者养形之根也"（《道枢·胎息篇》），"一失位则三者伤矣"（《淮南子·原道训》），形、气、神三位一体的生命观。当欧洲医学在医疗系统成为主流以后，就在思维上形成了心理精神健康意识的缺失问题。虽然后来在中国的医疗系统内也设置了心理精神疾病分科，但社会主流思想与欧洲医学思想之间的鸿沟仍未有太大改变。

心理健康意识的缺失，不仅影响了患者的诊治，也反过来成为医患矛盾的重要诱因。患者缺少心理健康意识，将心理异常误认为身体疾病，医治无果后反将责任归咎于医生、医院。医者缺少心理健康意识，将心理疾病误认为身体疾病，治疗时事倍功半，反被患者误认为过度治疗等，加剧医患间的不信任。所以，现代医学下的医患关系比传统医学下的医患关系更紧张也就不足为奇了。

据统计，50%以上的医疗纠纷并不是因医疗技术而引发的，多是由于医患交流障碍导致患者或其家属对医院、医者不满意所引起的。因此，医患沟通不足、沟通障碍，被认为是引起医患矛盾甚至医疗事故争议的重要原因。而医患沟通不足的原因，一方面被认为是缺少沟通的技巧，更普遍地则被归咎于"人文精神"与"科学精神"的冲突。重科学轻人文的问题固然存在，但更深层次，则是医学思想基础的差异。绝大多数时候，并非是由于中国人不懂得"人是一个值得被照顾、尊重、养育理解和帮助的有价值的个体"，而是由于生命观差异而造成的临床思维盲区。医患矛盾激化反映出的并非是简单的"专业沟通技术"的缺乏或"人文关怀"的缺失，而是中国与欧洲传统生命观思想之间的鸿沟。只有让患者与医者双方都全面地认识身与心、形与神的关系，才是根本的解决之道。

二、医患沟通的社会伦理关系

健康需求是人类的永恒需求，因而使医疗实践成为人类最重要的实践活动之一，伴随着医疗服务活动的医患关系也成为人类最基本的一种人际关系。医患关系有狭义和广义的两种理解：狭义的医患关系指医生和患者个体之间的相互关系；广义的医患关系指以医务人员为中心的包括所有与医疗服务有关的一方，与以患者为中心的包括所有与患者健康利益有直接关系的一方所构成的群体与群体之间的多方面的关系。简言之，即以医生为主体的人群与以患者为主体人群之间的关系。正如西格里斯（Sigerist）所指出的那样："医学的目的是社会的，它的目的不仅仅是治疗疾病，使某个机体康复；它的目的是使人调理以适应他的环境，作为一个有用的社会成员。每一种医学行为始终涉及两类当事人：医生和患者，或者更广泛的医学团体和社会，医学无非是这两群人之间多方面的关系。"

（一）医患关系的性质

医疗服务是一种非凡性质的社会服务，它不同于一般的消费服务，也不同于各种形式的治理服务和行政服务，它是涉及人们的生命安危和健康保障的一种非凡服务。医患关系的各种属性中，最本质的是契约关系和信托关系。

1. **医患关系是契约关系** 医患关系是建立在平等、自愿基础上的契约关系。门诊患者挂号就诊，住院患者办住院手续，医患双方就实际形成了在医疗活动之中权利和义务的约定，形成了契约关系。医患双方在法律地位上是平等的，双方互相信任，都有各自的独立人格和意志，没有高低、贵贱、主从之分，不存在治理与被治理、领导与被领导的关系。医师既不是患者的领导，也不是患者的仆人，患者既不是医师的下级，也不是医师的主人，双方是为了保障健康利益主动走在一起的，双方应当互相尊重、平等相待。医务人员在诊治活动中要尊重患者的权利、人格和情感体验，患者应当尊重医务人员的职业自主权、人格和他们的劳动。医患任何一方都不能把自己的意志强加给另一方，不能强迫另一方听命于自己。医患双方应当遵循诚信原则，严格履行自己的义务和承诺，应当向对方提供准确和具体的医疗活动所必需的信息。医患双方应当遵循他们所承担的社会角色的行为规范，特别是法律规范和道德规范。

2. **医患关系是信托关系** "信托"中的信就是指医患相互间的信任，患者和社会都把医者看做是生命和健康的守护神，这是一种莫大的信任，医者一定不要辜负这种信任。托是指托付、寄托，即把保障自己健康和生命的重任托付给医师，这是在对医师高度信任的基础上产生的一种行为。在医疗活动中，患者是求医者，由于他们缺乏医学知识和对疾病的诊疗技术不了解，他们需要从医师那里取得指导和帮助，达到祛病健身的目的。患者求医的目的是明确的，消除病痛的愿望是迫切的，对医师寄予的期望是极高的，这就分外加重了医师身上的责任。这种信托要求，使医患双方在相互信赖的基础上结成了一种非凡的关系。

（二）医患关系的特点

医患关系作为一种人际关系，既体现为医师对患者的关怀和救助关系，也体现为对患者的沟通和指导的关系。患者作为"需方"，医务人员作为"供方"，他们之间形成一种非凡的供需关系。在这种关系中，需方是核心，供方是围绕着需方开展自己活动的，主要表现为以下一些特点。

1. **医患双方利益的根本一致性** 医患关系是围绕着患者健康利益建立起来的，患者求医，医者施治，医患之间形成了相互依存、密不可分的关系。医生因患者而存在、而发展，医学因研究疾病而形成庞大的理论和技术体系。没有患者，医生就失去了存在的价值；没有医生，患者的健康和生命安全也会失去有效的保证。患者求医，是为了把自己的疾病治愈，医生看病，也是为了救死扶伤，促进患者的康复，双方在根本利益上是一致的。医生的服务态度越好，医疗技术越高明，就越会赢得患者和社会的尊敬和肯定，就越能体现其自我实现的价值。患者则希望所有医生都是妙手回春的好医生，只要去求医，就会药到病除。这种根本利益的一致很容易使医患之间形成亲密和互信的关系，这种情况在其他行业中是比较少见的。医患关系应当成为社会上最和谐的人际关系，这是患者和医生的共同期望，也是全社会的共同期望。当然，不是说医患关系之中就没有矛盾，医患关系和其他人际关系一样，受着多种因素的影响，会出现各种不同性质、不同程度的矛盾。但医患双方根本利益的一致性，却是医患关系的一个根本特点。

2. **医患关系的人文性** 医患关系是一种重要的人际交往关系，是医生对患者实施救助过程中产生的人际交往关系。医患关系中不仅具有深厚的文化积淀，而且布满着人文精神，布满着利他主义精神，是人类社会互助精神的充分发扬和升华。医生承担着为患者提供保健照顾的义务，成为患者患病期间可以信赖、可以依托的支柱。患者在患病期间，被允许可以发生在正常情况下不允许发生的行为举止，成为患者角色中的重要内容，医生对这些行为举止是宽容的、关怀的，并尽量使患者免受疾病的煎熬而尽快取得康复。医生对患者抗病行为是激励的，使用一切方法调动患者和疾病抗争的积极性。医生不仅关怀患者的身体健康问题，同时也关心患者的心理健康问题。医生关怀患者是不要求回报的，医生对患者的感情是真挚的，是不夹杂某些与医疗无关利益内容的。医生关怀患者，但始终保持以清醒的科学态度对待疾病，而不是使某种情感扰乱对疾病的诊治，医生对患者的情感是倾注在为患者提供最佳的医疗服务上。应当看到，随着医学科学技术的发展，大量的诊疗设备介入医疗过程，使医生对医疗设备的依靠逐步增强，影响了医患间的思想情感交流；医学分科越来越细，专科化使得一个医生只对某种疾病或疾病的某个环节负责，从而把患者加以分解，削弱了医患间的思想情感联系；再加之生物医学模式的长期影响，医生只关心解剖结构、病理变化、细菌和病毒等。这些因素的存在，更加要求医生把患者看作一个整体的人，假如丢掉了人本原则，医学就会失去灵魂。

3. **医患关系的平等性** 医患间的平等关系源于他们都是具有独立人格和自由意志的人，医生与患者应该建立起相互尊重、平等对待的关系。一是尊重人们的生存权和健康权，坚持人们的生存权和健康权是神圣不可侵犯的，医生对任何受到健康威胁的患者都有救助的义务，见死不救是医务人员最大的失职；二是医患双方所处的地位是平等的，双方之间都是具有法定权利和义务的主体，他们之间的交往是平等的交往，谁也没有支配对方的特权；三是医生对患者应当一视同仁，平等对待，不论患者的社会地位和工作性质，不论患者来自城市还是来自农村，不论患者与医务人员是否熟悉，不论患者是否能给医务人员提供方便，都应平等看待，他们的人格都应得到尊重，他们的权利都应得到维护，对任何患者都不能非凡对待；四是患者要平等对待所有医务人员，不能因为他们分工不同和在医疗服务中发挥的作用不同，而采取不同的态度，从而伤害一部分人的自尊心和人格；五是医患间的平等关系是一种建立在文明和礼仪基础上的人际关系，医务人员作为医患关系主导的一方，更应严格要求自己，医务人员应该行为端庄、语言文明、态度和蔼可亲，关怀、爱护和体谅患者，善于用自己的言行去调整患者的心理状态，医务人员与患者接触过程中应该始终保持理性状态，不能因任何因素影响而产生不利于患者的不良情绪。医生良好的言行和公正的态度会给患者以良性影响，有利于在医患之间构建和谐的互动关系。

（三）医患关系的内容

医患关系是发生在医疗服务过程中的人际关系，根据与诊疗实施有无直接关系，可分为技术关系和非技术关系。其中，技术关系是联系医患关系的纽带，构成医患关系的基础；非技术关系是实施诊疗以外但又与诊疗密切相关的医患间的关系，没有这些关系，医患关系就难以进行有效的互动，诊疗工作也难以顺利施行。

1．技术关系　医学是一种"高技术、高压力、高风险、高负担"的技术工作，医生运用自己的医学知识和医学技术对患者施治，患者则主动配合这种治疗并要求医生说明这样做的目的和意义。医患双方都是在有意识地进行互动，医生直接或通过各种仪器在患者身上进行操作，患者则通过接受操作达到治疗疾病的目的。医患双方在这种技术行为中的相互交往，就构成医患间的技术关系。医患间的技术关系是医患关系的基石，患者求医就是为了取得医生的技术服务，假如没有这种需求，医患双方就不会开展交往。医生的技术水平、诊断治疗水平、技术服务质量等，对于保证患者的康复具有重要意义。正确的诊断和恰当的治疗是医学技艺的极高要求，也是解除患者身心痛苦最有效的手段。由于医患双方是在医疗技术服务过程中形成的特定的人际关系，在医患的技术关系中必然会渗入情感、伦理、法律、经济、文化诸方面的内容。我们在分析医患技术关系时可以把它抽象出来加以研究，但在现实生活中抽象的技术关系是不存在的，它是和其他关系紧密结合为一体的。医生在施治中应当将与诊断治疗有关的各种信息准确地传递给患者或患方，使患者享有充分的知情权。医患双方的技术关系是一种最重要、最直接的交往，医生的技艺直接关系着患者的生命安危。因此，医生不断自觉地提高技艺，对于提高医疗服务质量，减少医疗风险以及赢得患者的信任是一个不可或缺的条件。

2．非技术关系　医患之间的非技术关系是指在实施医疗技术过程中医患双方所涉及的其他方面的关系，如经济关系、文化关系、伦理关系、法律关系和心理关系等，即反映在医疗服务态度和医疗作风方面的医患关系。

（1）经济关系：经济关系体现在医患关系中就是一种利益关系。医疗机构虽具有社会公益性质，但它本身并不是直接的福利载体。医院的耗费需要得到经济补偿，无论这种补偿是来自行政支持、社会保险机构或是患者个人。医生从事的是高投入、高技术和高风险的劳动，应当取得比较丰厚的劳务报酬。从医疗服务角度考虑，医生应尽量节约卫生资源，尽量减少患者的经济支出，使患者以最小的经济支出获得最大的健康效益。但由于在一段时间内过分强调医疗单位的创收，依靠经济利益作为推动医疗服务发展的动力，成为造成看病难、看病贵的因素之一。医院为了创收导致的过度医疗和医师为了保护自己导致的自卫医学，都使患者加大了经济支出，这是必须加以解决的。

（2）文化关系：患者和医务人员都是生活在一定文化氛围中并具有文化属性的人。由于人们的生活习惯不同、社会经历不同、人生观和价值观不同、宗教信仰不同和社会角色不同，必然会给医患交往打上深刻的烙印。例如，医生必须尊重患者的宗教信仰，在语言和行为交流过程中不能触犯对方的忌讳。医疗服务还会涉及跨文化的领域，就更应尊重对方的民族生活习惯及其思维方式。

（3）伦理关系：医疗服务的人际关系性质决定了它的伦理性质，医患在交往中必须遵守约定俗成的道德原则和道德行为规范。医务人员是为了患者而存在的，医学的社会职能决定了医生应当把救死扶伤作为自身至高无上的任务，这就决定了医生必须坚持把患者利益放在首位的原则，凡是有利于患者健康的事就必须去做，凡是不利于患者健康的事就绝不允许去做。医生必须尊重和爱护患者，必须尊重和坚决维护患者的权利。患者也应该遵守就医道德，尊重医生的权利，自觉履行应尽的义务，自觉维护正常的医疗秩序。医患双方的地位既然是平等的，在道德要求上也应当是双向的、平等的，这是建立医患双方互信机制的基础。由于在医患关系中，患者是求医者，是需要救助者，处于弱势地位，而医生则处于主导地位，因而在道德关系上医生也处于主导地位，发挥主导作用，对自己提出更高的道德要求，这正是医学职业精神和医学目的的具体表现。

（4）法律关系：在医疗活动中，医患双方的权利和义务都受到法律的保护、调节和约束，都应该在法律范围内行使各自的权利和义务。医患双方的权利和义务都是不容侵犯的，又是不能超越的。患者就医应当享受法律所赋予的各种权利，有得到治疗、保健和促进康复的权利。如果患者自身的权利受到侵犯，导致受到人格侮辱，甚至致死等不应有的伤害，患者及其家属有权诉诸法律，依照法律要求医生或医院道歉、赔偿或追究其相应的法律责任。依法办事是处理医生侵犯患者权利的必须手段，但绝不能离开法律准绳，绝不能以极端方式"闹医院"、"打医生"。这种丧失理智的行为，是法制社会不能允许的。患者就医时如果不遵守就医秩序，侵犯医生权益，出现违法行为，扰乱医疗工作秩序，也必须受到相应的法律制裁。医务人员还可以根据国家法律规定，对某些特定的患者、人群强制执行医疗活动，如对烈性传染病患者及接触人群就可采取强制隔离、治疗，以保障整个社会的健康利益。

（5）心理关系：人际交往，贵在交心。在医患关系中双方建立在心理互动基础上的行为互动，是医患间最直接、最重要的一种互动方式。医患之间需要进行充分的认知交流、情感交流和意志交流。医患双方的认知交流是他们进行心理互动的基础，其内容则是以对疾病的认知作为基本的。医生需要从患者那里获得有关疾病的详尽信息，有时患者的一句话或讲述的一个细节，会给疾病的诊断提供重要的信息。在医患认知交流过程中，医生应尽量与患者的认知结构对接，使他们能顺利地接受和理解来自医生的信息，准确无误地按照自己的认知方式和思维方式去消化它。认知对行为具有重要的指导作用，前提是确信这种认知是正确的和有用的。医生通过认知交流去影响患者，是消除他们的疑虑，使他们确立配合诊治活动所采取的必要行为。医患认知交流中医生处于主导地位，但这不能理解为医生说和患者听，认知只有在互动中才能发展。医患的认知交流不仅要改变患者的认知状态，还必须把改变患者的认知状态和改变其情感状态、意志状态紧密结合起来，只有把知情同意的活动过程总体上完全调动起来，医生的正确治疗方案才能有效地落实，才能充分发挥其促进患者康复的作用。

医患之间的情感交流是一种特殊的情感交流，它不同于亲人间的情感交流或朋友间的情感交流，而是发生于医疗过程中具有医学职业特征的一种情感交流。它是为提高医疗质量而进行的交流，是把重点放在影响患者情感活动的一种交流。在这种交流中要为开展医疗活动营造有利的氛围。现代的诊疗环境和过去医生到患者家临诊，虽有很大区别，但医生应和患者及其家属保持情感色调的一致，悲天悯人，同情患者患病的遭遇。如果医生和患者在情感表现上差距太大，根本不顾患者的感受，不仅双方会出现巨大的反差，妨碍了医患间的情感交流，也会给诊疗行为带来不利影响。医生在处理医患情感交流时，首先要重视患者，尊重患者，让患者真实体验到医生是把他摆在首位的。医生对待患者绝不能漠然视之，对他们的痛苦置若罔闻，对他们的要求置之不理，对他们的语言不注意倾听，那就只会加重患者的负担，对治疗造成不利影响。医患进行情感交流时，应以患者乐于接受为前提，要尽量改善患者的心境，使他们逐步从痛苦的感受中解脱出来。医患情感交流的一个主要目的是消除患者的负面情绪，患者由于疾病会产生多种负面情绪，医生通过在医疗服务过程中的情感交流，用语言、治疗措施、适宜的动作等调动患者的积极情绪，使患者心情逐步开朗起来，使患者身心康复得到同步发展。

医患的意志交流是医患心理交流的一个重要方面。医生应当富有人格魅力，用其坚定的意志和果断的措施感染患者，使患者受到鼓舞和感染，提高其信心，医生的话对患者的影响是巨大的，即使是相同的一句话，由一般人口中说出和由医生口中说出，对患者产生的作用是完全不同的，也就是说，医生的话在患者心目中是极其重要的，特别是患者信任的那些医生的话。医生应当利用自己的言行影响患者意志，这对于患者顺利地度过疾病的过程，是其他方法所无法代替的。

医患关系非技术层面的内容是广泛的，也是重要的。把医患关系的技术层面和非技术层面紧紧结合起来，进行恰当的处理，对于构建和谐的医患关系，消除医患关系中的不和谐成分是重要的。

第二节　医学社会学与沟通

医学社会学作为一门学科最早出现于20世纪40年代的美国。1894年查尔斯·麦金太尔在论述社会因素对健康的重要作用的一篇文章中第一次使用了医学社会学这一名词。医学社会学就是运用社会学的理论、方法，研究医学系统和社会大系统之间的关系，以及医疗系统内部各种关系、角色、行为的一门交叉学科。

一、人的角色行为与社会关系

"角色"一词源于戏曲术语，指戏剧中或电影、电视剧中演员扮演的剧中人物。19世纪美国社会学家乔治·赫伯特·米德首先把它运用到社会心理学的研究中，认为个人是各种角色的总合，它代表着占有一定社会地位的人需要按照这个位置规定的行为办事。社会学意义的角色是指一个人占有的职位，以及围绕这个职位发生的一系列权利义务、行为规范和行为模式。角色和职位、身份有着密切的联系。职位是角色的基础，角色是职位的表现，处于某一职位，就有其相应的角色。"身份"是人们在识别某种社会角色时使用的称呼。身份规定了角色，角色体现了身份。角色的名称往往是以职位命名的，作为社会职位的学生、教授、医生本身就是角色。角色也是一个表示关系的术语。人们在现实生活中，面对不同的社会关系，以不同的社会身份出现，表现为不同的角色。每一个角色都有它的义务和权力，每个人都要同时表现多种角色，因此就要承担多种义务、享受多种权力。角色行为，指人们按照特定的社会角色，即与特定的社会地位相适应的社会的规范和期待与他人发生联系的行为、活动。角色行为是交往活动的坐标系统、准则。

角色可以分为以下几种类型：

1. 先赋角色：如儿子、哥哥、弟弟、外孙等角色，是出生时就获得的。血缘关系方面的角色，大多属于先赋角色。

2. 自致角色：如大学生、博士、工程师、教授等，是个人在社会生活中，以某种力量或某种方式争取到的。

3. 指定角色：如厂长、局长、科长、工会主席等，是由社会机关、社会组织、政府部门所指定或任命的。

4. 世袭角色：如骑士、公爵、伯爵、侯爵以及公主、王子等，是某种社会地位的世袭。

5. 伴随角色：如同学、病友、战友等，是伴随人们的某些共同活动自然而然出现的。

此外还有特定场合的角色，如顾客、乘客、当事人、目击者等。

社会上每一个人都是处在特定的职业位置上，个人是角色的主体，同时承担多个角色。社会角色，是指以表示一定的社会地位和身份所决定的，反映个体在群体生活和社会关系中所处的位置及符合社会期望的，按照社会行为规范的行为模式。任何一种社会行为，都反映出行为者的社会地位和身份，反映了个体心理、行为和群体心理、行为之间的相互关系。简而言之，社会角色是指一个人的社会身份。如医生、学生、教师、护士、工程师、患者等。

人本质上是一种关系中的存在，凡是经历过社会生活的人，都不能否认这种关系的存在及其重要意义。早在先秦，孔子在《论语·微子》中就指出"鸟兽不可与同群，吾非斯人之徒而谁与？""斯人之徒"也就是和你我共在的他人或群体，"与"则是一种关系。对孔子来说，与他人共在，并由此建立彼此之间的社会关系，是人的一种基本存在境遇，孔子的仁道学说便奠立于对这种关系的确认之上。人与社会关系是统一的，没有社会关系就没有人。

在社会实际生活中，由于每个人受教育程度、文化素质、个人能力和社会实践等多种因素的影响，他们对角色的领悟和实践结果肯定是不尽相同甚至有很大不同。一个人遵循角色期待的程度与形式，取决于他的认知和实践能力。但是，社会赋予每个角色却是一种特定的、公认的标准。角色行为具有新颖性、灵活性和创造性。这里的角色行为是指与角色的权利、义务相联系的行为。社会是由各种不同性质、不同层次的社会关系构成。角色行为把社会中一对对角色伴侣连接起来，构成了错综复杂的社会关系网。

二、医疗中的社会角色关系与沟通

（一）医生角色

千百年来公众对医生角色与医生职业的认同与期盼，就是"悬壶济世"、"救死扶伤"。从人的社会行为视角来看，医生是一种为人提供服务的职业，医生在社会互动中是一个重要社会角色。所谓社会角色是指与人们的某种社会地位、身份相一致的一整套权利、义务的规范和行为模式，它是人们对具有特定身份的人的行为期待，它构成社会群体或组织的基础。按照这一定义，医生角色应该是：与医生的特殊社会地位、身份相一致的一整套权利、义务的规范和行为模式。

医生的角色是社会角色的一个特殊组成部分。只有当人们在自己或亲朋好友生病，或者有健康需求的时候才会想到这种角色。而一旦与这类角色进行互动时，就会对医生这个角色有强烈的期待。因此如何强化医生角色的生命道德意识，以确保医生角色行为能满足现实的医疗健康要求，对医生提出符合实际的角色要求是一件重要的事。

根据角色的规范程度的不同，即社会对角色有无具体的规定和角色如何执行这些规定来考察，医生属于规定性角色，也称为正式角色，有着严格、明确规定的权利与义务。而一个组织在社会活动中的重要性越大，社会对其成员的角色期望越高，要求越严。与之相对的患者就是开放性角色，他是那些没有严格明确规定的社会角色，他的义务不明确、不严格。角色承担者可以根据自己对角色的理解和社会对角色的期望而从事活动。

按照社会对角色的期望、个体对角色的理解和个体在实际工作中对角色的践行程度，来讨论医生角色的话，医生角色一般表现为这样三个层次：第一，理想角色。即期望角色，它是一种社会的观念形态，是由社会对医生所特指的理想的规范和行为模式。这样的规范和行为模式使医生感受到社会的期望。这些理想的行为规范、模式属理论层面，是有关规范全面的、标准的要求，总比个人的实际水平要高。第二，领悟角色。即感受角色，它是指医生对角色权利义务和行为模式的理解。由于医生个人文化、素质、社会经历、认知能力和环境等因素的影响，每个人对自己担当的角色的理解是各不相同，它是个人主观上的认识。第三，实践角色。即表现角色，它是医生个人在职业、岗位上实际表现出的角色行为，是客观存在的。由于社会环境不同、角色伴侣的特定不同、个人的能力不同，一般来说，实践角色与理想角色都会存在着一定的差距。

(二) 患者角色

塔尔科特·帕森斯（1902—1978）发表的《社会系统》（1951）一书中阐述了复杂的社会功能模型，其中引出了他的患者角色概念。在这个模型，社会系统与人格系统和文化系统一起形成了社会秩序的基础。与大多数社会学前辈所不同的是，帕森斯在他的社会理论中分析了医学的功能，并在此基础上研究了与患者所处社会系统有关的患者角色。他的研究结果是一个概念，这个概念代表了西方社会中对患者行为特征的一种最一致的解释方法。帕森斯强调，患病过程不仅仅是躯体上的疾病状态的感受，而且应被认为是一种社会角色，因为患病包含着制度化期望的行为，这种行为被与这些期望相应的社会规范所强化。

1. **患者角色概念** 帕森斯的患者角色概念可以描述为下面4个基本方面：

(1) 患者被免除了"正常"的社会角色：个体的患痛是他/她免除正常的角色活动和社会责任的理由。不过，免除活动与病种和严重程度相关。疾病越严重，被免除的活动和责任越多。免除责任需要医生认可，因为医生在判断什么是病态方面具有权威性。医生的认可是一种保护性的社会功能，防止有人装病。

(2) 患者对自己的疾病状态没有责任：个体患病状态通常被认为不是患者自己所能控制的、要改变生病的状态使疾病得到康复，除了个人强烈的康复愿望或动机外，必须施加行之有效的治疗措施。

(3) 患者应该具有尝试祛病的愿望：患者角色的前两个方面是第三个方面的前提条件，第三个方面就是患者认识到患病不是人们所期望发生的。免除正常责任对于重新获得健康的期望是暂时的和有条件的，因此患者有康复的义务。

(4) 患者应该寻求技术上适当的帮助和与医生合作：康复的义务包括患者进一步寻求技术上适当帮助的义务，这种帮助往往由医生提供，在尝试康复的过程中，患者应当与医生合作。

2. **患者角色转变** 角色转变是指个体承担并发展一个新角色的过程。当一个人被诊断患有某种疾病时，原有的心理和行为模式将随之发生相应的变化，称为患者角色转变。

(1) 角色适应：是指患者表现比较冷静、能客观地面对现实，关注自身疾病，遵行医嘱，主动采取必要的措施减轻病痛。患者的行为基本与期望的患者角色心理活动和行为模式相符合。患者的角色应有利于恢复健康。

(2) 角色缺如：是指患者不能接受生病的现实而产生否认心理，表现为意识不到自身有病，或否认病情的严重程度。此种情况下患者的行为没有期望的患者角色心理活动和行为模式，多发生在患病的初期由正常社会角色向患者角色转变时，或发生在疾病病情突然变化时。

(3) 角色冲突：是指患者在角色适应过程中与病前的正常社会角色发生心理冲突，表现出焦虑不安、烦恼甚至痛苦。患者病前的正常社会角色的重要性、紧迫性以及患者的个性特征等因素会影响患者角色适应过程，引起激烈的心理冲突，造成患者角色适应困难。

(4) 角色恐惧：是指患者对所患疾病缺乏正确的认识，对自身健康的康复持悲观态度，过多考虑疾病的不良后果，并由此产生焦虑和恐惧。

(5) 角色强化：是指适应患者角色之后，有的患者虽然躯体疾病已康复，但仍安心于已适应的患者生活模式，不愿恢复原来的正常社会角色。角色强化多发生在疾病康复后，由患者角色向常态角色转化时。

(6) 角色减退：患者角色减退的表现较为复杂。有的患者出现配合治疗的意志活动减退，特别是对于需要自身付出一定的艰辛、承受一定痛苦的积极求治行为减退；有的是在疾病影响下，出现对于日常生活的兴趣活动减退，如对于未来没有任何打算，对于目前的生活没有任何愿望和积极主动的态度；有的是患者角色适应后，由于感情、环境、家庭、工作等因素的影响,不顾病情而从事力所不及的社会活动,影响疾病的康复过程。

3、患者的角色行为

(1) 求医行为(medical help jerking behavior):是指人们发觉症状后寻求医疗帮助的行为。一个人患病后,有义务寻求帮助,也有义务遵医治疗。

人的行为是受意识所支配的,求医决定的做出,可能是患者本身,也可能是他人或社会。据此,我们可以把求医行为分成以下三种类型:

主动求医型:当个体感到身体不适或产生病感时,在自我意识支配下产生求医动机,主动寻求医疗服务,称为主动求医型行为。它是社会生活中最多的求医类型。随着人们生活水平和医疗诊断技术水平的提高,医疗保健的需求逐年增加,主动求医的人员在就诊人员中所占比例逐年增多。此外,社会经济的发展也促进了社会群体健康意识和个体的自我健康意识的增强,使人们不断追求生活质量,提高健康水平,从而主动求医。

被动求医型:自我意识尚未发育成熟、意识丧失或自知能力缺乏的患者,由患者家长、家属或他人做出求医决定而产生的求医行为,都属于被动求医型。婴幼儿、儿童期的个体,只能通过哭闹、挣扎、拒食或简单语言来对自己身体不适做出本能反应,这就需要其家长通过观察发现异常表现,再决定是否采取求医行为。昏迷、意识不清的患者,则需他人立即做出决定紧急求医。可见,被动求医型行为均是由他人做出决定,并陪同前往医院就医的,而本人均无法做出决定,这是被动求医型的主要特点。

强制求医型:某些对社会人群健康有严重危害的特殊患者,虽本人不愿求医,社会需对其给予强制性医治,为强制求医型行为。如对某些烈性传染病、性传播疾病、艾滋病等患者,为保证社会其他人群健康利益,同时也是对患者个人负责,均需采取强制求医措施。

(2) 遵医行为(follow the doctor's advice) 是指患者遵从医务人员开列的处方或其他医嘱进行检查、治疗和预防疾病。医生对患者进行诊断、处置、开处方,具体交待有关诊治手段、用药剂量及方法,以及饮食、生活等方面的注意事项,是医务人员的职责。但是医生虽有高超技术,患者不遵医嘱,也不会收到效果。所以,研究患者的遵医行为和影响遵医行为的因素,提高患者遵医的自觉性,是医学实践中必须重视的问题。

(三)医生-患者的角色关系

1951年,帕森斯在《社会系统》中提出患者角色这个概念。他强调,患者不仅仅只是患病的个体,而且患者也应该被认为是一种社会角色,因为社会对患者有一种社会期望,有一系列的制度和社会规范会强化这种社会期望。与其他角色一样,医生-患者角色包含着一个基本的相互关系,也就是社会情境的每一名参与者都应当熟知自己和他人的行为期望,和随之而来的社会行动的可能后果。患者角色唤起了一组模式期望,为患者和相关人员确定了适用于患病者的规范和价值观。在医生-患者关系中,没有一方可以单独确定自己的角色。"像医生一样的行动"的全部含义取决于患者怎样看待陌生的社会角色。帕森斯告诉我们,医生角色是将患者带回发挥正常功能的状态。

患者的角色也取决于医生如何看待患者的角色。根据帕森斯理论,患者应当认识到患病是不愉快的事情,因此他/她有义务通过寻求医生的帮助而获得康复。因此,医生-患者的角色关系不是一种自发的社会互动形式,而是一种明确的由两个或两个以上的人为了一个患者的健康而建立起来的面对关系。它也是一种因非常重要而不能被确定的行为的情境。由于这个原因,医生和患者倾向于以一种稳固的可预测的方式行动。

社会上对医生-患者关系的看法本质上倾向为一种治疗关系。患者需要从医生那里得到所需的技术服务,而医生是经社会认可有资格可以帮助患者的技术专家。所以建立医生-患者面对关系的目的,是促进患者向更好的健康状况转化。虽然医生-患者关系涉及行为期望形式中的相互关系,但是双方的地位和权力却是不平等的。在权力和专业技术上医生角色获得的更多。这种平衡性是必要的，因为医生为了达到促进患者健康的目的，就需要在双方的关系中发挥杠杆作用。为实现这一目标，在为患者治疗时，有时要给患者带来伴随的痛苦和不适，这时患者必须要接受和遵循治疗计划才能保证医生治疗工作的有效性。医生通过三个基本技能来发挥杠杆作用：①职业声望；②情境权威；③患者的情境依赖。医生的职业声望建立在社会对他们作为治疗者的技术资格认定和执业许可上。另一方面，医生的情境权威指的是医生具有患者希望的和需要的东西。比较而言，患者对医生具有依赖性，是因为患者缺乏治疗疾病的知识和经验。

医生的角色也被反映为拥有治愈疾病的力量，且被他人信仰的神秘性也有所增强。医生角色的这一面来自于患者对操有生死决定权的医生的依赖。出于医生有责任"尽一切可能"治疗患者，并且因为患者是否能保住性命并不是件肯定的事，因此患者更加可能以一种强烈的感情色彩看待医生的工作，希望或相信医生具备一种"天赋"或天生的治疗技巧。由于医疗实践具有不确定性，因此假想的医生天才在医生－患者关系中具有非常重要的作用。获得许多小病和大多数慢性病存在的确切证据是不可能的，或者试图建立这种证据可能也是不合理的，因为调查研究过程会对患者带来危害。尽管20世纪医学科学飞速发展，医生有时候仍必须靠预感行动。

有趣的是，医生－患者关系可以模拟成为父母－儿童关系。对于一些患者来说，患病能培养一种儿童般的依赖性。不过，儿童的角色有不成熟的特点，而患者的角色则表现为"混乱"的成熟性（Wilson，1970）。儿童和患者均缺乏正常成人日常活动的能力，两者均依赖更强壮或更适当的人的照顾。而且医生在这种情形下具有父母角色的特征，他／她向依赖的一方提供有意义的支持并控制报答。对儿童的主要报答表现为赞许，而对患者的主要报答应当是帮助他们恢复健康。但是，医生和父母对其被依赖者的介入程度是不同的，而且情感深度也不同。很明显，儿童和患者的状况不是完全相同，但相似点也是非常明显的，因为对于病情十分严重的患者来说，他们处于无助状态，自己没有治疗疾病的有效手段，在情感上可能又对自己的疾病烦恼不安，在这种情况下患者表现出十足的依赖性，其行为方式可能与儿童完全一样。

根据艾略特·弗雷德森的理论，由于医生是揭示"疾病真相"的社会权威，他们为疾病表现创造了社会可能性。他们决定谁是患者，并决定对患者如何处置。从本质上讲，医生是大多数专业卫生资源的"守门人"，因为如果没有医生的许可，不可能使用药品和医院服务等资源。因此弗雷德森认为医生和其他卫生人员的行为是社会一些主导价值观的化身。帕森斯曾描述过这些主导价值观，并说明健康是积极的人们应当追求的。他认为在患者角色概念中，患者应当与医生合作，并与医生共同努力，来达到康复和恢复正常功能的目的。

第三节　医学心理学与沟通

医学心理学（medical psychology）一词最早是德国心理学家洛采（H. Lotze）提出的，1852年他出版了名为《医学心理学》的著作，力图从心理和生理的联系上研究健康与疾病问题。医学心理学是研究心理因素在人体健康和患病及其相互转化过程中的作用及规律，并利用心理学的理论和方法预防、诊断和治疗疾病的科学。它是近代从心理学中发展起来的一个分支，是医学和心理学相结合而产生的一门交叉学科，是自然科学和社会科学相结合的边缘学科。

一、心理学中的沟通原则

医患双方都是具有主体意识和特定心理活动特征的人，双方的交流总是从语言交流和心理交流开始的。

（一）以人为本

现代医学的发展是"以患者为中心"，患者的就医需求也逐渐从单纯的生理需求向生理、心理、社会的综合需求转变，患者不仅需要优质的医疗技术服务，还需要从心理上得到关怀与尊重。

（二）诚信原则

医患之间应该真诚相处，没有隔阂，要相互信任。作为医者特别要注意去赢得患者的信任，因为信任在治疗中发挥着重要作用，决定着患者能否与医务人员很好地配合。

（三）平等原则

医患双方在人格上是平等的。患者首先是一个平等的社会人，然后才是一个需要帮助的人。如果医者总是有一种凌驾于患者之上的优越感，将会影响到医患之间的沟通。其次，患者不是机器，不是医者的加工对象，患者是一个有思想、有头脑的社会人，注重患者对诊治的心理反应及需求，不仅能使医患关系融洽，而且有利于调动患者的积极性，利于提高诊疗效果。

（四）整体原则

随着社会的激烈竞争，节奏加快，紧张程度越来越高，人们的心理社会问题、心理障碍日趋突出，临床各科疾病中涉及的心理因素也越来越多，故医生在与患者进行沟通的过程中除了要考虑生物学的因素外，还要考虑心理、社会等诸多因素的影响，要从整体层面进行沟通，对患者情况进行全面了解。

（五）同情原则

医护人员对患者是否有同情心是患者是否愿意与医护人员沟通的关键。患者希望得到医护人员的关注和同情；医护人员则因为职业的原因"司空见惯"，容易表现出淡漠，所以才有了"医生智商很高，但情商不高"的社会看法。因此，医者要怀着同情心与患者进行沟通。

（六）保密原则

在询问病史的过程中常涉及患者的隐私，医护人员要对患者的隐私保密，切忌取笑、歧视患者，以免严重损伤患者的自尊心，进而影响医患关系。但是，如果患者的隐私牵扯到法律，则必须按有关规定执行，如传染病要上报卫生管理部门，烈性传染病甚至要及时限制并隔离患者，以避免疾病的传播。

（七）反馈原则

患者和医生谈话时，医生应将其所理解的内容及时反馈给患者，同时可采用目光接触、简单发问等方式探测患者是否听懂、是否有兴趣听等，以决定是否继续谈下去和如何谈下去。这样才能使双方谈话始终融洽，不至于陷入僵局。要记住：沟通的要点不仅仅是你说了什么，更重要的是对方听明白了什么。

（八）共同参与原则

诊疗活动的全过程需要医患双方的全程参与和良好沟通。保持畅通的信息沟通渠道是有效沟通的前提。医护人员要让患者参与决策，通过询问患者问题制订出相应的计划与干预措施，患者对医生的上述处置和计划等有不清楚之处或不同意见均可与医生交流。此外，与患者的家属保持良好的沟通与交流，了解患者的家庭及生活情况，对医护人员全面、准确地寻找出病因并制订出有针对性和可行性的干预措施具有重要的价值。

二、医患沟通中的心理学策略

（一）患者常见心理反应

个体患病后，在正常的生活模式和生存状态发生改变的同时，患者心理也受到严重冲击，导致心理和行为发生重大变化，这些变化又对个体的认知、情绪情感、意志、自我评价乃至人格特征等产生严重影响,导致患者出现一些和健康人不同的心理现象,称为患者的心理反应。患者心理反应最突出的就是情绪问题,常见的有焦虑、恐惧、愤怒和抑郁。

1. 焦虑 这是一种对自己疾病的预后和个人前途命运过度担心所产生的消极情绪反应,其中包括着急、担心、紧张、不安和害怕等成分。引起患者焦虑的因素很多,例如,疾病初期对疾病的病因、转归、预后不明确或是过分担忧;患者希望对疾病做深入检查,但又担心会出现可怕的结果,他们反复询问病情,对诊断半信半疑,忧心忡忡,因而产生焦虑;有的是对机体有威胁性的特殊检查不理解或不接受,特别是不了解某项检查的必要性、可靠性和安全性而引起焦虑;有的患者因为生病后感到事事不顺心而心烦意乱,导致焦虑。

2. 恐惧 患者恐惧情绪与认知评价有关,不同年龄、性别的患者社会经历不同,对疾病及对治疗方法的恐惧是不同的。儿童患者的恐惧对与黑暗、陌生、疼痛相联系,成年患者的恐惧多与住院、损伤性检查、手术疼痛和后果、将来的生活能力等联系,患者的恐惧常伴随有疑惑,对诊断、治疗方法及治疗效果的怀疑,担心误诊误治、药物的副作用及手术的后遗症等。

3. 抑郁 人生病以后,可产生"反应性抑郁",表现为闷闷不乐、忧愁、压抑、悲观、失望、自怜、绝望,对周围的事物反应迟钝,失去生活乐趣,也有人有轻生的念头。长期严重抑郁对患者是很不利的,抑郁的心身症状会增加医生为患者做出诊断的难度,也会降低患者的免疫功能,从而会增加对原有疾病的治疗难度或引发新的疾病的可能性。

4. 愤怒 愤怒反应多见于治疗受挫的患者。治疗受挫的原因很多,如医疗条件限制,医务人员的服务态度差、技术水平低,个人身体状况差或患上难以有效治疗的疾病,或由于医院管理混乱使患者产生许多意见又难以投诉与解决等。

【相关链接】

医师每天早晨交班、查房这一传统的形式如今在上海市某医院被赋予了新的内涵,该院风湿科率先尝试将住院患者的心情不好列为医师交班、查房的一个组成部分,并对重点患者实行"心理查房"。

该院风湿科主任介绍说,关注患者的心情起源于去年下半年发生的一起意外事件。该病区一名16岁的红斑狼疮女患者因不堪忍受疾病的折磨自杀身亡,事件发生后,病区其他患者的情绪也十分低落,觉得患了这种"治不好"的毛病,对未来生活没有信心。随后,对患者的心理测试发现,有70%~80%的住院患者都存在抑郁、焦虑、恐惧等心理问题,许多人表示只是为了家人勉强接受治疗,而内心一直感到绝望、无助。对此,该院风湿科决定从今往后,为住院患者试行心身同治,取得了明显成效。

(二)医患沟通的心理学策略

1. 要注重倾听与记录,使患者获得尊重 医护人员在与患者沟通中,要既见其"病",又见其"人",学会倾听患者的叙述,疏泄患者的压抑情感,认真倾听和记录,可以让患者感到自己得到了尊重,在心理上恢复战胜病魔的信心。

2. 要学会缩短空间距离,使患者有心理认同 心理学家通过研究,根据彼此之间的关系密切程度,把人们之间的心理距离分为3种。恋人距离:45cm,朋友距离:0.5~1.5m;社会距离:1.5m以上。如果医护人员在和患者交往中,能够巧妙地"闯入"对方的亲近距离,就会使彼此之间的关系迅速升温。所以,医护人员在和患者相处时,要创造多种机会,"闯入"对方的心理接近区域。在语言交流时,要常用"我们"或"咱们"一词,以加强双方的同伴意识。这样会缩短医患之间的心理距离,让患者产生认同感,这在心理学上被称为"卷入效果"。

3．要经常在细微处体贴，让患者有温暖感　患了病特别需要医护人员帮助和呵护，如为对方拿掉留在衣服上的毛发，整理一下衣服等都会让患者感到医护人员的关怀是无微不至的。这种温暖感可以消除患者的孤独感，使患者心情开朗，积极配合治疗。

4．让肢体语言发挥作用　肢体语言主要指目光、表情、姿势等。根据研究显示，单纯的语言交流能达到沟通目的的7%，结合语气语调可以提高至38%，而语言和面部表情及身体动作相结合，则能达到55%以上。心理学研究证实，眼睛是心灵的窗口，目光接触是最重要的体语沟通方式。医护人员如果能够利用各种时机，每天与患者目光接触2～3秒钟，同样可以达到沟通的目的，使彼此亲近信任，增强抗病信心。

5．同情与理解，能助患者建立健康的生活方式　医学是有限的，虽然对于许多疾病，医生仍束手无策，但如果给予患者一定的同情、理解和心理安慰与支持，就能分担或减轻患者的焦虑、抑郁、自责等不良情绪。

复习思考题

1. 从心理学考虑医患沟通需遵循哪些原则？
2. 人患病之后常见的心理反应有哪些？
3. 医患关系的内容包括哪些方面？
4. 根据目前我国医疗现状，请你提出提高患者遵医自觉性的建设性意见。

【课外阅读】

1. 王彩霞，尹梅，张君．医学伦理学．北京：人民卫生出版社，2010.
2. 王亚峰，霍修鲁，于春亚．医生的困惑与反思：医患沟通与人性化服务．北京：人民军医出版社，2009.
3. 肖传实，李荣山．实用医患沟通技巧．北京：军事医学科学出版社，2008.
4. 张文．医德心理学．北京：军事医学科学出版社，1998.

（刘艳瑞）

第五章　医患沟通的法律基础

> 让我们维护公平，那么我们将会得到更多的自由。
>
> ——约瑟夫·儒贝尔

【临床案例】

朱某某、封某某夫妻关系，结婚7年未育。2003年9月9日，两人到重庆市某区人民医院就医，并与人民医院签订了"试管婴儿辅助生育治疗协议和须知"（以下简称"协议和须知"）。2003年9月25日，朱某某向某区人民医院交纳了检查费5400元，同日该医院对朱某某进行了采卵手术并采集了其丈夫封某某的精子。医务人员在观察了封某某的精子后，认为适宜按照IVF技术进行治疗，遂按照IVF技术操作，但是最终治疗未获得成功，双方因此发生纠纷。在协商未果的情况下，朱某某、封某某将该医院告上法庭，认为该医院侵犯了他们的知情权和选择权，提出赔偿各项损失共计5万余元的诉讼请求。

原告认为，双方在治疗方案实施前约定通过"单精子卵腔内注射"技术（以下简称"ICSI技术"）实施人工辅助生育，但是被告某区人民医院擅自改变治疗技术方案，实际采取了"体外受精和胚胎移植"技术（以下简称"IVF技术"）并未向患者及其家属告知，结果导致治疗失败。被告在治疗的过程中违反协议约定，擅自改变治疗手段且造成失败的后果，侵犯了原告的知情权和选择权，应该承担侵权损害赔偿责任。被告某区人民医院辩称：IVF技术和ICSI技术都是人工辅助生育的技术手段，二者有不同的适应证。原、被告之间并没有明确约定采取何种技术。我院根据原告当时的情况决定采取IVF技术符合医疗常规，因此在治疗过程中不存在任何过错，医院不应承担赔偿责任。

【案例分析】

法庭综合分析各项证据做出认定，原告已知悉存在两种不同的治疗技术手段，其交费的行为应当认为是对治疗技术方案做出的选择，人民医院收费的行为应当认为是对原告选择的确认，因此亦可以推定，原、被告之间已经就采取ICSI技术进行人工辅助生育治疗达成合意，人民医院有义务按照ICSI技术为原告进行治疗。法院做出如下判决：被告重庆市某区人民医院自判决生效之日起5日内一次性向原告朱某某、封某某赔偿医疗费；驳回原告朱某某、封某某的其他诉讼请求。

【案例点评】

1. 患者到医院就医是平等主体之间订立的一种特殊的服务合同，合同成立以患者挂号行为的完成为标志。诚实信用是维系医院患者双方之间平等、和谐关系的基本准则，要求患者积极配合医院方面的救治，医方亦应当尊重患者的知情权。患者有权了解对自己的身体疾病进行治疗的相关真实信息。

2. 就本案而言，人工辅助生育存在ICSI、IVF等多种治疗技术手段。既然原、被告已经约定采取ICSI技术，如果医务人员在治疗过程中认为原告的状况更适合采取IVF技术，在条件允许的情况下，应当向原告予以说明，并就治疗技术方案的改动征求原告的意见。但被告在治疗过程中，擅自改变治疗手段，无疑是侵犯了原告方作为患者应享有的知情权和选择权。

3. 生命权和健康权是公民最基本的人权，任何一项医疗行为的实施都会不同程度地对人的肌体造成一定的损害，甚至危及生命，因此患者术前的知情权、同意权和选择权一定要得到充分保障。让患者在充分知悉相关信息的基础上做出决定是相关法律法规赋予患者的权利，不可侵犯。同时，医疗机构要基于对患者负责的态度，认真、切实地履行告知义务。

第一节 医疗机构及医务人员的义务

医患法律关系主要表现在医患之间的法赋权利和法定义务上，这是医患沟通的法律基础，也是医疗风险防范的法律手段。

目前，我国卫生管理方面的单行法律有十一部：《精神卫生法》《执业医师法》《传染病防治法》《药品管理法》《职业病防治法》《母婴保健法》《红十字会法》《食品安全法》《献血法》《国境卫生检疫法》《人口与计划生育法》。《民法通则》《侵权责任法》等法律中也有关于卫生管理方面的法律条文。在上述单行法律中，《执业医师法》《母婴保健法》《传染病防治法》《药品管理法》的规定与医疗机构及医务人员的医疗行为联系最为密切，尤其《执业医师法》《侵权责任法》，对医师的执业权利和义务做了规定。

涉及卫生管理方面的行政法规约40部，与医疗机构的医疗活动密切相关的主要有《医疗机构管理条例》《医疗事故处理条例》《护士条例》等。这些法规对医疗主体的执业规则做了规定，医疗机构和医务人员应当认真遵守。

国家卫生和计划生育委员会（以下简称国家卫生计生委）及联合其他部委制定的部门规章有100余部，涉及医疗机构和医务人员的主要有《医院工作制度》《医院工作制度的补充规定（试行）》《医疗机构管理条例实施细则》《医疗机构病历管理规定》《病历书写基本规范（试行）》《处方管理办法》《医师外出会诊管理暂行规定》《产前诊断技术管理办法》等。

根据上述相关的法律、行政法规和规章对医疗机构及医务人员的义务的规定，对其中关于调整医疗机构与患者之间民事法律关系的内容进行总结，将我国医疗机构及医务人员的主要义务归纳如下：

一、审慎诊疗义务

诊疗义务，是指医师根据患者的要求，运用医学知识和技术，正确对患者的病情进行诊断和治疗。所谓正确的诊疗，即医疗机构及其医务人员在对患者进行问诊、医学检查、诊断、治疗（包括麻醉、手术、用药、输血、输液等）等诊疗过程中，应当遵守医疗规范和各项操作规范，审慎治疗，包括亲自诊疗、及时诊疗、严密观察患者病情变化、严格执行各项查对制度等。但此处的诊疗义务不包括达到治愈疾病的目的，因为诊疗结果具有不确定，医学界还存在很多未知的领域。

二、抢救急危患者义务

抢救急危患者包含于审慎治疗义务之中，法律应对其单列，在此另行阐述。因医疗行为具有道德性，且起源久远，如《希波克拉底誓言》："余必依余之能力与判断，以救助患者，永不存损害妄为之念。"随着医学的发展，医学伦理也逐渐法律化。我国《执业医师法》第二十四条规定："对急危者，医师应当采取紧急措施进行诊治；不得拒绝急救处置。"《医疗机构管理条例》第三十一条规定："医疗机构对危重患者应当立即抢救。对限于设备或者技术条件不能诊治的患者，应当及时转诊。"这里关于抢救危重患者义务的规定就是将医学伦理法律化，体现了"救死扶伤、治病救人"的医疗道德，也体现了法律对生命健康权的重视。学者龚赛红将其称为强制诊疗义务。

> 【相关链接】
>
> **以不具备相应专科为由未经抢救处置就转院致承担赔偿责任案**
>
> 　　莫某某出生后因皮肤黄染，2004年11月22日上午约10点左右，到当地某医院就医。医师询问病史并对患儿进行体格检查，同时开具抽血化验。同月23日，莫某某父母领取了化验单。同月24日，莫某某父母持化验结果到医院复诊，医师没有对患儿进行体格检查，鉴于患儿胆红素较高，病情无明显变化，诊断为新生儿生理性黄疸延长或母乳性黄疸，开出口服药物并告知服用方法。24日晚上约10时，患儿吃药后约1个小时后出现呼吸急促，四肢发冷。当晚12时左右再到同一医院急诊，由于该院没有开设小儿急诊科，护士建议转到附近约200米但需经过一个交通路口的另一医院小儿急诊科抢救。送到第二家医院时，患儿呼吸、心跳已经停止，双侧瞳孔散大、固定，后经抢救无效，患儿于25日凌晨2时30分死亡。该案经尸体检验，结论为符合婴幼儿猝死综合征死亡。经医学会鉴定，认为患儿死亡与其先前存在的黄疸不相关；医方用药并无不妥；患儿复诊时，尽管病情无明显变化，也应再次进行体格检查，存在不足之处，患儿的死亡与上述医疗不足之间不存在因果关系。结论为不构成医疗事故。该案最终经法院判决认为：案件争议焦点在于，某医院在为莫某某提供医疗服务的过程中是否存在违约行为。由于双方之间并未签订书面合同，对于合同内容没有明确的约定，故双方的权利、义务应依照相关的法律法规确定。《执业医师法》第二十四条规定，对急危患者，医师应当采取紧急措施进行诊治；不得拒绝急救处置。《医疗机构管理条例》第三十一条规定，医疗机构对危重患者应当立即抢救，对限于设备或技术条件不能诊治的患者，应当及时转诊。据此，医疗机构在提供医疗服务的过程中，对于急危重患者应履行立即抢救的义务。本案中，当2004年11月24日夜间莫某某病情急危到医院急诊就诊时，即便该医院没有开设小儿急诊，也应当于第一时间采取必要的抢救措施以努力挽救患儿生命，再根据实际情况决定是否采取转诊措施，但被告医院护士只是建议其到另一家医院小儿急诊科抢救而未采取任何急救措施，显然不符合上述法律法规的规定。由于医院在为患儿提供医疗服务的过程中，存在以上不当行为，对患儿的抢救造成了一定程度的延误，降低了患儿可能获救的机会，医院应承担相应的民事责任。

　　根据《执业医师法》及《医疗机构管理条例》的规定，对急危患者，任何医疗机构不得以任何理由拒绝抢救。即使不具备条件，也应采取一定的抢救措施，在做好转院的准备工作后方可转院治疗，否则不能作为免责的事由。本案中，因综合案件中患儿死亡主要是其疾病本身所致等因素，法院最后宣判医院应当承担相应责任。

三、转诊义务

　　在实践中，常常发生医院因限于技术和设备条件，无法为患者提供有效的治疗，而将患者转到其他医疗机构进行诊治的情况。《医疗机构管理条例》《医院工作制度》对转院和转科的条件做了相应的规定，根据这些规定，转院的条件为：①医院因限于技术和设备条件，对不能诊治的患者，提前与转入医院联系并征得患者同意后可转院；②对危重患者，因限于设备或者技术条件不能诊治的患者，应当及时转诊；③如估计患者转院途中可能加重病情或者死亡，应留院处置，待病情稳定或危险过后再转院；较重的患者转院时应当派医护人员护送；④急性传染病、麻风病、精神病、截瘫患者，不得转外省市治疗。因此，对于应当转诊而没有转诊，且延误患者病情、造成不良后果的，得以医疗机构违反法定转诊义务为由而追究医疗机构的责任。

在上述患儿莫某某案例中，护士未通知医师，未采取任何抢救措施，直接建议患儿到其他医院治疗，违反了转院条件中的第①③点，应当就此行为承担一定的责任。

四、按规范书写和保管病历资料的义务

病历是患者在医院诊治过程中的原始记录，包含患者的个人资料、首页、病程记录、检查检验结果、医嘱、手术记录、护理记录等，是医学资料的收集和保存、传递和共享的载体，具有非常重要的科研、统计价值。在法律上，是医学鉴定的主要资料，是判断医疗机构是否有过错，如有过错，该过错与患者的损害后果之间是否有因果关系的重要证据。因此，病历的书写需按规范进行，《医疗事故处理条例》《医疗机构病历管理规定》《病历书写基本规范（试行）》《医院工作制度》对病历的书写和保管做了详细规定，主要包括：

病历书写应当客观、真实、准确、及时、完整；应当文字工整，字迹清晰，表述准确，语句通顺，标点正确；病历书写过程中出现错字时，应当用双线划在错字上，不得采用刮、粘、涂等方法掩盖或去除原来的字迹；病历当按照规定的内容书写，并由相应医务人员签名；实习医务人员、试用期医务人员书写的病历，应当经过在本医疗机构合法执业的医务人员审阅、修改并签名；上级医务人员有审查修改下级医务人员书写的病历的责任。

病历书写过程中，确需对病历进行修改时，应当注明修改日期，修改人员签名，并保持原记录清楚、可辨。病历资料需要保持其"原始"性，严禁涂改、伪造、隐匿、销毁或者抢夺病历资料。

在病历书写时限方面，也有较为具体的规定，如因抢救急危患者，未能及时书写病历的，有关医务人员应当在抢救结束后6个时内据实补记，并加以注明；病程记录、手术记录、出院记录等也规定了明确的书写时限。

当发生医疗争议时，医疗机构负责医疗服务质量监控的部门或者专/兼职人员应当在患者或者其代理人在场的情况下封存死亡病例讨论记录、疑难病例讨论记录、上级医师查房记录、会诊意见、病程记录等。封存的病历可以是复印件，由医疗机构负责医疗服务质量监控的部门或者专/兼职人员保管。医疗机构应当建立病历管理制度，设置专门部门或者配备专/兼职人员，具体负责本机构病历和病案的保存与管理工作。在实践中，门诊病历一般由患者持有、保管，而住院病历由医疗机构持有、保管。

2010年开始实施的《侵权责任法》，再次在法律层面提升了病历的重要性，该法第五十八条规定："患者有损害，因下列情形之一的，推定医疗机构有过错：隐匿或者拒绝提供与纠纷有关的病历资料；伪造、篡改或者销毁病历资料。"可见，病历在医患纠纷案件中的重要意义越来越显现。

【相关链接】

伪造病历承担全责案

2010年11月17日，何某母亲入住某医院待产，次日何某出生时即出现了"新生儿窒息"症状，后双方发生纠纷。在鉴定期间，家属发现医院的病历原件和之前在医院复印的复印件不一致，遂主张医院篡改病历，应当承担全部责任。该案最终经法院审理认为：何某母亲的住院病历首页及何某住院病历的医嘱单均经过修改，医院收取费用的催产素数量与实际使用的数量不一致且医院未能对未使用部分催产素的去向做出合理解释，双方提供病历的真实性均不能确定，不能作为鉴定的依据，不再委托鉴定；因医院存在篡改病历的行为，根据《侵权责任法》第五十八条的规定，推定医院存在过错并与何某的损害后果有因果关系，对何某的损害后果承担全部责任。

病历书写包括修改应当按照规范进行,否则较易在诉讼中陷入非常被动的地位。上述案例中,正是病历未按规范书写的原因,导致法院认定鉴定无法进行,并推定医院有过错、与损害后果有因果关系并应承担全部责任。因此,病历的书写和保管,应受到所有医务人员的重视。

五、告知义务

(一)告知义务的起源

医学的发展模式经历了生物医学模式向生物-社会模式,再向生物-心理-社会模式的转变。随着医学模式的转变,医疗机构的告知逐渐引起人们的重视。追溯其起源,最早反映在西方一些发达国家的判例之中。如在1914年,美国大法官卡多佐在舒伦多夫诉纽约医院协会一案中认定外科医师进行手术需得到患者同意,否则要承担损害赔偿责任。这一判例宣示了患者在医疗过程中的自主决定权。第二次世界大战后针对人体实验的纽伦堡纲审判认为,以人体为实验对象时,应事先征得受试人的自愿同意。1964年世界医学大会通过的"赫尔辛基宣言"和1981年的"里斯本宣言"都肯定了医疗机构的告知义务和患者的知情选择权利。医疗机构的告知义务,经过医学伦理学的发展,逐渐应用于医患关系和临床领域,并以法律规范的形式确定下来。我国立法也逐步规定、丰富了告知的内容,并在诉讼案件中得以运用。

(二)我国关于告知义务的规定

我国第一次关于告知义务的规定见于卫生部1982年发布的《医院工作制度》,被学者称为我国"医疗知情同意权的萌芽"。国务院1994年颁布实施的《医疗机构管理条例》及卫生部随后颁布实施的《医疗机构管理条例实施细则》对签字同意制度作了规定,即医疗机构施行手术、特殊检查或者特殊治疗时,必须尊重患者对自己的病情、诊断、治疗的知情权利,征得患者同意,并取得其家属或者关系人同意并签字。并对无法取得患者意见时如何操作作了规定。这是我国法律条文第一次在医疗领域使用"知情权利"一词,医疗机构的告知义务正式确定下来。1999年5月1日,《执业医师法》颁布实施,其中第二十六条规定:"医师应当如实向患者或者其家属介绍病情,但应注意避免对患者产生不利后果。医师进行实验性临床医疗,应当经医院批准并征得患者本人或者其家属同意。"可见,关于医疗机构告知义务的规范,由部门规章到行政法规,再到法律,法律位阶越来越高,法律效力越来越高,表明立法和实践中对医疗告知、对患者的知情选择越来越重视。

2002年国务院颁布实施《医疗事故处理条例》,在确认医疗机构告知义务的同时,规定患者有权复印自己的病历资料,包括门诊病历、住院志、体温单、医嘱单、化验单(检验报告)、医学影像检查资料、特殊检查同意书、手术同意书、手术及麻醉记录单、病理资料、护理记录以及国务院卫生行政部门规定的其他病历资料。多年以来,我国的现状是住院病历由医疗机构保管,患者没有权利获取这些资料,不仅给患者的后续治疗带来不便,而且使患者因无法获取病历资料而遭遇维权难题。《医疗事故处理条例》规定患者可以复印大部分病历资料,保障了患者知情权的行使。

《侵权责任法》第五十五条规定:"医务人员在诊疗活动中应当向患者说明病情和医疗措施。需要实施手术、特殊检查、特殊治疗的,医务人员应当及时向患者说明医疗风险、替代医疗方案等情况,并取得其书面同意;不宜向患者说明的,应当向患者的近亲属说明,并取得其书面同意。"该条规定在告知义务中,增加医师应当告知替代医疗方案的具体规定。在第六十一条的规定中,规定了患者享有查阅、复制病历资料的权利。

(三)告知的对象

履行告知义务的目的是为了保障患者的知情同意权,因此,医疗机构及医务人员履行告知义务时,应当向患者本人告知,这是履行告知义务的基本原则。只有在不能或不宜向患者本人告知时,才可以向患者的近亲属告知说明。具体而言,分为如下几种情形:

1. 当患者为完全民事行为能力人，即年满18周岁且精神正常的自然人和年满16周岁不满18周岁且以自己的劳动收入为主要生活来源的精神正常的自然人，告知义务的履行分为两种情况：一是直接向患者本人告知为原则；二是患者授权其他人代为行使知情选择权时，可向患者的代理人告知，由授权代理人签署知情同意书。但此时应当由患者与其代理人之间签订《授权委托书》。

2. 当患者为限制民事行为能力人和无民事行为能力人时，包括：①未满18周岁的自然人；②不能完全辨认或不能辨认自己行为的成年精神病患者（包括痴呆症患者）；③不能正确表达自己意见的昏迷患者。此时的告知对象为患者的监护人，包括配偶、父母、成年子女、其他近亲属及关系密切的其他亲属朋友，由监护人代为做出同意或不同意医疗的意思表示。

3. 保护性医疗告知，是向患者本人告知原则的例外，其法律依据为《执业医师法》《医疗事故处理条例》中关于告知"应当避免对患者产生不利后果"的规定。《侵权责任法》也规定了医疗机构及医务人员在说明病情、医疗风险、替代医疗方案等情况时，"不宜向患者说明的，应当向患者的近亲属说明，并取得其书面同意"。这些规定，主要是体现以人为本的人文关怀精神。因为在医疗过程中，有些患者治疗预后差或者没有治愈措施，如肿瘤患者，若如实告知病情、医疗措施等，会导致患者承受巨大的精神压力，有些心理脆弱的患者，甚至会产生恐惧、绝望、自杀情绪，反倒会对患者产生不利的影响。

（四）告知的内容

根据《侵权责任法》第五十五条的规定，告知的内容主要为患者的病情、医疗措施、医疗风险和替代医疗方案。

患者的病情包括患者的诊断情况、病情的轻重、预后等有关患者此次治疗过程中所患疾病病情的内容，医方应将这些内容详细告知。告知病情后，医方应当将要采取的医疗措施的性质、理由、内容、目的及风险程度等告知患方。同时，医疗行为本身具有侵袭性，医方应将医疗行为可能伴随的不良后果、危害性及防范措施告知患方。

关于替代医疗方案的告知，是《侵权责任法》中新增的内容。因为临床上对同一种疾病的诊治，往往包括多种方法，不同的诊疗方法可能疗效、风险、医疗费用等不一样，如目前的微创技术和传统的直接"开刀"手术，前者创伤小、康复快，但费用高；后者创伤大、康复时间长，但费用相对较低。面对这一问题，不同的患者可能有不同的取舍，医方应当将不同的医疗方案及各自的优缺点予以告知。

（五）告知的形式

告知的形式包括书面告知、口头告知和公示告知。

1. 书面告知　根据《侵权责任法》第五十五条的规定，实施手术、特殊检查、特殊治疗时，应当进行书面告知。何为特殊检查、特殊治疗？《医疗机构管理条例实施细则》第八十八条中规定：特殊检查、特殊治疗是指具有下列情形之一的诊断、治疗活动：①有一定危险性，可能产生不良后果的检查和治疗；②由于患者体质特殊或者病情危笃，可能对患者产生不良后果和危险的检查和治疗；③临床试验性检查和治疗；④收费可能对患者造成较大经济负担的检查和治疗。书面告知后，涉及谁签字的问题，签字同意的主体，应当与前述告知对象一致。对上述书面告知，在遵守法律规定的同时，不必仅限于条款规定的书面告知情形。临床实践中，医疗机构或医务人员认为有必要的，也可进行书面告知，如《住院须知》《就诊须知》等，患者不配合治疗的时候，也应书面告知。

2. 口头告知　在医方进行的简单、无创伤性或创伤性很小的检查、治疗时，口头告知即可，如常见的超声影像检查、一般的药物治疗、输液等。此时口头告知就能得到患者的认可。

3. 公示告知　公示告知是针对不特定的患者，主要是通过张贴、悬挂医院及医师的有关情况，以方便患者就诊。如医院简介、医师门诊时间安排等。

(六)违反告知义务的法律责任

违反告知义务的法律责任包括民事责任和行政责任两种。

1. 民事责任 《侵权责任法》第五十五条第二款规定:"医务人员未尽到前款义务,造成患者损害的,医疗机构应当承担赔偿责任。"根据此规定,医务人员未尽到告知义务,从而使患者未能行使选择权,以致造成患者人身或财产损害的,医疗机构应当承担赔偿责任。没有造成损害的,不应承担赔偿责任。

实践中,有些医疗机构在手术前的知情同意书中写明手术风险时,同时写明"责任自负"等字样。很多临床医师也以为自己已经向患者讲明了治疗风险后,如治疗过程中发生风险,自己和医疗机构就不需要再承担责任。实际上,履行了告知义务,并不意味着责任的免除。因为履行告知义务的目的是为了让患者正确地行使其选择权,医务人员仍负有审慎诊疗等其他应尽的注意义务。如不良医疗后果是医疗机构没有尽到其应尽的注意义务引起的,医疗机构仍应承担责任,并不因已告知了风险而免除。

2. 行政责任 民事责任的承担,不意味着行政责任的免除,根据《医疗事故处理条例》第五十六条的规定,医疗机构及医务人员未履行告知义务,由卫生行政部门责令改正;情节严重的,对负有责任的主管人员和其他直接责任人员依法给予行政处分或者纪律处分。

> 【相关链接】
>
> **医师未告知导致患者未能行使选择权,医院承担赔偿责任案**
>
> 某72岁男性患者在当地一家医院住院治疗,经前期检查,医师告知患者为癌症,需要手术治疗。手术后不久,患者死亡。医院的病理诊断机化性肺炎。该案经鉴定,认为具有手术指征,医方的操作并没有不妥,患者的死亡为自身疾病所致,与医疗行为无关。法院经审理认为,虽然患者死亡为自身疾病进展的结果,与医方的医疗行为无关,但医方在术前过于自信,告知患者病情为肺癌,导致患方未能行使知情选择权,故医院应当承担一定的赔偿责任。

法律尊重患者的选择权,而患者选择权的行使,建立在医方正确履行告知义务的前提下,如果医方未履行告知义务或未正确履行告知义务,患者将无法按自己的真实意思行使选择权,造成损害后果的,医院应当承担赔偿责任。有些医疗机构和医务人员认为自己追求的是更好地治疗结果,甚至治疗结果确实更有利于患者身心健康,因而无需承担责任,这种想法实际是错误的,因为患者知悉准确的病情后,可能选择放弃治疗或者选择其他治疗方式。

六、保护患者隐私的义务

(一)患者的隐私权及其限制

隐私权是自然人享有的对其个人的、与公共利益无关的个人信息、私人活动和私有领域进行支配的一种人格权。患者是自然人,享有隐私权,即患者享有对自己身体的隐秘部位在医疗目的限制之外不被他人触摸、观看、拍照、录像的权利;在隐私受到侵害时,有权进行制止,并可以通过各类救济予以维护;享有按照自己的意志决定自己的隐私是否可以被医疗机构、医务人员以及他人利用的自决权。

但在医疗活动中,因诊疗的需要,患者往往需要将自己的隐私告知医务人员,或者将自己的隐私部位向医务人员暴露,否则,医师有可能无法诊疗。所以,患者的隐私权与医师在诊治过程中知悉相关病情相矛盾时，患者的隐私权应受到限制，即患者应当披露自己的相关隐私。

因为医务人员在诊疗过程中不可避免地要知悉患者的隐私，为了保护患者的隐私，法律规定医疗机构及医务人员负有保护患者隐私的义务。《执业医师法》《传染病防治法》《母婴保健法》《护士条例》等卫生法律法规都规定了医务人员有保护患者隐私的义务，不得擅自公开、泄漏，即使治疗已经结束，医疗机构及医务人员仍负有此项义务。而《侵权责任法》第一次在法律中规定了"隐私权"，确定了隐私权的法律地位。

（二）医疗机构及医务人员对患者隐私的保护

就诊过程中，医方接触到的患者隐私通常包括：①患者的一般个人信息，如姓名、性别、年龄、民族、婚姻状况、职业、住址、联系电话或邮箱等；②患者的家庭信息，如疾病家族史、婚育史；③患者的生活情况信息，如去过哪些地方、有无不良生活习惯、疫情疫区接触史、有无烟酒不良嗜好等；④患者的病情信息，包括既往疾病的情况及纠正经历，就诊当时的病史、诊断、辅助检查结果及治疗信息；⑤患者身体的特定部位，尤其是患者不愿显露但在就诊过程中又不得不让医师看到或接触到的身体部位，如女性患者妇科检查、人流手术时不得不暴露的身体部分。

上述信息，均可以在病历中查阅到，所以在患者隐私权保护过程中，医方需要做到不口头泄露患者隐私、身体检查过程中采取必要的隔离措施，除此之外，还需要保管好患者的病历，未经患者同意，不得将涉及上述信息的病历资料向第三方公开。对此，《医疗机构病历管理规定》第六条做了明确的规定，除涉及对患者实施医疗活动的医务人员及医疗服务质量监控人员外，其他任何机构和个人不得擅自查阅该患者的病历。因科研、教学需要查阅病历的，需经患者就诊的医疗机构有关部门同意后查阅。阅后应当立即归还，不得泄露患者隐私。

（三）泄露患者隐私及擅自公开患者病历资料的法律责任

泄露患者隐私或者擅自公开患者病历资料的行为可能会涉及侵犯患者的隐私权。在《侵权责任法》之前，我们国家没有隐私权的规定，虽然《执业医师法》《传染病防治法》等都规定了医疗机构和医务人员不得泄露患者的隐私，但并没有规定泄露患者隐私后的法律后果，也没有关于隐私权的规定。而《侵权责任法》第一次将隐私权规定为一种具体的人格权，并在第六十二条中规定："泄露患者隐私或者未经患者同意公开其病历资料，造成患者损害的，应当承担侵权责任。"法律上的隐私权侵权责任，除损害赔偿之外，还有停止侵害、赔礼道歉、消除影响、恢复名誉等多种责任承担形式。

【相关链接】

未经患者同意将其真实姓名和病情发布在报纸上的行为系侵犯患者隐私权的行为

2008年3月21日，何某因心脏疾病到某医院就诊，经该院介绍一种新型的手术方式后，何某接受该治疗方式。术后，何某感觉自己病情并未治愈，且与医院原先介绍的治疗结果相差甚远。2008年4月1日，当地一报社根据医院的介绍将何某病况、治疗情况及新型手术的疗效等刊登在报社出版的报章上，何某认为医院及报社公布的信息使自己的隐私受到了侵犯，并以侵犯隐私权为由，以医院和报社为被告提起诉讼。法院认为，公民的隐私权受法律保护。何某在医院治疗疾病的事实，在未得到何某的许可下，任何单位及个人不应擅自公开，被告报社通过在被告医院的采访后，将何某的真实姓名和病情向大众公开，何某不愿曝露的隐私由此公布，该行为实为不当，判决报社和医院登报赔礼道歉，并连带赔偿何某精神抚慰金2000元。

患者出于治疗的需要，将自己的信息、病情让医疗机构和医务人员知悉，医疗机构和医务人员以及任何第三方未经患者同意，均不得泄露、公开患者的这些信息，包括后续治疗中的信息。本案中，医疗机构和报社一起擅自公开了患者这些不愿为人所知的信息，侵犯了患者的隐私权，应当承担侵权责任。

第二节 医学院校毕业生的医疗活动

一、医师资格考试和执业注册制度

1999年5月1日开始实施的《执业医师法》，旨在与国际接轨，建设一支高素质的医师队伍，保护人民健康。医师资格考试及注册制度是《执业医师法》的核心内容，改变了传统的单位考核模式，实现全国统考，从系统的医学教育、资格考试、执业注册等方面，建立医师执业准入控制。

《执业医师法》第八条规定："国家实行医师资格考试制度。"同时规定，须具有下列条件之一的，才可以参加执业医师资格考试：（一）具有高等学校医学专业本科以上学历，在执业医师指导下，在医疗、预防、保健机构中试用期满一年的；（二）取得执业助理医师执业证书后，具有高等学校医学专科学历，在医疗、预防、保健机构中工作满两年的；具有中等专业学校医学专业学历，在医疗、预防、保健机构中工作满五年的。考试成绩合格的，取得执业医师资格或者执业助理医师资格。一旦合法取得该资格，便终身拥有，不得剥夺。

拥有医师资格后，并不意味着可以从业。《执业医师法》第十三条规定："国家实行医师执业注册制度。"同时规定未经医师注册取得执业证书，不得从事医师执业活动。《医疗机构管理条例》也作了类似的规定，即医疗机构不得使用非卫生技术人员从事医疗卫生技术工作。而卫生技术人员，《医疗机构管理条例实施细则的规定为：按照国家有关法律、法规和规章的规定取得卫生技术人员资格或者职称的人员。所以，未经注册即从事医师执业活动的个人和使用未经注册的人员从事医师执业活动的医疗机构，其行为均属非法行为。

进行执业医师注册后，医师的执业行为仍受到执业地点、执业类别、执业范围的限制。除国家有特别规定外，医师应当在其注册的执业地点、执业类别和执业范围内执业。当上述要素发生变化时，应当申请变更注册。

【相关链接】

取得医师资格但未注册构成非法行医案

李某因牙龈容易出血到广州市某药店，看到该药店内挂有陈医生的招牌，要求陈医师看病，陈医师为李某作静脉推注，并开了口服药三次给李某回家服用，注射完后，李某自行回家。当晚9时多，李某服药后出现昏迷，转到广州市某医院处急诊救治，后经治疗无效死亡。李某家属以医疗事故损害赔偿为由向一审法院提起诉讼，要求陈医师、广州市某医院共同承担赔偿责任。法院判决最终认定，陈医师的诊疗行为发生时，陈医师取得了医师资格，但尚未获得《医师执业证书》，根据《执业医师法》及其相关法规的规定，取得《医师资格证书》者，必须按照《执业医师法》以及《医师执业注册暂行办法》的规定，经注册取得《医师执业证书》后，方可按照注册的执业地点、执业类别、执业范围从事相应的医疗、预防、保健活动，故陈医师的行为已构成非法行医行为。

评价医师的行为是否构成非法行医，关键是做出诊疗行为时，是否经注册取得了《医师执业证书》，如为依法取得，则不构成非法行医，做出诊疗行为后注册取得《医师执业证书》的，不能作为该诊疗行为不构成非法行医的抗辩理由。

二、医学实习生及毕业后暂未取得医师执业证书时医疗活动的限制

一名医师取得执业资格并注册前，从事医疗活动的过程分为三个阶段：实习期、进入医疗机构后暂未取得医师资格期和取得医师资格后但尚未完成注册期间，根据《执业医师法》及相关规定，在这三个阶段，均不能从事医师执业活动。然而，此期间，他们又不可能不参与任何医疗活动，如实习，本身就是医学教育的内容之一，旨在让医学生参加临床实践活动；毕业后进入医疗机构，便是医疗机构的员工，理当参与一定的医疗活动。怎样处理此期间参与医疗活动与《执业医师法》的冲突？国家法律并没有做出相关规定，卫生部在地方的请示回复中回答了这一问题。

2002年，卫生部在回复河北省卫生厅的卫办医发【2002】58号文件《卫生部办公厅关于正规医学专业学历毕业生试用期间的医疗活动是否属于非法行医的批复》中规定：取得省级以上教育行政部门认可的医学院校医学专业学历的毕业生在医疗机构内试用，可以在上级医师的指导下从事相应的医疗活动，不属于非法行医。

2004年，卫生部在回复上海市卫生局的卫政法发【2004】178号文件《卫生部关于取得医师资格但未经执业注册的人员开展医师执业活动有关问题的答复》中明确：根据《执业医师法》第十四条第二款规定，取得医师资格的人员，未经医师注册取得执业证书，不得从事医师执业活动；在教学医院中实习的本科生、研究生、博士生以及毕业第一年的医学生可以在执业医师的指导下进行临床工作，但不能单独从事医师执业活动。

2004年，卫生部在回复湖北省卫生厅的卫政法发【2004】223号文件《关于对李佺医师执业注册问题的批复》中明确：已取得《医师资格证书》，并具备申请执业医师注册条件的医师，非本人原因导致未获得《医师执业证书》前，在其人事关系所在单位和工作时间内的执业活动不属非法行医。对此，应理解已取得《医师资格证书》，具备了申请注册的条件且已申请了注册，但非因本人的原因，如卫生行政部门未在30日的法定期限内印发《医师执业证书》等，致注册未能完成，此时的执业，不属于非法行医。

2005年，卫生部在回复河南省卫生厅的卫政法发【2005】357号文件《关于医学生毕业后暂未取得医师资格从事诊疗活动有关问题的函》中明确：医学专业毕业生在毕业第一年后未取得医师资格的，可以在执业医师指导下进行临床实习，但不得独立从事临床活动，包括不得出具任何形式的医学证明文件和医学文书。

综上，医学毕业生，无论其学历学位如何，无论是实习期间还是在医疗机构试用期间，只要未取得《医师执业证书》，都只能在执业医师指导下从事临床医疗活动，不得独立从事医疗工作和相关活动（卫生部2005年回复的情况除外）。

第三节　医疗纠纷处理法律制度

一、医疗纠纷处理制度的历史沿革

新中国成立初期，医疗服务福利化，案件少。改革开放后，案件逐渐增多，相应的法律逐渐规范和发展，医疗纠纷处理制度主要经历三个阶段：

（一）限制患者赔偿权利阶段

关于医疗纠纷案件的处理，没有专门的法律规定，专门的法规规定始于1987年1月1日生效实施的《医疗事故处理办法》（以下简称《办法》）。这部行政法规出台时，医疗行为的性质是社会福利保障，故对赔偿进行了限制。主要表现在：①限制赔偿责任的构成，只有行为直接造成患者死亡、残废或功能障碍才构成责任或技术事故（共三级），患者才可以请求赔偿，差错不构成医疗事故，即使医方有过错，但未达成造成患者功能障碍的损害后果的，医疗机构无需赔偿。②限制赔偿数额，即构成医疗事故的，可根据事故等级、情节和患者的情况给予一次性经济补偿，补偿标准由各省、自治区、直辖市人民政府规定。各地据此制定医疗事故处理办法的实施细则，对一次性经济补偿的标准做出规定，例如，天津市的标准为：一级医疗事故（造成患者死亡）补偿3000~4000元，未满三周岁的婴幼儿为1000元，新生儿为700元；二级医疗事故（造成患者严重残废或者严重功能障碍）补偿3000~5000元；三级医疗事故（造成患者残废或者功能障碍）补偿2000~3000元，未满三周岁的婴幼儿为700元，新生儿为500元。这样的赔偿标准，在当时的消费水平，远不能补偿患者的实际损害。③限制权利救济途径，主要是指医疗事故技术鉴定由主管卫生行政部门组织当地的专家进行，且程序前置，导致鉴定本身的可信度低，患者维权困难，如果经鉴定不构成医疗事故，患者将难以维权，甚至会面临法院对起诉不予受理的情况。由于《办法》多方面的限制，损害了患者一方的民事权益，各地法院的判决不断突破《办法》的规定，最高人民法院也支持这种做法，如最高人民法院1992年3月24日《关于李新荣诉天津市第二医学院附属医院医疗事故赔偿一案如何适用法律问题的复函》中明确："《医疗事故处理办法》和《天津市医疗事故处理办法实施细则》，是处理医疗事故赔偿案件的行政法规和规章，与《民法通则》中规定的侵害他人身体应当承担民事赔偿责任的基本精神是一致的。因此，你院应当依照《民法通则》《医疗事故处理办法》的有关规定和参照《天津市医疗事故处理办法实施细则》的有关规定，根据该案具体情况，妥善处理。"

（二）加重医疗机构举证责任初步形成防御性医疗阶段

最高人民法院《关于民事诉讼证据的若干规定》于2002年4月1日开始实施，其中第四条第（八）项规定："因医疗行为引起的侵权诉讼，由医疗机构就医疗行为与损害结果之间不存在因果关系及不存在医疗过错承担举证责任。"施行医疗过错和因果关系举证责任倒置，减轻了患者的举证责任。

2002年9月1日，国务院制定的《医疗事故处理条例》（以下简称《条例》）开始实施，原《医疗事故处理办法》不再适用。《条例》较《办法》有了较大的改变，主要有：①重新定义了医疗事故，扩大赔偿范围，即医疗过错造成患者明显人身损害，虽然未造成患者死亡、伤残或功能障碍的，医疗机构仍要承担赔偿责任。②对鉴定制度进行改革，鉴定不再由卫生行政部分组织，而是由第三方民间组织医学会来主持，鉴定专家由医患双方通过随机的方式从专家库抽取，同时鉴定专家实行回避制度。③完善患者权利救济途径，明确规定患者可以直接起诉，不再施行鉴定前置。④同意赔偿标准，提高赔偿额度，即全国各地实行统一的赔偿标准，赔偿额度也大幅提高，与《民法通则》的赔偿项目及数额接轨。⑤明确承认患者的知情权，可以复印自己的病历资料。"尘封"了数十年的病历，患者终于可以获取。

2003年1月6日，最高人民法院法【2003】20号文件的通知规定："一、条例施行后发生的医疗事故引起的医疗赔偿纠纷，诉到法院的，参照条例的有关规定办理；因医疗事故以外的原因引起的其他医疗赔偿纠纷，适用民法通则的规定。二、人民法院在民事审判中，根据当事人的申请或者依职权决定进行医疗事故司法鉴定的，交由条例所规定的医学会组织鉴定。因医疗事故以外的原因引起的其他医疗赔偿纠纷需要进行司法鉴定的，按照《人民法院对外委托司法鉴定管理规定》组织鉴定。……"关于什么是"医疗事故以外的原因"，一直没有统一的意见。2004年5月1日，《关于审理人身损害赔偿纠纷案件适用法律若干问题的解释》规定的赔偿标准大大高于《条例》的规定。于是越来越多的患者选择以医疗过错为由向人员起诉，避开《条例》规定的低标准；司法鉴定机构开始普遍开展医疗过错鉴定，导致出现两套鉴定体制，鉴定混乱起来。赔偿责任的加重，加上举证责任的倒置，使医疗机构和医务人员陷入不满和恐慌之中，为了保存证据不可避免进行过度检查，患者的医疗费用增加，医患矛盾加剧，形成了防御性的医疗态势。暴力性医疗事件和相关的媒体报道屡见不鲜。

（三）进行反思和理性思考阶段

面对日益紧张的医患关系，卫生管理者和法律界的专家，都开始对医疗纠纷的处理进行反思和理性思考，集中考虑这样五个问题：①是否应当分为医疗事故和医疗过错两个案由；②归责原则是否应当一律适用过错推定原则；③诉讼证据归责是否必须实行过错推定和因果关系推定；④赔偿标准是否应当予以限制，能否实行统一的赔偿标准；⑤医疗损害责任鉴定性质是医学鉴定还是司法鉴定。最后，促使立法机关在《侵权责任法》中对医疗损害责任进行专章规定，由此统一了案由；不再一律适用过错推定责任原则，而是在特定情况下有选择性地适用；赔偿标准统一。关于鉴定的问题，目前仍是二元化态势，《侵权责任法》目前没有解决这一问题。

同时，对医疗纠纷的处理途径，各地越来越呼吁第三方调解机制，浙江省宁波市首先实现了这一模式，并在全国多地开展，患者选择处理医疗纠纷的渠道，又多了一种选择。

二、医疗纠纷的处理途径

根据《条例》的规定，当发生医疗纠纷时，患方可以选择自行与医方调解、申请卫生局行政调解和民事诉讼三种方式解决医疗纠纷。

行政调解由医疗机构所在地的卫生行政主管部门主持，患方难以相信其公正性，所以通过行政调解解决的医疗纠纷非常少。

民事诉讼本应是一种彻底地解决纠纷的机制，但往往因为医患双方纠缠于鉴定，一起医疗纠纷的案件，仅医疗过错鉴定，一般都在两次以上，有的甚至鉴定四次。最终，一起案件审理终结，时长都以年为单位，经济、人力成本远较调解高，且医学知识缺乏的患方无法对诉讼风险做出评估。所以，自《条例》开始实施后，医疗纠纷诉讼案例虽大幅上升，但对总数而言，仍是很少的一部分。

医患自行协商的纠纷解决机制，没有第三方参与，隐蔽性强，对没有专业医学知识的患方来讲，很难心平气和地进行协商，或者是迫于无奈的选择。对医疗机构而言，因患方不愿意提起诉讼和不愿意鉴定，责任难分，往往疲于应付患方的纠缠，资金监管也难以透明。

鉴于上述各种因素和现实中医患矛盾的显著性，各界呼吁通过第三方调解机制来解决医疗纠纷。2008年3月1日，宁波市出台实施《宁波市医疗纠纷预防与处置暂行办法》，在市和县（市）、区设立医疗纠纷人民调解委员会，负责医疗纠纷的人民调解工作，开创了国内第三方介入调解医疗纠纷的先河。目前，全国多地借鉴实施宁波模式，通过医疗纠纷人民调解委员会来调解医疗纠纷。

三、医疗损害赔偿责任的构成

医疗损害赔偿责任的构成和一般的侵权责任一样，需要符合四要素：违法行为，损害后果，因果关系，主观过错。

（一）医疗行为的违法性

指医疗机构在诊疗过程中，存在违反相关医疗卫生法律法规、行政法规、部门规章及其他有关诊疗规范、常规的情形，如《执业医师法》《护士条例》无菌操作规范、核对制度等。包括积极的作为和消极的不作为，前者如不具手术适应证或者有禁忌证的情况下仍开展手术治疗，后者如患者出现病情变化时，应当检查治疗的没有进行相应的检查治疗。

（二）对患者造成了损害后果

没有损害，就不存在承担责任的问题，所有只有在发生了损害后果的情况下，才考虑医疗机构有无过错，是否要承担责任。实践中，医疗损害赔偿纠纷案件常见的侵犯了患者的生命权、健康权、财产权益，在某些情况下还会侵犯到患者的知情权、隐私权、监护权等。

【相关链接】

婴儿在医院抱错，医院承担赔偿责任案

2005年3月19日，白某妻子在某医院剖宫产下一子。时隔近5年，白某发现孩子和父母越来越不像，最终查明是孩子出生后第三天，医院工作人员在为婴儿洗澡时将白某之子与黄某之子抱错。最终，法院判决认为，产妇在医院生产期间，产妇本人及亲属对医院的管理制度及医护人员存在高度的信赖，医院要求产妇及亲属对刚出生的子女承担不必要的注意义务，于法无据、于理不合，由于医院的过错行为，使得白某夫妇与亲生儿子分离近5年时间，并无法割舍其与黄某之子的感情，备受精神痛苦的折磨，医院应给予相应的赔偿。

产妇生产期间，医疗机构及医务人员应当尽到注意义务，仔细核对，防范错抱婴儿的情形发生。本案中，正是医院未尽到此义务，致使白某夫妇和黄某夫妇长时间与亲生儿子分离，虽然没有侵犯生命权、健康权或财产权益，但侵犯了他们的监护权，应当承担法律责任。

（三）违法行为和患者的损害后果之间有因果关系

医疗机构的违法行为必须是患者损害后果的原因，医疗机构才承担侵权责任。但因果关系是一个非常复杂的法律问题，且医疗过程中，患者的损害后果很少是因为单一原因造成的，如疾病本身的因素等。实践中，因果关系是患方和医方都难以证明的问题，最终都是依据鉴定结论来认定。

（四）主观上存在过错

此为医疗损害赔偿责任的主观要件，是法律对医疗机构及医务人员在实施侵害行为时的主观心理状态做出的否定性评价。法律之所以要关注行为人的主观心理状态，是因为法律对自由、秩序的价值追求。并非凡是发生损害就产生法律责任，在多数情况下，法律只要求有过错的行为人承担责任，正如德国大法学家耶林所言："使人负担损害赔偿的，不是因为有损害，而是因为有过失，其道理就如同化学上之原则，使蜡烛燃烧的，不是光，是氧。"因此，在一般情况下，行为人致他人损害，虽有损害事实和因果关系存在，但若没有过错，行为人不负侵权行为责任。

根据《侵权责任法》的规定，应当由患者举证证明医疗机构存在医疗过错，往往通过申请医学鉴定来证明。《侵权责任法》第五十八条还规定了三种推定医疗机构存在过错的情形，主要是考虑到病历资料的形成和保管都由医疗机构进行的，如果医疗机构不提供、拒绝提供、隐匿或者销毁、伪造、篡改病历资料，鉴定所必须依据的病历资料的真实性将无法确认，鉴定将无法进行或无法客观、公正的进行，所以需要减轻患者的举证责任。

四、医疗损害赔偿责任的免责事由

此处所讲的免责事由，包括减责事由，是医疗机构针对原告的主张而提出的证明可以免除或减轻自己责任的客观存在且已经发生的事实。《医疗事故处理条例》第33条就医疗事故的免责事由做了规定:"有下列情形之一的,不属于医疗事故:①在紧急情况下为抢救垂危患者生命而采取紧急医学措施造成不良后果的;②在医疗活动中由于患者病情异常或者患者体质特殊而发生医疗意外的;③在现有医学科学技术条件下,发生无法预料或者不能防范的不良后果的;④无过错输血感染造成不良后果的;⑤因患方原因延误诊疗导致不良后果的;⑥因不可抗力造成不良后果的。"《侵权责任法》第六十条也对医疗机构的免责事由做了规定:"患者有损害,因下列情形之一的,医疗机构不承担赔偿责任:①患者或者其近亲属不配合医疗机构进行符合诊疗规范的诊疗;②医务人员在抢救生命垂危的患者等紧急情况下已经尽到合理诊疗义务;③限于当时的医疗水平难以诊疗。前款第一项情形中,医疗机构及其医务人员也有过错的,应当承担相应的赔偿责任。"参照上述规定,将认为医疗过错的抗辩事由包括患者方的原因、紧急治疗超出现有医疗水平和不可抗力,其中患者方的原因包括患者方的过错、患者体质特殊和患者的疾病参与度。

(一)患方的原因

患者的原因包括患方的过错、患者体质特殊和患者的疾病参与度。患者的过错主要表现为:①患者没有及时就诊,如孕妇未按常规进行产前检查导致医务人员未能及时发现胎儿异常;②患者没有如实告知病情,如某患者隐瞒在家遭受丈夫殴打而致医师未能及时诊断出其腹痛的原因;③患者在治疗过程中不遵医嘱,不配合检查或者治疗,如糖尿病患者不遵医嘱服用降血糖的药物,导致出现低血糖昏迷;④患者不遵从医师的指导性说明,如急性胰腺炎患者不遵从医师关于禁食的说明,擅自饮食导致病情加重。这些是因为患者的原因导致医务人员未能及时采取有效的治疗措施或治疗措施无效,不应认定医疗机构存在过错。

患者体质特殊是指对医疗行为发生预期之外异常反应的患者体质。有些患者会因为对治疗行为这种外来刺激的特殊生理反应或组织、器官特殊的形态或解剖异常,使治疗结果超出医务人员预期之外,从而发生难以预防和防范的不良后果。如临床中使用青霉素,需先进行皮试,但有一部分患者皮试时显示阴性,但在接下来的用药过程中却出现过敏反应,此时医务人员只要按规范进行了皮试,即使发生了不良后果,也不存在医疗过失。

疾病参与度是指在医疗过失造成的损害后果与患者自身疾病共同存在的情况下,医疗过失在患者目前疾病状态中的介入程度。研究疾病参与度的主要意义,在于确定过失责任程度时,应考虑到患者原发疾病对目前疾病状况的影响。医疗机构只应对自己过错引起的损害后果部分承担责任,对即使尽到了注意义务但仍不能阻断的疾病本身引起的损害后果部分不承担责任。因为在医疗纠纷案件中,往往是医疗机构的过错行为与患者的疾病相结合,产生了损害后果,即所谓的"多因一果",这是医学科学上不争的事实,全部由医疗机构承担责任无法实现法律的公平。

(二)抢救生命垂危的患者等紧急情况下已尽到合理诊疗义务

临床实践中,经常碰到患者生命垂危需要紧急救治的情况,此时以救治患者的生命为唯一目的,而医疗判断的时间紧促,对患者的病情、症状无法做详细的检查、观察、诊断,故允许救治措施和方法超过常规,将法律在通常情况下所禁止的行为作为手段来保护合法权益。《侵权责任法》做出的该项规定,旨在对医疗急救行为进行规范和保护。根据规定,在患者生命垂危的紧急情况下,医务人员只要尽到了合理诊疗义务,即使对患者造成了损害,医疗机构也不承担责任。如患儿窒息时到没有设置儿科的医院就诊,接诊医师在抢救过程中因对儿童救治经验的缺乏导致患儿喉部软组织挫伤,在通常情况下,没有设置儿科的医院不可以接诊儿童患者,但为了抢救生命,在上述紧急情况下,不再做此要求,喉部软组织挫伤是一个远远小于生命权的权益受到损害,医疗机构不承担责任。

需要说明的是,此处的合理诊疗义务,是相对于非紧急情况而言,医疗机构和医务人员还是要严格遵守法律法规的相关规定和基本的诊疗规范及抢救规范,尽量将抢救的副作用降到最小。在实际案例中,还需要借助专门的医学鉴定对是否尽到了合理的诊疗义务进行认定。

(三)限于当时的医疗水平难以诊疗

医学和其他自然学科一样,在不断地发展。但人类对疾病的认识和防治能力有限,还存在很多未知的、需要进一步研讨的领域,存在很多无能为力的方面。所以医学并不能包治百病,并不能让每一位患者都达到理想的治疗效果。如 2003 年非典早期,医学界对该疾病普遍缺乏认识,没有有效的治疗和防控措施,很多患者包括给患者治疗的医护人员因得不到有效的治疗而死亡,也有患者在医疗机构内发生了医源性感染,此时就不应认定存在医疗过错。

如何判断不良的治疗结果是受医疗水平的限制所致?在实践中往往需要委托医学技术鉴定机构进行鉴定。在现有医疗技术条件下,不能预料或不能防范的不良后果、无过错输血造成的不良后果、对罕见和少见疾病的误诊都属于限于当时的医疗水平难以诊疗的情形。如临床上有些药物经长期使用较为安全,医疗常规中不要求做过敏试验,但少数患者用这种药物之后却发生过敏反应,严重者危及生命,此种情况即属于不能预料或不能防范的不良后果,不应由医疗机构承担责任。

另外,在考虑当时医疗水平的时候,应当考虑医疗行为的地域性差异,主要包括经济发达地区与偏远地区的差异、综合性大医院与低级别小医院的差异。因为我国普遍存在医疗资源分布不均匀的状况,经济发达地区的综合性大医院往往设备先进、人才丰富、技术领先,从而吸引更多的患者就诊,所占的医疗市场份额大,疑难复杂病例集中。而后者又反过来促进医疗机构技术水平的提升,经济效益的增加,从而有利于医疗机构的发展。而在低级别的医疗机构则刚好相反,进一步导致医疗资源分布的不均和医疗技术水平的差异扩大。所以,对综合性大医院和小医院、经济发达地区的医院和偏远地区的医院应当区别对待。

关于医患纠纷的法律法规,医患沟通的法律法规,目前我国还在起步阶段,缺失比较严重,各级医疗机构和相关部门都正在着手研究和建立,有些医院的沟通制度虽然开始执行,但还很不完善,面对逐步升级的医患冲突,急需在医患沟通和医患纠纷方面立法,医患沟通离不开法律支持。

复习思考题

1. 根据法律法规的规定,医疗机构及医务人员的义务主要有哪些?
2. 哪些情况下需进行书面告知,告知的对象是谁?
3. 医疗机构在病历书写过程中,在哪些情形下,可以推定医疗机构有过错?
4. 从事医师执业活动的法定条件是什么?
5. 医疗侵权责任的构成要件有哪些?在什么情况下医疗机构可以主张免责?

【课外阅读】

1.《医疗机构管理条例》(国务院)
2.《医疗事故处理条例》(国务院)
3.《护士条例》(卫生部)
4.《医院工作制度》
5.《医疗机构病历管理规定》(卫生部)

(余 震)

第六章　沟通的原则与艺术

"良言一句三冬暖，恶语伤人六月寒"

【临床案例】

一个从乡下长途跋涉来县城看病的患者，好不容易借了点钱，在他认为"水平最高"的县医院挂了一位专家的号，一见面，这位专家看了看检查报告，第一句话就说："你来晚了"。第二句话说："没治了"。第三句话说："回家吧"。这时，患者精神上已经快受不了了，急忙央求医生说："大夫，您给看看还有没有其他办法，求求您了。"而医生的第四句话，让这个患者当场就站不起来了："你早干什么去了？"结果这位农民患者，还没出医院大门就一命呜呼了。

【案例分析】

这个真实的案例被叫做"4句话说死患者"，它清楚地说明一个问题：许多医务人员不懂得怎么"回应"患者。

回应患者，最重要的还是医务人员的语言。没有一个医务人员不是真心想把患者治好的，然而在现实中，医患矛盾的产生，往往就是在关键时刻，医生们"不会说话"——不知道怎样向患者解释病情。优秀的医疗技术、高新的医疗设备，并不总能减轻患者的痛苦。而医务人员良好的语言，不是药物胜似药物，可以减轻患者心理压力，让他更加配合治疗，从而达到更好的治疗效果。

人类生活离不开人际沟通。然而，人类很早就意识到，要准确表达自己和理解别人都十分困难。俄国有位诗人说"没有任何痛苦能胜过语言而导致的痛苦与伤害"。在很多民族语言中，一语多义，多语一义并不鲜见。如果你没有经历过失恋的痛苦，你就无法体会这是一种怎样的悲伤；如果你没有受过巨大的挫折，又怎能体会庄子所说的"哀莫大于心死"！医者绝不可能有各种疾病的亲身体验，因此，当患者向医者诉说他的痛苦、陈述他的感受时，不一定都能被医者理解、唤起医者的共鸣；同样，当医者表达诊疗意见、提出配合要求时，也不一定能全被患者领会、赢得患者的合作。医患沟通不仅是一门学问，而且是一门非常值得研究的学问。医患交流知识和技能的学习之所以需要贯穿于医学教育全程，落实在医疗服务实践中，是因为医者的医患交流状况直接和间接地关联着医疗质量、关联着百姓的健康，关系着千家万户的悲欢离合。

第一节　语言沟通原则与艺术

沟通是一扇门，那么语言就是这扇门的钥匙，如果沟通的门通向的另一方是漆黑的深夜，那么语言的钥匙便引领着你走向皓月当空，繁星满天；如果沟通的门通向的另一方是一望无际的沙漠，那么语言的钥匙便引领着你走向鸟语花香的绿洲；语言能使沟通直达人的心坎；语言是心灵的窗户，相随心生——口乃心之门。

第六章　沟通的原则与艺术

一、语言在沟通中的非凡作用

"酒逢知己千杯少，话不投机半句多"，语言在沟通中具有非凡的作用。一个会说话的人，可以合纵连横，妙语连珠，可以化腐朽为神奇，化干戈为玉帛。郑板桥咏诗退小偷的故事就足以说明语言力量的强大："细雨蒙蒙夜沉沉，梁上君子进我门，腹内诗书存千篇，床头金银无半文，出门休惊黄尾犬，越墙莫损兰花盆，天寒不及披衣送，趁着月黑赶豪门"。

宋代的寇准当上了宰相，他的昔日好友很想提醒他，以后要多加强学习，才能成为一个好宰相。可是他思前想后，不能就这样直言啊，如果直言会伤了感情，适得其反，怎么办？送了一本书以示祝贺。寇准心想朋友送书一定有用意，不妨好好拜读一下，其内容就是劝其多读书，做名相等内容。寇准大悟，他由衷感谢朋友的善意提醒，最后成为一代名相。

这个故事告诉大家，人是复杂的情感动物，朋友怎么交往？同事如何相处？关键看如何沟通，语言的表达大有学问。哪些话能说？哪些话不能说？哪些话是点到为止？哪些话是反复强调？要根据不同的人，采取不同的方式，尽管俗话说：良药苦口利于病，忠言逆耳利于行。但也应该与时俱进，让良药不再苦口，让忠言不再逆耳！这不是虚伪，这是语言艺术，中华民族的基本理念就是：以和为贵，和气生财，家和万事兴；和颜悦色、恰如其分的语言表达，能使沟通顺利、愉快，能使沟通达到事半功倍的效果。

我们说，语言在沟通中的作用是突出的，在医患沟通中更是作用非凡。希波克拉底曾经说过，医生的法宝有三样：语言、药物和手术刀，医生的语言就像他的手术刀一样，可以救人，也可以伤人；因为临床中医学语言既可以治病，也可以给患者带来巨大的负面心理刺激，导致病情恶化甚至死亡。因此，医患沟通中，医生一定要讲究语言的艺术，因为良好的语言表达能够增强患者战胜疾病的信心，给患者以希望和力量，能够帮助患者治疗和战胜病魔。

语言表达体现的是说话者的学识、综合素质和修养。口语表达活动是由语言系统、声调系统、态势系统、主体系统、对象系统及时境系统所构成的系统性活动，它具有整体感和协调感。口语表达是对自身内部储备能力的综合"调用"，说话者的德、智、才、学均可从言语中得以展现。医患沟通中，医者不要在意自己讲了多少，要看患者听进去了多少，理解了多少，是否达到了预期效果。

同时，在应用语言沟通的同时，恰当的肢体语言的配合运用能够加深并艺术化对对方的感染，能增强语言的效果和魅力。懂得了这一点，在我们与患者沟通时，眼神、表情、动作和语调与述说的语言就应做到同步化。这样，沟通的效果一定是理想而完美的。

二、语言沟通的原则

在医患沟通中，医生要特别注意语言的表达，要遵守以下基本原则，以实现医患之间和谐、有效的沟通。

（一）平等原则

在医疗服务过程中，医患关系由于双方的社会角色和地位、影响力及对医学信息的掌握等方面往往是不对等的，这会影响双方形成实质性的情感联系。因此，医患沟通应当尊重患者、平等对待所有患者。所谓平等，一是医患双方平等，患者首先是一个平等的社会人，并且是一个需要帮助的人，如果医方总是有一种凌驾于患者之上的优越感，势必影响医患之间的沟通效果；二是平等对待每一位患者，不分年龄、职业、贫富、地位、相貌等，在医疗行为中一视同仁、让患者感受到被尊重、被理解，建立良好的沟通基础。

（二）可接受性原则

由于医患双方医学文化教育背景的不同，对健康和疾病的理解认知存在着很大的差异，医务人员普遍文化程度较高，并受过系统的医学教育和诊疗技能训练，又有医疗经验，对治愈疾病，维护健康的知识和经验有着得天独厚的优势，这是很多非医务人员无法达到的水平。很多患者对自身、对疾病、对健康几乎一无所知，即使有些人接触过医学和健康知识，但也仅是表层的知识，对庞大深奥的医学知识不可能全面地认知和把握。同时，由于患者所处的阶层、职业、身份、城乡、文化程度、习惯、关系亲疏等社会属性的不同，对病患意义的理解及看法也千差万别。医务人员需了解患者已有的知识水平和认识水平及情绪特点和心理状态，考虑对方能否听懂和看懂，考虑对方的感情需要，考虑当时沟通的各种情景。医务人员的语言内容需要因人而异，只有这样才能说出患者易接纳的语言。比如，医生在医务工作中，如何科学问诊，才能启发患者的言路，获取最多的有价值的临床资料；如何以恰当的言语安慰患者，才能使之在不幸的境地中，得到最有效的慰藉；如何传达对患者不利的医疗信息，才能既尊重患者的知情权，又不致给患者增加过大的心理压力；如何与患者进行情感上和工作上的交流沟通，才能实现最佳的言语交际效果等。

（三）互相合作的原则

保障信息畅通是有效沟通的前提，医患双方互为听众，互为发言者。交谈的双方既要有诚意，平等相处，又要有耐心和虚心；医方必须使自己的话语表达准确、明了、易懂，向患方全面介绍疾病情况，让其积极参与治疗方案的选择。只有相互合作，互相尊重才能实现良好沟通。

（四）相容原则

医方应当理解对方的自我价值保护倾向。自我价值保护是一种自我支持倾向的心理活动，其目的是防止自我价值受到贬低和否定。由于自我价值是通过他人的评价而确立的，个体对他人评价极其敏感。对肯定自我价值的他人，个体对其认同和接纳，并反过来予以肯定与支持；而对否定自我价值的他人则予以疏离，与这种人交往时可能激活个体的自我保护动机。例如，在人际交往中，人们乐意接纳那些喜欢自己、支持自己的人，倾向于排斥否定自己的人。医生在与患者或家属交谈时，不应当出现歧视、不满等情绪变化，避免出现不理解性的误会。而对于那些不尊重医务人员的人或现象，应当正确引导，避免矛盾激化、升级。

（五）情感适度原则

情感智慧主要是指个人对自己情绪的把握和控制，对他人情绪的揣摩和驾驭，以及对人生的自我激励、面临挫折的承受能力和人际交往技能等，它反映的主要是人的心理素质的核心内容，或者说它主要是把对人的素质要求的某些方面更加具体化了。从某种意义上讲，情感智慧对人的成功起着决定性的作用。在医患沟通中，医方需要控制自身情感适度，其原因之一是必要性：当今的医疗模式为生物－心理－社会医学模式，强调将心理因素和社会因素有机地融合到疾病的诊疗过程中。医者仁心，医者只有心怀仁慈，才能走进患者的物质与精神世界，才能得到患者的理解与支持；其原因之二是理智性：医务人员应当将情感控制在职业工作需要的限度，不能因为患者的病痛叫喊而方寸大乱，也不能因为个别患者的无理纠缠而情绪失控、动作失控。

（六）连续性原则

有效沟通必须具有时间、沟通内容与方式的连续性。医患沟通应当注意在患者就医过程的全程沟通，包括院前沟通、入院时沟通、住院期间关于诊疗过程的沟通、出院时沟通以及出院后随访等。尤其是在诊疗过程中可能出现的各种情况以及所需要采取的各种应对措施等均要随时与患方沟通，医方根据患方对治疗的反应，科学的调整治疗方案，这样不仅能取得最佳治疗效果，同时也能达到和谐的医患关系。

三、语言沟通的艺术

有语言学家根据说话者的意图认为言语活动分为五类：描述、指令、承诺、表达、宣告。说话者根据交谈的对象与场合，选择合适的措辞和表达方式来传达信息；而听者则根据所具有的语言知识、谈话背景及场合，来理解对方的意思并做出恰当的反应。灵活的运用各类语言，可以形成沟通技巧，达到良好的沟通效果。

（一）询问性语言

询问性语言是医生根据事物的内部逻辑，为了解病情从患者语言中获取有价值的主诉，也是医务人员的基本功。询问性语言是医务人员行医过程中必定要使用的语言种类，是医务人员对患者进行调查研究的主要手段。只有经过必要而又详尽的询问调查，才能有助于诊断的准确无误。不进行深入地病史询问，匆匆地得出诊断结论，不仅是对患者生命健康的极端不负责任，也是对医务人员职业不够尊重的表现。

问诊时要紧紧围绕医疗目标展开询问，对重要的、关键的主诉要深入了解，对表达不清之处要适时提问，对背离医疗主题的话题要回避、引导。只有如此，才能在有限的时间里搜集到足够的、真实的资料，为医者的临床思维提供充实的原始材料。正确的提问不仅要掌握时机、把握语气和语调，尤其要把握提问的方式和内容。涉及到对患者个人隐私的询问，要注意时机和场合，与医疗无任何关系的隐私应严禁询问。要根据不同的询问对象采用不同的询问形式，要注意语言的逻辑性和询问的渐进性（层次性）的统一。一方面，尽量避免使用专业词语，不同文化背景的患者对医学词汇的理解有较大差异，必须用常人易懂的词语代替难懂的医学术语。另一方面，我国地域辽阔、人口众多，各地的方言、俚语、俗话都很多，医生应尽量使用汉语普通话，但有时使用方言，在一定程度上也可以促进医患沟通，总之，应因人而异。

（二）信息性语言

信息性语言是指医务人员在为患者诊治的过程中，有针对性地作关于疾病知识、治疗方案、治疗情况的介绍说明，以便于患者在知情权得到保障的前提下，做出某种治疗选择。在医疗活动中，医生有使用患者能够理解的语言来说明其所患病情的义务，要介绍可能的治疗方案及每种治疗方案的优劣和预后。患者听取说明和介绍后，有选择或同意某种治疗方案的权利。

医患之间的信息沟通，重点进行诊疗方案、诊疗过程及机体状态综合评估的沟通。在沟通过程中除向患者及家属介绍有关疾病的诊断情况、主要治疗手段、重要检查的目的和结果等情况外，遇有下列情况时，应当充分告知并充分征求患者本人或其家属及其关系人同意。一是需要患者承担痛苦的侵入性检查治疗项目；二是需要患者承担较大经济负担的检查和治疗项目；三是具有一定危险性的诊断治疗；四是临床试验性检查项目和治疗项目；五是使用药物的毒副作用；六是在患者病情危重或更改手术方案的情况下，应向家属告知其病情及预后。总之，医疗过程是一个医患双向互动的过程，患者的理解和配合是顺利完成医疗过程的重要条件。从目前医疗行为的实施过程可以看出，一些实验性诊断、特殊检查、手术和药物治疗，都必须在取得患者的同意和配合后才能进行，这样可以增加患者对医疗技术局限性和高风险性的了解，增加对医生的信任，增强医生对治疗疾病的信心。

（三）指令性语言

指令性语言是医务人员在履行职责时，根据需要做出的有关诊断或治疗的专业性医嘱或需患者配合的工作性指令。其执行程度直接关系到病情的确诊和治疗。医嘱是指令性语言的一种，医生下达的关于处方用药的指令，也属医嘱范畴。还有一种指令性语言带有工作指示性质，例如："请躺在床上，松开衣扣"、"您明天不要吃早餐，去做抽血检查"等。

指令性语言能够反映医务人员的职业素养。一般来说，指令性语言对患者带有一定的要求性，需要患者遵从执行，因而医务人员容易形成命令式口吻，口气死板，损伤患者的自尊心，引起抵触情绪。根据调查，患者对指令性语言的要求一是亲切，二是明确。虽然指令性语言属工作命令，但这也改变不了人们对它的"亲切"的要求，医务人员在安排患者的事务，指示患者的候诊、诊疗等各种活动时，均应给人以亲切感。

（四）抚慰性语言

抚慰性语言是医务人员为配合治疗或出于其他职业需要，对患者进行的安抚鼓励性的工作语言。例如：注射室护士对前来打针的儿童就可以说"小宝宝真勇敢，打针不怕疼"；医生对疑虑心较重的患者可以说"您的病是季节性常见病，不要有什么思想负担"；妇产科医生对孕妇可以说"您怀孕了，有些反应是正常现象，回去休息休息就好了"。

随着我国医疗模式的变革，医务人员加强对患者运用抚慰性语言，是十分必要的。为了顺应医学事业发展的需要，医务人员应将安慰患者作为自己的本职工作来对待和完成。

（五）禁忌性语言

医学语言学把那些在患者面前不能说的语言称为临床医学禁忌语，它是临床医学语言应用中的消极现象。在医疗服务过程中，由于传统文化的影响、患者自身的心理素质及知识水平的限制，医生在和患者沟通时，有些话不能明确地说，需要委婉地提出，有些话甚至不能说，还有些只能跟患者家属沟通。

在进行医患沟通时，有如下的禁忌：称谓的禁忌，称谓是人们为了表示相互之间的某种关系，或为了表示身份、地位、职业的区别而使用的一些称呼。在临床工作中，医务人员称谓患者时忌讳用床号代替名字，这是很不礼貌的称谓。有的医务人员对科主任、护士长的称谓常用老板来代替，给人造成一种很不严肃的感觉；凶祸词语的禁忌，从心理学角度分析，人们非常忌讳提到凶祸一类的字眼。在临床实践中，死亡是最令患者感到恐惧的事情，所以"死"字是不能随意提及的，如非说不可，则改而避之，用同义词来称说，构成修辞上的婉言。例如，称为下世、过世、谢世等，或"心脏停止了跳动"、"停止了呼吸"等说法；服务语言的禁忌，医务人员为了提高医疗服务质量，不但要端正服务态度，而且要明确服务禁忌语，在医疗工作中，要杜绝"淡、少、专、硬、偏"的现象。

（六）礼貌性语言

说话要文明礼貌：一是称呼要恰当；二是做到请字当先；三是选词要准确，语言要规范、文雅、不粗俗；四是有服务不周之处要用致歉语；五是不要随便打断患者的话，应答要及时；六是精神要专注，切不可边诊疗边与他人闲聊无关话题。

第二节 非语言沟通原则与技艺

非语言即体态语，它是由动作、手势、眼神、面部表情等来传递信息的"无声语言"。非语言虽是无声的，但却是在诊疗过程中有补充、配合、阐明、暗示和深化作用的一种"伴随语言"。通过体态语实现的沟通称为体态语沟通，体态语沟通的实现有两种方式，第一种方式是通过动态无声性的目光、表情动作、手势语言和身体运动等实现沟通；第二种方式是通过静态无声性的身体姿势、空间距离及衣着打扮等实现沟通，这两种非语言沟通统称为身体语言沟通。

一、非语言在沟通中的魅力

医学体态语在诊疗过程中具有辅助表情达意的功能，有的学者把它称为伴随性的语言。国外心理学家研究指出：感情的全部表达等于7%言词加38%声音加55%体态语言，可见非语言性沟通在医患交往中的重要地位和作用。一方面，医务人员应根据诊疗内容、环境、对象和目的等，准确恰当地利用医学体态语言，使有声语言和体态语言相互结合，增进医患沟通效果。另一方面，医务人员作为体态语的阅读者，必须善于"阅读"患者的体态，做到观之于目，了然于心，正确领会理解患者的体态含义。

在医患沟通中，体态语常常起到阐明作用、暗示作用、指代作用和补充作用。

（一）阐明作用

语言是人类最重要的交际工具，体态语作为一种伴随性的语言也不例外。口语、书面语依靠语音和文字来表情达意，都存在一定的局限。因此，体态语除了辅助口语和书面语言来表情达意以外，还可以作为单独的表情达意手段来发挥作用。在一些特定场合，譬如在因病失去语言能力的情况下，体态语可以用来独立发挥表情达意的功能，阐明病情，分析病因，做出明确诊断等。例如，对于危重患者不能用言语表达病痛时，医生在查体过程中，可以通过患者的反映判断病变部位，在按压腹部时仔细观察患者的表情，按压之处患者出现痛苦面容，说明为病变的部位。

（二）暗示作用

体态语有暗示的作用，这是因为人的表情和姿态分为对称和不对称两种情况，表情对称属生理情绪反应，是发自内心的不自觉表情，可信度较高；表情不对称属主观意识反应，是经头脑加工处理后的表情，具一定的虚假性。大病治愈后，患者对医务人员发自内心的感激，反映在面部表情上，笑容一定是自然对称的；反之，由于种种缘故，患者对医生虽然不满，但还得装出情不由衷的笑容，其面部表情常常是不对称的。人们研究发现，人在高兴、满足、陶醉、失望、悲伤的时候，表情和姿态一般呈自然对称状态；在挖苦、欺骗、谄媚、拍马的时候，其表情和姿态一般呈非对称状态。医生的职业，要求每个医务人员必须善于解读患者的体态语，判断他人的心理，对那些潜在、未能直接表露信息应及早把握，对患者暗示的某些不满，应及早进行解释、沟通，采取相应的措施，避免医疗纠纷的发生。

（三）指代作用

体态语的基本特征是形象直观，口语对事物可以描述，而体态语则直接明示。有时体态语能够离开口语，独立表达某种意思。在医务工作中，体态语的指代作用也是经常运用的，如患者手捂腰部，当医生问及具体疼痛部位时，患者感觉言语表达不清，常用手指痛处，"这儿"便是具体指示了准确痛点。有时医务人员习惯以眼神、手势指代事物，如患者初来医院，常搞不清医院内部科室的处所方位，询问医务人员，被问者常以手给以指示。

（四）补充作用

在人际交往中，口语、书面语依靠语音和文字来表情达意，都存在一定的局限。因此，有时需要体态语辅助口语和书面语言来进行交流，补充口语和书面语的意思。有时，体态语甚至可以作为单独的表情达意手段来发挥其作用。例如，医务人员常以"摊手"代表"无可奈何"、"没有办法"，以"点头"代表"可以办到"、"能够治好"，等等。

值得指出的是，医务人员的不恰当的体态语也能产生不良效果。例如，当给经济困难患者诊治时流露出的鄙夷目光，当遇急救患者时表现出的冷漠表情，在安静的病室里大声喧哗等，均会使患者感到不安，以致影响治疗。注意表达礼貌之意体态语的应用，如柔和的目光、点头、微笑、躬身等。

二、非语言沟通的原则与技艺

（一）体态语的特点

体态语具有辅助表情达意的功能，是一种伴随性的语言，其特点是：

1. **真实性**　体态语存在有意识和无意识的区别，无意识是身体受外界刺激表现的本能反应，是动作者内心世界的真实反映，真实性较强。

2. **共同性**　无论从生物学角度还是从社会学角度来看，人类表达思想和情感的方式有着共同性。例如，不管什么人种、民族、性别的人，他们表达喜悦、高兴的感情，几乎都以笑的形式来表达；表达悲哀、痛苦的感情，几乎都以哭的形式来表达；愁眉苦脸意味着苦恼等。

3. 民族性　人们的体态语言，除了有共同性外，在相当大的程度上还受种族、语言习惯、历史、文化、地域的影响。在现实生活中，常可发现，同一种动作，在不同民族可以表达不同的意义，相同的意义也可以用不同的体态动作来表现。例如：在医生面前表示"无可奈何"，白种人常以耸肩和摊开双手的方式来表示，黄种人则一般示以垂首或嘘叹。对医生的话语表示赞同与否，汉族人的体态表示是"摇头不算点头算"，保加利亚人、尼泊尔人以及我国的独龙族人则相反，摇头表示同意，点头表示反对。

4. 模糊性　体态语的模糊特性，除了语言本身的模糊因素以外，还有动作体态方面的原因。首先，体态语动作具有多义性。以瞪眼为例，分别可有愤怒、好奇、仇恨、诧异等义项。例如惊恐面容可见于过度紧张、焦虑、甲亢、肺栓塞等不同的疾病，并不特指哪一种疾病。其次，体态语依附于不同的语境氛围可表达不同的语义。同样是"笑"，在具体的交际语境中，可能是朋友间真诚的笑，可能是仇敌间的狞笑，可能是情人间羞涩的笑，也可能是某种出于无奈的苦笑等。再次，体态语的动作并无明确的规范，也是造成其模糊性的重要原因。最后，体态语的模糊性，常表现在"读者"不同，理解亦有不同，在"阅读"体态语时的见仁见智现象十分明显。掌握体态语的模糊性特点，准确理解患者的体态动作的寓意，学会明辨患者在不同情况下的常见体态语，将有助于对疾病的分析、推理、综合、诊断和治疗。

（二）体态语的原则与技艺

体态语言揭示了人的情感、态度、智慧和教养，体态语言虽然无声，传递的信息往往超过有声语言。与人类情感一样，体态语就像一个流动的元素，在每次碰撞中，都会发生变化，但又万变不离其宗。也许嘴上说"不"，但是眼睛、往前倾的身体姿态等会泄露出"是"的回答。了解了这一点，就可以很容易地诱出我们肯定的回答。相反，如果谈话对象嘴上说"是"，而身体却说"不"——人往后退，自我封闭起来，那么，这个"是"里，就没有什么实质性的内容。在医患交流中，懂得体态语的信号，对其做出正确的阐释，就可以积极地直面对方，了解患方的内心愿望和反应的表露，更重要的是，能够学会理解和尊重患方的感情，对促进医患沟通具有重要价值。

1. 目光语（眼神）　爱默生说，有许多隐藏在心中的秘密都是通过眼睛被泄露出来的，而不是通过嘴巴。眼睛既可接收外界信息，又可传递自身内部信息。从表达效果来说，其表达感情之复杂、微妙、深刻程度是其他体态语所无法比拟的。眼睛是透露人的内心世界的最有效的途径，目光接触是最为重要的体态语沟通的方式。

在医疗服务中，目光交流是重要的，交流中目光对视应给患者被尊重的感觉，当医务人员注视着患者时，你的眼神就会向患者传递着你的同情、温暖和关爱。另外也可先用短促的目光接触检验信息是否被患者所接受，从对方的回避视线、目光接触等来判断对方的心理状态。在医务工作中，医务人员使用目光语的具体要求，有如下三点：

目光注视的部位：医务人员注视患者的部位应有所讲究，一般而言，应以患者的双眼和口之间为宜，对女性患者不宜注视胸部和下体。

目光注视的时间：既不可长时间地盯着患者不放，目光也不可在对方脸上掠来掠去。在交谈时，既要不时用短促的目光注视患者，让患者感到医生在聚精会神地听他的主诉，但又不能目不转睛地盯着患者，使患者的精神紧张，局促不安或造成不必要的误解。

目光注视的方式：应体现庄重和友善，含有敌意的目光和漫不经心的眼神都是应当避免的。

2. 面部表情　是另一个可以实现精细细节信息沟通的体态语言途径。面部表情是交流沟通中最丰富的源泉，更容易为人们所察觉，是沟通双方判断对方态度、情绪的主要线索。与目光一样，表情可以有效地表现肯定与否定，接纳与拒绝，积极与消极，强烈与轻微等各种难度的情感。在与患者的接触中，医生的表情，不时地向患者及其家人传达着某种信息，传达着感情和态度。因此，医务人员在患者面前，应尽可能地去控制一些会给患者造成伤害的非语言表情，如不喜欢和敌意等，更要细心体察患者的面部表情。另外，还要学会控制自己的面部表情，不要因诊断出绝症而大惊失色，更不能在患者谈出自己的隐私时嬉笑等。

人们常说微笑是最好的语言，微笑是通过略带笑容、不出声响的笑来传递感情和信息的，它是一种为社交或职业需要表达友善感情的表情语言。在医患沟通中，微笑是保持医患关系融洽的润滑剂，微笑服务能使患者获得心理上的满足，使相互之间的沟通交流顺畅，交往成功；微笑可以美化个人形象，以及医院的公共关系组织形象，提高医院的美誉度，进而提高社会效益和经济效益。

医务人员运用微笑语，应注意的问题，一是真诚友善，微笑是人的内心世界的外部反映，只有对患者怀有真诚的感情，才能产生友善的微笑；二是自然大方，微笑是有源之水，水到渠成，不可干笑、假笑；三是得体有度，医务人员在患者心目中是治病救人的天使，在患者面前那种有失大雅的狂笑、冷笑、嘲笑等体态语，不符合医务人员的社会形象要求，应该避免。

3．身体运动　身体运动语言与人们日常生活密切相关，也是最容易被察觉的一种语言。通常使用的主要身体语言有极其重要意义，其中手势几乎伴随着人们的各种交际场合。可以这么认为，凡有口语交流的地方，都有手势语的存在。手势能够表示各种复杂的含义，这些含义经长期使用，已经约定俗成。如大家熟知的一些身体动作：摆手——制止否定，双手外推——拒绝，双手外摊——无可奈何，双臂外展——阻拦，搔头皮或脖颈——困惑，搓手和拽衣领——紧张，拍脑袋——自责，耸肩——不以为然或无可奈何，抚对方肩——友好等。

医务人员学习和掌握体态语，不仅在于可以通过观察患者的体态变化，了解患者的内心所思和思想变化，从而为治疗疾病打好基础；而且，更重要的意义在于，医务人员的体态语，每时每刻都在被患者"阅读"和接受。医务人员的体态语得当与否，对其自身形象和医务工作质量有着很大的影响。在医患沟通时，患者首先感受的是医务人员的举止、风度、语言等外在的表现，优雅端庄的行为举止可使患者产生尊敬、信任的情感，微微欠身、谦恭有礼能满足患者被尊重的需要，这也是现代医学模式所要求的。

一个人的坐姿既是气质、素养和个性的体现，又是为一定的职业规范所制约的。不同的坐姿传递的信息不同，人们上身自然挺直，双腿微张而坐，是稳重严肃的表现；将一条腿架在另一条腿上的坐姿是轻松自信的表现；女性上身自然挺直，双腿并拢，是庄重矜持的表现。医务人员在工作场所的坐姿选择，已不是个人的事情，往往代表着医院的管理水平和整体素质。医生和护士在工作岗位上，一般应选择文雅、得体的社交坐姿，以适应社会和患者对医务人员的要求和期望。

立姿语是通过人站立的各种姿态传递信息的语言。医务人员的立姿语对医患沟通也十分重要。在医疗工作中，优雅得体的立姿语，配合口语能收到良好的表达效果。一个医生，一边在口语中表现出渊博的学识，一边辅以气宇轩昂的站立姿态，患者不仅为其良好的内在素质而折服，而且还会对其稳重、潇洒的外部形象而称羡不已，从而起到增加信任感和亲和感的效果。

心理学家的实验研究发现，人的步姿与性格、情绪、职业有很大关系。直立的姿势以及快速而有目的的步态表示有自信和健康状况的良好。如步履轻盈、身手敏捷等，能给人以热情饱满、充满青春活力的健康形象。医疗职业除了急救场合，一般要求医务人员的步姿稳健、步速适中、步态沉静、基本无足音。这不仅是医务人员职业形象的要求，也是医院工作环境的客观要求。

4．身体接触　身体接触也是一种身体语言，人与人之间相互理解、消除隔阂、深厚的情谊等常常需要通过身体接触才能得到充分表达。在医疗工作中也需要得当的身体接触，有时对患者的关心体贴可以体现在一个细微的动作中，如触摸发热患者的额头；在为患者测量血压完毕时，帮患者把捋起的衣袖拉下，冬天查房时，听诊时先为患者暖暖听诊器；查体结束后，及时给患者整理好衣被；当患者咳嗽、痰不易咳出时，主动为患者翻身拍背协助排痰等，都会给患者传递出一种关爱和善意，起到良好的沟通效果。

5. 仪表和着装　着装反映着一个人的年龄、职业、社会角色、性格、情绪倾向等，人们的第一印象常常来自于对方的外表，患者的仪表和着装可以为医务人员提供一些线索，同样医务人员的仪表会影响患者对医务人员的印象。因此，医务人员应注意自己的仪表和着装，力求衣冠整洁、端庄大方。另外还要掌握好化妆的尺度，因为化装本身也是一种特殊的身体语言和沟通方式。医务人员可以化淡妆，给人以稳重大方以及知识修养较好的美感，切忌不顾职业，浓妆艳抹。同时上班时间佩戴首饰与自己的特征融合而和谐，尽量避免繁杂和奢华。

6. 体距语　体距语也称人际距离，是交往双方之间的空间距离。沟通双方通过空间距离传递一定的信息。美国人类学家爱德华．T．霍尔，将人际距离分为四种：亲密距离（intimate distance），即亲人、夫妻之间的沟通和交际距离；个人距离（personal distance），即朋友之间交往的距离。此时人们说话温柔，可以感知大量的体语信息；社交距离（social distance），即彼此认识的人之间的交往距离，商业交往多发生在这个距离；公众距离（public distance），即在正式场合、演讲或其他公共场合沟通式的人际距离。此时沟通往往是单向的。同时通过实验得出美国中产阶级白人的人际距离分别为：亲密距离 0～0.5 米；个人距离 0.5～1.2 米；社交距离 1.2～3.5 米；公众距离 3.5～7.5 米。在现实生活中，有很多因素影响人际距离，如性别、环境、社会地位、文化、民族等。

医务人员应重视人际距离在沟通中的有效性，要有意识地把握与患者的距离，对患者表示安慰、安抚时距离应近些，这会有利于情感沟通。当与患者交谈时，距离应当为一个手臂的长度，这样会使患者感到更加自然和舒适，而对有些敏感患者、异性患者的交往距离应适当远些，以免引起反感或误解。通过距离的选择应用，给患者以合理的空间范围圈，最大限度地保证其私人性，以表现对患者的尊重、关心和爱护。

7. 副语言　副语言是伴随有声语言出现的一种特殊的语音现象，它经常出现在人们的口语中，对有声语言的表情达意起着相辅相成、相得益彰的作用。在医疗口语中，常用的副语言形式有语调、重音、语速。

语调的使用具有很强的临场性，与当时的语境有密切的关系。何时用升调，何时用降调，都随说话者的实时实地的需要而变化。同样表示叙述，当叙述的是一件令人愉快的事情（如与患者病愈出院时话别），可用升调。当叙述的是一件令人痛苦的事情（如患者进手术室前的谈话），大多用降调或平调，一般不宜用升调。同样的道理，同是用升调（或降调）的一句话，音调在兴奋或发怒时会高些，在悲哀时会低些。重音的位置变换，常使语句的表意重点发生变化，从而也使整个句意发生微妙的差别。

医学沟通之所以要强调语速，是因为在医疗工作的不同场合和情境条件下，语速确应有所选择和变化。在与患者或家属沟通时，适宜的节奏对于表情达意相当重要。紧急的场合、处理危重患者的抢救事宜时，多用快节奏，应当节奏明快，快而不乱。其语言句式宜用短语，忌用长句。在门诊室里正常接待患者，在病房里与患者的日常交谈，一般用中速节奏。而在有些特殊语境条件下，如在向患者亲属宣告噩耗，在与患者谈及令人悲痛的事情等，则应以较慢速度进行。这样，一是对患者及其亲属表示尊重，二是为使患者留下足够的思想准备时间。

重音，也叫重读。它是指语音在一定时间里呈现的长短、高低、轻重等有规律、有意图的起伏变化情况。还要讲究声调、语调，甚至韵律的协调与变化，创造一种与谈话内容、对象、目标和情境相协调的语言氛围。在医疗口语表达中，它有强调重点、突出情感和引人注意的作用。

总之，语气、语调、语言和节奏等语言形式要素具有增强语言听觉美感和提高语言表现力、说服力、感染力的作用，它不仅是语言的包装，而且是语言艺术的重要构成部分。这些副语言形式的巧妙运用，对医疗口语的正常表达十分重要。

第三节 沟通的特殊艺术技巧

有这样一个古老的哲学命题:"森林中一棵树倒了下来,那儿不会有人听到,那么能说它发出声响了吗?"如果一个人说话时没人听,那么能说进行沟通了吗?那么,什么叫沟通?沟通是什么?沟通是为了设定的目标,把信息、思想和情感在个人或群体间传递,并达成共同协议的过程。沟通是所有人的需要,沟通是情绪的转移,是管理的浓缩,是信息的传递,沟通是眼神与眼神间的交融,是心与心的碰撞,沟通是一门艺术,它有着特殊的艺术技巧。一次成功的沟通,就是一次成功的教育,就是一次特殊艺术技巧的展示。

一、沟通是一种能力

美国毕业后医学教育认证委员会(ACGME)为了提高医生培养质量,近几年对住院医生培训标准进行了改革,在充分科学论证基础上,公布了基于能力的培训目标,要求住院医生培训后达到6项核心职业能力,包括诊治患者(patient care);医学知识(medical knowledge);人际沟通能力(interpersonal & communication skills);职业精神素养(professionalism);基于实践的学习与改进(practice-based learning and improvement);基于大系统的实践(system-based practice)。医学沟通是医学生需要掌握的技能之一,当然沟通不仅仅局限于医患沟通,还包括与同事、教师、公共媒体等进行有效沟通和交流,良好的团队协作。沟通能力是综合素质的体现,包括下列构成要素:

(一)医学知识

仁为本、术为体、无精湛之术、徒有仁爱之心。医学沟通要求医务人员不仅要有系统、广博的专业知识,更要有扎实、精湛的临床能力。医学技术支撑起患者的生命安全和身心健康,是衡量医疗工作质量的生命线。医术精湛是对每一位患者做出正确诊断和有效治疗的根本保障,医务人员的专业知识越丰富,对病情判断越准确,对危及健康和生命的主要因素处理越及时,也就越能让患者产生信任感和安全感。这样一来,可以在医患沟通中营造和谐氛围,医患沟通顺畅。如果说有效地向患者传递必要的医学知识,满足患者对疾病知情需求是医学沟通的重要使命,那么医务人员提升自身知识和技能储备,注重新知识、新理论、新技术的学习则是夯实医学沟通的基础。只有具备了精湛的医疗技术,才会得到群众的认可,事业才会不断发展。

(二)人文素养

医学实际上是一门文理兼容的学科,我们治疗的是疾病,但接触的是人。我们的诊断和治疗皆以人为对象。所以,医学在很大程度上具有人文科学的特征。一名优秀的医务人员,必须具有良好的人文素养。医务人员良好的人文素养,包括博爱的胸怀、道德的操守和法律的意识,也包括学术上的诚实和宽容。这种素养只能来自于文学和艺术的熏陶,来自于实际医疗实践中前辈和学长们的言传身教,以及社会环境的影响等。

(三)语言技巧

医院是个特殊的场所,医务人员所面对的也是一些特殊的人。一方面,患者把希望寄托在医务人员身上,对医务人员的话非常信任。另一方面,由于身体的病痛以及心理的压力,患者往往情绪低落,甚至会有些神经质,对医务人员的态度非常敏感,一句原本没什么特殊意义的话,可能会引起患者的激烈反应。因此,医务人员应特别注意语言表达,不说不负责任的话,容易引起歧义的话,更要字斟句酌。医务人员注意说话技巧也不是光说好听的或隐瞒患者病情,而是要看情况,选择适当的语言、适当的语气。

> 【相关链接】
>
> ### 学会沟通，不仅仅是语法问题
>
> 有一位丈夫陪同新婚妻子前往妇科看病，恰巧碰到一位男医生，这位男医生如是对丈夫说："你到门口守着，让你媳妇进屋子里脱裤子等着，我弄完了叫你。"患者勃然大怒，斥责该医生毫无医德乃言语之间耍流氓，医生满脸茫然，错愕不解。问题出在哪儿呢？
>
> 我们在平时与患者的沟通交流中，一定要注意词语的使用，中国语言文化博大精深，几个字的组合完全可以代表不同的意思，你要是以为你讲出的话只要保证没有语法问题就完全正确，那你可就错了。这位医生可能觉得自己的表述没有问题，但是，他却忽略了丈夫的感受。医生究竟该如何表达？医生应该对丈夫说："您好，请您先到外面稍等，您爱人先到里面诊疗室做一下准备工作，我诊断后马上告诉您结果。"

医务人员讲话一定要符合以下沟通要求：

1. 要有针对性、教育性。

患者年龄性别不同，思想性格各异，作为一名医务人员，应该通过发问和察颜观色，了解患者的心理活动，然后使用患者能接受的语言，有针对性地进行谈话。另外，还要根据患者思想状况，使用有教育性的语言，在谈话中，潜移默化地对患者进行思想教育。

2. 要有科学性、通俗性。

医务人员讲话一定要语言准确、简洁、条理清楚、逻辑严密。如果语言含混不清、模棱两可、啰哩啰嗦、前言不搭后语，不仅浪费时间，而且也会把患者搞糊涂。同时还要注意讲话的通俗性，把艰深的医学术语，通俗顺畅地讲出来，把深奥的道理，浅显明白地解释给患者。否则，张嘴医学术语，闭嘴深奥词句，那就等于不让患者听。而在注意科学性、通俗性的同时也就对患者进行了普及知识的教育。

3. 要有艺术性和情感色彩。

为了减轻患者精神痛苦，医生的讲话，应生动活泼、富有幽默感，使患者爱听，使患者感到愉快。同时，语言要有强烈的感情色彩，声音富于情感，用词亲切，热情体贴，绝不用刺伤患者情感的语言。

4. 要注意说话的暗示性。

在患者面前，医务人员无疑都是权威的。因而，医务人员的语言对患者来说，都是具有暗示性的。一个认识自己语言有暗示性的医务人员，必须会讲究说话的艺术，以自己的语言来使疗效获得提高；而一个对此茫然无知的医生，必然会说话随便无忌，乃至造成不良的后果。

（四）礼仪习惯

在人际交往中，以规定的或约定俗成的程序或方式来表现得律己、敬人的完整行为称为礼仪。在人际交往中，礼仪不仅可以有效地展现一个人的教养、风度和魅力，还体现出一个人对社会的认知水准、个人学识、修养和价值。"不学礼、无以立"，"内强素质、外塑形象"正是对礼仪作用恰到好处的评价。医疗行业的特殊性要求医务人员应注意个人礼仪和职业礼仪，个人礼仪包括仪表、言谈、举止，职业礼仪指医疗活动中体现尊师重道、神圣威严。如查房礼仪，要求做到井然有序、专心致志，尽量保持查房过程的连续性、严肃性和完整性，不要随意接听电话、不能穿拖鞋、不能直呼患者姓名等。医院医务人员文雅健康的风姿、稳健适度的步伐、规范专业的操作、自然亲切的微笑、体贴关切的语言，将极大地影响患者，稳定患者的心态，激发患者追求美好生活的欲望。这对于恢复患者的身心健康，将产生无可替代的积极影响。加强医生礼仪修养，提高护士人员素质，塑造医院良好形象，已成为日常医疗工作中不可或缺的重要环节。

（五）宽容和理解的心态

医务人员应当宽容和理解患者。宽容是对患者的理解，是一种与人为善的观念释然。由于疾病的困扰，有些患者出现心理问题、行为失常等，在这种时候首先要理解患者出现的各种表现属于应激反应，不被患者的攻击和悲伤行为所惑，从而失去应有的立场，如放弃治疗、与患者争吵、过度悲伤等。在理解患者的前提下，宽容对待患者，尽快稳定患者的情绪，以服从治疗为大局，帮助患者尽快冷静下来，接受现状，通过语言疏导平衡患者过激的心理反应，用最好的心态与医护人员一同参与治疗和抵抗疾病。真正的宽容其实是一种爱，这种爱是无私的、伟大的，是真心付出的。但是，宽容不是没有界限的，一定要坚持医疗的底线和原则，取得患者的配合。

（六）社会阅历

社会阅历是指在社会上的所做、所见、所闻多少的程度。阅历丰富的医务人员，社会适应能力强，对医疗实践活动中所遇到的问题，能有及时做出正确的决策，并具有相应解决问题的意识和能力。这是无法简单学会或者瞬间积累的，需要向成功人士学习，向经典书学习。另一方面，医务人员要善于观察，要积极不断地思考，而且要懂得多方面多角度地思考，尽可能地独立思考、判断和决定，在从医生涯中进行长期全面的体验，了解其规律。

二、沟通的特殊艺术技巧

医学沟通不是简单地医患会谈或对话，而是一门学问，更是一种艺术。从语言来说，人们的言语艺术修养不尽相同，同样一句话，不同的人、不同的交流方式，可以形成截然不同的效果。医务人员应根据患者具体的疾病类型、病情程度、性别、年龄、文化和道德等因素，临场处置，应对有度，达到最佳沟通效果。这就要求医务人员掌握沟通的特殊艺术技巧：

（一）倾听

真正领略倾听价值的人才是成功沟通的高手。医务人员的倾听意味着对患者的信任，而工作繁忙的医务人员常常忽略这一点。世界卫生组织的一名顾问曾经做过调查，发现患者诉说自己的症状时，平均19秒就被医务人员所打断。这反映了一种居高临下的、不耐烦的态度，不仅妨碍着医患交往的顺利展开，而且直接关系到主诉的准确和医疗的质量。由于每一位患者的故事都是独特的，诊断治疗最为经济而有效的环节是全神贯注地听取患者的倾诉，让患者切身感受到你对他的重视和关心，从而为医患密切合作，为正确的诊断治疗创造先决条件。而患者希望通过诉说引起医生重视，将痛苦释放、在情感上得到较大的满足和安慰；医务人员的耐心倾听，可以使患者体会到医护人员的关怀和尊重，为医患之间的成功交流打下良好的基础。

成功的倾听是一种素养和本事，它要求医方有尊重和关爱患者的情感，有耐心、专注倾听患者诉求的态度，有正确运用自己的专业知识把握患者陈述的本领，还要有透过现象把握本质的智慧。倾听过程中需要注意以下几方面：首先，耐心倾听和鼓励诉说，适度互动，适时回应。患者为了引起医生的重视，常常反复多次地诉说其身体的不适和内心的痛苦，医生应当全神贯注倾听，运用肢体语言和简单词语表示认同适时回应（可以点头示意或轻声地说"嗯"、"是"），这样可以加深谈话的内容。同时，要注意引导患者谈论疾病相关的话题，必要时巧妙和礼貌地提醒患者围绕主题；其次，核实和澄清患者所谈到的有关情况，对于重要内容应及时向患者确认并记录下来，以便获得最真实有价值的信息。总之，成功的倾听不仅应该是形式上的礼貌待患，而且是内容上的服从医疗；不仅是现象上的尊重患者，而且是本质上的关爱患者。有了这样的认识，就会成为医患沟通的"高手"。

（二）敏锐的洞察力和判断力

俗话说"听话听音"，即捕捉潜在的信息。某些情况下，说话人的真实含义往往潜藏在语言背后，此时应以言语的环境为基础，抓住"听"和"看"两个环节做出正确的判断。"听"是从患者说话的语音、语调、语速等语音形式上理解话语隐含的内容，即不仅知道对方说了什么，而且要清楚其心里想的什么；"看"即察言观色，这里指的是观察患者的表情、动作等非语言形式，判断其诉说事情的真实性。在判断过程中，医务人员应当充分运用相关的专业知识和经验思考问题，学会对患者语言的取舍，归纳整理，最后做出正确的判断。

在医患交谈过程中，医者要细致观察患者的患病特征，留意其气色、表情、声音、姿态、气息乃至相关行为特征，并适时通过医学用语把观察结果适度反馈给患者。这样做不仅是捕捉临床信息的需要，而且是舒缓患者心理的需要。患者从中感受到的绝不仅仅是医生的水平高低，更重要的是判断医生对他是否关心、是否重视。当然，对观察结果的反馈必须是善意的、有益的，而不能口无遮拦，有什么说什么。从一定的意义上讲，将自己的观察结果反馈给患者的尺度在于巧、在于精，而不是在于实、在于全。一般情况下应以补充患者未曾注意的临床症候和验证患者的主观陈述为主，至于根本否定患者自我认知的内容则要慎重对待，妥善告知。

（三）话题的选择

话题的选择和把握是双方交流的关键环节。医患沟通中，医务人员是交流的提问者和引导者，话题的选择一般而言易简不易泛，通常选择与治疗、健康有关的，或是愉悦心情的，避免提及个人隐私、非议同行、令人反感的话题。注意因人而异、注重疾病的特点、以及双方交流时的所面临的语言环境等影响因素。

（四）充分运用语言表达技巧

语言表达技巧多种多样，在医患沟通中需要注意的是模糊表达、委婉表达、幽默表达。

所谓模糊表达，并不是说话含糊不清，而是表达者的思路是清楚的，目的是明确的。目前为止，许多疾病的发病机制、有效治疗方法等尚未能完全阐明，因此，医务人员需要运用宽泛含蓄的语言解释病情，给自己留有一定的回旋空间，保持言语沟通的有利性和灵活性。但是使用模糊语言首先要依据经验和知识把握好度，否则，余地过大，则自己的言语与事实相差太远，缺乏实际价值；而余地过小，万一说的不准，甚至超出可能发生的事实，又将承担一定风险。其次，依据语境选择使用，例如在抢救、手术时不能用模糊语言；在与患者有责任博弈性的谈话时，如手术前谈话则需要使用模糊语言。总之，由于模糊语言寓意的宽泛性、言语表达的灵活性，应当正确应用，该模糊时模糊，不该模糊时就不能模糊。

委婉表达，有时医务人员为了避免直言相告对患者的伤害，常以比较委婉的方式告知病情，取得患者的配合接受相关检查和治疗。对一些会引起患者激烈反应的诊疗结果，更要委婉地表达，尤其是重症患者、肿瘤患者及不治之症患者等。

幽默表达是在阅历丰富、知识广博的基础上，聪明睿智的表现，一个人只有具备了审时度势的能力、敏捷的思维，才能做到谈资丰富、妙语成趣。现代医学表明，幽默不仅使人心情舒畅，还可以增强人体免疫力。医务人员如果能将幽默表达恰当地运用于医患沟通中，则既能有效表达谈话的意图，又能调动患者愉悦的心情，势必取得事半功倍的效果。但是，幽默也不可随意滥用，要注意对象和场合，对重症患者、不懂幽默的人、抢救等情况下不宜幽默。

（五）了解与医疗相关的法律知识

医务人员应当学习了解相关的法律法规，应当清楚作为医生有哪些权利和义务，患者有哪些权利和义务，在日常工作中应该做什么，怎么做，如何维护患者的权利，如何规避医疗风险。在沟通过程中掌握主动，避免由于工作不到位影响沟通效果。

第六章 沟通的原则与艺术

复习思考题
1. 医务人员的语言能起到怎样的作用？
2. 医务人员在与患者的沟通中要注意哪些原则？
3. 非语言沟通的原则与技艺有哪些？

【课外阅读】
1. 陈文叔．医之魂·医疗服务中的人文关爱和沟通艺术．北京：人民军医出版社
2. 王亚峰，等．医生的困惑与反思：医患沟通与人性化服务．北京：人民军医出版社

（袁雅冬）

第七章　临床医患沟通

现实生活中有些人之所以会出现交际的障碍，就是因为他们不懂得并忘记了一个重要的原则：让他人感到自己重要。

——戴尔·卡耐基

【临床案例】

案例一

一位73岁的老人突然感觉胸口有些憋气，走路有些喘，被女儿扶到医院检查。"肺源性心肌梗死，最好马上手术治疗。"当心脏科医生经过一番检查、化验之后，将这个结果就这样硬邦邦地甩给老人时，没有任何心理准备的老人嘣的一下坐在医生办公室的椅子上，半天没站起来。

等了一天，一位负责医生说，"需要会诊讨论治疗方案"。等了两天又说需要请一位专家来加入方案讨论。第三天、第四天……老人等待着，猜测自己病情的严重程度。终于，在入院一周后，医生跟老人说："你也看见了，我们这么多专家一起讨论了很长时间，你的病要想治好是不可能的了，因为你年岁太大，如果手术，麻醉这关你就挺不住。"

从那以后，老人再也不配合护士吃药了，他拒绝治疗，而且对所有医护人员的话都很反感。

案例二

有一个做鼻腔手术的患者，手术很成功，术后，患者被护士推向病房。患者鼻腔里的支撑管要到病房才能卸下。刚走到楼道，家属发现患者表现出很憋气的样子，不知道怎么回事，家属就急忙拽住楼道里迎面走来的一个穿白大褂的医生："大夫，您看他怎么喘不过气来了？"那个医生应付了一句："没事儿！"

谁知，患者鼻腔里的支撑物这时已经掉进并堵住了气管，等护士和麻醉师从急诊科叫来了医生，患者已经停止了呼吸。

【案例分析】

在患者及家属的眼中，医院里穿着白大褂来来往往的就是医生，就是他们有病能找到的可以帮助他们的人，可以说医务人员的每一句话都对患者的意义重大。因此，医务人员要恰当地与患者进行沟通，如果患者脸部表情很紧张，那么医务人员要以安慰的话语来进行沟通；如果患者表现得很希望得到救助，那么医务人员就要用语言和表情回应一定努力帮助他们。没有沟通或沟通不恰当都相当于漠视，只能给患者不良的心情雪上加霜，不仅对病情没有帮助，还会使得医患关系恶化。

案例之一中的老人就是因为医生不恰当的语言对自己的病情丧失信心，最后拒绝治疗；而案例之二中医生的随便一句"没事儿"，导致一场本来成功的手术，最后以患者丧命而告终。

从某种意义上讲，手术做得漂亮，并不能说明就是尽职的医生，体察患者情绪、关心患者一切情况的医生才算尽职尽责。因此，医务人员在接待患者、治疗方案的选择、药物副作用与药效的比较、手术与保守治疗等问题上，一定要注意与患者的临床沟通，临床沟通是重中之重，尤为重要，必须引起重视。

第七章　临床医患沟通

第一节　门诊、急诊中的沟通

门诊和急诊是医院工作的第一线，是窗口，每位患者来到医院第一步就是到门诊挂号，进行医疗咨询。急诊是进行重症患者抢救的重要场所，这两个部门工作的好坏，能否进行顺畅的医患沟通，将直接关系到医院的声誉、形象及患者对医院的信赖程度。因此，门诊与急诊的医患沟通是一个十分重要的部分。

一、门诊患者及门诊工作的特殊性与医患沟通

（一）门诊患者的特殊性

1. 身份的各异性　门诊患者来自社会各方，其性别、年龄、职业、文化程度、收入水平、生活条件、社会背景都不尽相同。有本地的、外地的、公务员、国有企业事业职工、职工家属、离退休人员、军队官兵、个体劳动者、城镇居民、农民等。患者就医的经济保障方式也不尽相同，如自费、公费、参加医疗保险和大病统筹等。因此，以上患者身份的种种不同情况，直接影响其就医需求和就医行为。不管患者的身份如何，医务人员都应该一视同仁，以礼相待，以诚待人，以情感人，从而为进一步的医患沟通创造有利条件。

2. 病情的复杂性　门诊有初诊和复诊患者，患者所患疾病和病程也不尽相同。包括病种构成复杂。可能患单系统疾病，也可能患多系统疾病，可能患内科系统疾病，也可能患外科系统疾病。病程长短不一。如病种单一，病情较轻的患者病程短暂；病种较多，病情较重的患者病程长久；也有病种单一的慢性病患者病程较长；而病种虽多但恢复较好的患者病程也有较短的等。

3. 就诊的随机性　门诊患者的就诊时间、数量有着很强的随机性。患者就诊时间往往取决于其主观意向，因而往往在短时间内来诊数量增多，时间也比较集中，大多集中在上午。而一旦形成就诊高峰，则候诊时间延长，就诊时间相对缩短，部分患者便会出现各种抵触情绪；如就诊时间相对缩短，也使医生观察了解病情受限，容易造成患者误解；同时，门诊高峰现象增加了药剂、检验、放射各科工作人员的工作任务，容易出现差错。因而，患者就诊的随机性给门诊及医辅部门工作增加了紧张和压力。

4. 心态的多样性　由于患者的性格、文化程度、经济水平，生活经历与环境的不同，加之所患的疾病不同，病种构成比较复杂，患者对疾病的治疗需求及求医的心态也表现不一。

（二）门诊工作的特殊性

1. 诊疗工作的繁重性和时限性　门诊在正常工作时间内，接诊患者比较多，医务人员的诊疗工作十分繁重。在大型综合性医院，有的普通门诊医生一上午要接诊几十位患者，而专家门诊医生有的也要接诊二十多位患者，甚至有的医生接诊一名患者的时间不到五分钟，时间非常紧迫。因此，在有限的时间内，要做到每一例患者从询问病史到体格检查、阅读既往诊治资料、分析病情、做出处置意见、解答患者提出的问题、完成诊治过程中的一系列工作，实在不是件容易的事情。因此，接诊患者数量众多，接诊时间短暂，与医疗、服务质量就形成了一对比较突出的矛盾，如果医者耐心不够，不小心沟通，这些矛盾很容易引起医患冲突。

2. 接诊过程的不连贯性和风险性　由于参加门诊工作的各专科医生多采取定期轮换的方式，不能长期固定在门诊工作，各位专家也是按各自的班次出门诊，导致门诊医生的人员流动相对频繁。因此，对来诊的患者，特别是多次复诊的患者，往往可能先后经过不同的医生接诊，客观上造成接诊医生不易全面了解患者诊治的整个过程，而每位医生的诊治方法和解释说明也不尽相同，也会造成个别患者的误解和沟通上的障碍，因而极易产生医患矛盾，甚至引起医疗纠纷和医疗事故。

3. 就诊环节的关联性和复杂性　从就诊过程来看，门诊诊疗全过程涉及导诊、预检、分诊、挂号、候诊、接诊、交费、检查、治疗、取药等多个环节，接诊环节本身也具有一定的复杂性，患者到医院就诊通常要经过上述这些环节。因而，每个环节都必须认真推敲。如怎样减少患者不必要的候诊时间，怎样增加有效的接诊时间，怎样让患者方便快捷地拿到检查报告单，怎样合理调整窗口业务等。这样，通过有效的流程改造，使各个环节本身设置合理，环节之间紧密衔接，保证流程顺畅，提高就诊环节的人性化、个性化和科学化，更好地为广大患者服务。

4. 业务工作的专业性和多元性　从门诊业务工作的全局来看，业务分工越来越细，专业化程度越来越高，技术含量要求越来越高，很多大型综合性医院或专科医院，门诊分类已扩展到二级学科的各个研究方向，如外科门诊中有骨科门诊，而骨科门诊又细分为脊柱专科门诊、关节专科、新医正骨门诊等。而患者疾病的复杂性、多样性、多发性、合并性又使得门诊业务工作具有多元化特点，这就要求门诊医生要有广博的周边临床知识，有时甚至需要两个以上科系的医生协同诊治。

（三）门诊医患沟通的途径与方法

1. 转变服务理念，建立新的服务模式。

当今，医学模式已经从生物模式转向生物-心理-社会模式，这就要求医院服务模式必须从"以疾病为中心"转变为"以患者为中心"。这一转变对加强门诊医患沟通具有重要意义，它强调了医疗服务的主体已经不再是疾病，而是患病的人，应将患者的需求、患者的情绪放在最高位置。医疗服务的内容不再是单纯治疗躯体疾病，而是要帮助患者恢复健康，建立良好的生理与心理状态，具备较强的社会适应能力。门诊的医务人员必须适应医学模式的变化，更新服务理念、改善服务态度、转变服务方式、提高服务效率，以尊重为前提，加强与患者的沟通、注重人文关怀，切实把"以患者为中心"作为工作的出发点和归宿点，积极主动为患者提供一个全方位、全过程、人性化、便捷化、科学化的门诊诊疗服务；

2. 加强技术力量，严格推行首诊负责制。

医院要注意加强门诊技术力量，严格推行首诊医师负责制和专科门诊制，确保主要专科天天有门诊，天天有副主任医师以上专家接诊。门诊因时效性强、风险性高、流动性大，要求门诊医务工作者具有高度的责任感、严谨的工作作风、过硬的业务能力。对于病情复杂的患者，必要时邀请多科联合会诊做出明确结论，并妥善安排复诊和做好随访记录工作，确保门诊工作的高质量。诊疗质量是患者最关心的问题，只有首先在这个问题上把好关，才能从根本上改善医患关系；

3. 掌握沟通技巧，做好诊疗工作。

医患沟通是指医患双方在医疗活动中围绕患者的健康问题进行的不断深化的信息交流，所交流的信息既有同疾病诊治直接有关的内容，又包括医患双方的思想、情感、愿望和要求等方面的表达，其方式有语言沟通和非语言沟通。医患沟通的内容主要包括思想情感的沟通和医疗信息的沟通等。

（1）问诊：问诊是医生通过与患者及相关人员的询问及交谈，了解病情，经过分析、推理、综合，做出结论的临床诊断方法，也是医患交往的最初环节。因此，良好而有效的医患沟通要从问诊开始。问诊不同于一般人际交往中的谈话，它是一种医学谈话。抓住重点，深入询问，尽量引证核实；观察患者的面容表情、言谈举止；领会患者关注的问题、对疾病的看法、对诊断和治疗的期望等。在问诊方法上，要因人而异，如对少言寡语者，要有耐心、循序渐进地询问；对滔滔不绝者要规范其言路、巧妙转问、抓住要点、化整为零，既不浪费时间也不让患者感到不受重视。这就需要医生必须具备一定的修养和医患信息沟通能力，而此能力正是医生必备的最基本的临床技能之一，必须认真加以锤炼。

(2) 体格检查：体格检查是医生更直观地分析判断患者病情的重要依据，除了体格检查需要做到按照医学规范进行操作，相关检查不应遗漏外，从医患沟通方面来说，需要提到的是检查的手法及患者的隐私问题。医生为患者做体格检查时应注意手法，掌握技巧，把握轻重，关注患者的感受。同时因为体格检查往往需要患者暴露身体的某些部位，还必须注意保护患者的隐私权，如在做检查时，请无关人员离开，拉上布帘等。特别在妇科、泌尿外科、皮肤性病科等敏感科室，更应该注意体检的规范性和私密性，以免引起不必要的医患矛盾。

(3) 病情分析：门诊医生通过询问病史，进行体格检查，以及查看患者相关检验项目结果后，对患者的病情有了一定的了解，对于不太复杂或症状指标明显的疾病，医生会做出初步诊断。此时很重要的一步就是向患者进行解释，分析其病情。因为患者就诊的重要目的之一就是为了查明是否患病，身患何种疾病，病情轻重与否，如何治疗，预后怎样等。在分析病情时，特别要注重用语的针对性和通俗性，因为就诊患者身份各异，但大多数对医学知识了解不多；又由于就诊时间的局限性，如今不少医生往往只在病历上写上初步诊断甚至不写门诊病历。这样的结果往往是使患者感到怀疑和无奈，对自己的病情不甚清楚，对医生也缺乏信任，更严重的还会引起医患纠纷。因此，门诊医生要把病情分析当做与患者沟通的重要环节，审慎对待。

(4) 提出治疗方案：知道患何种病，就要进行治疗。对于不同病情的患者究竟采取何种治疗方案，就面临着选择。而这种选择权，不仅仅在于医生的指导建议，更掌握在患者自己的手中。作为医生，必须尊重患者的权利，要让患者了解疾病治疗的确切内容和结果，可供选择的具体治疗方案，各种方案的利弊及可能引起的后果等。在沟通中，医生语言必须要做到既简明扼要又要通俗易懂，同时也要考虑到患者的经济条件等，从而使患者能够真正选出最合适自己的治疗方案。

4．掌握心理学知识，注重心理抚慰与疏导。

参加门诊工作的医务人员对来诊的患者不仅要有高度的责任心，还要具有较广泛的医学知识和较丰富的临床经验，同时要掌握一定的心理学知识，使患者从就诊开始就能打消顾忌，消除恐惧，敞开心扉地把自己症状、体征和心理感受都向医务人员倾诉。医务人员针对不同患者的病情、心态、表现、提出的问题，要细心、耐心、热心地做好解释、安抚、疏导工作，使患者感到亲切和安全，增强战胜疾病的信心，从而达到不仅医治好疾病给患者带来的痛苦，而且医治好疾病给患者心灵上所造成的创伤；

5．优化服务流程，提高患者就医效率。

这就要求医院全面改革门诊服务流程，简化挂号、检查、收费、取药等方面的手续，如实行挂号、缴费"一卡通"制度，患者可在卡中预存一定金额费用，在检查、治疗、取药通过划卡即可完成付费，避免反复排队交款；努力改进基础设施建设，如门诊、化验室、放射科、药局的合理布局，标识明显，路径便捷；再有，从来院、挂号、就诊、收费、检查、化验、取药、治疗等过程实行全程导诊服务，避免患者因路径或流程不熟而耽误时间。总之，优化服务流程的根本目的就是"以患者为中心"，就是通过系统的流程改造，加强全员质量管理和全流程管理，实现门诊服务流程的人性化和科学化。

6．加强服务人员培训，做好分工协作。

在门诊患者就诊的整个过程中，其实医生和患者的真正接触时间并不长，大部分时间消耗在等待、检查过程、输液中。在此期间患者将与放射科、化验室、收款处、导诊、护士等多名服务人员接触，而这些医生以外人员的服务态度和服务能力，对患者的就诊效率和满意度将产生重要影响。如护士的服务意识和沟通能力一方面能够弥补医生和患者之间沟通的不足，另一方面还能安抚患者的紧张感和恐惧感，因而门诊护患沟通显得尤为重要，而语言、表情、形体等是护患之间彼此交流的重要载体；而导诊热情的微笑，准确的语言，耐心的服务将对患者产生良好的心理暗示，同时能避免因路径或程序不熟造成时间上和步骤上的浪费；有一些患者因病情复杂需要多科系医生协同诊治才能完成，这就需要门诊医生们密切配合；还有的患者对产生的费用有疑问，或涉及退费、退药等，需要医生、护士、医辅科室、收款处等相互合作，多做解释工作。可以说，门诊各科系服务人员的服务意识、沟通能力、协作精神对患者成功就诊产生重要影响，必须加强培训，使各科个人服务素质和部门整体服务能力不断提高。

（四）门诊医患沟通实战解析

患者女性，73 岁，中学退休教师，经济条件一般。患者因腹痛、腹泻、发热三天于肠道门诊就诊。患者最开始于消化内科门诊就诊，后被消化内科门诊转到肠道门诊，在消化门诊和肠道门诊排队共花去一个多小时，患者在排队中忍受腹痛的痛苦，还因排便过急过频导致部分粪便排到裤内。两次接诊过程中医生询问病史都比较简单，都未进行查体，肠道门诊医生给医生开了血常规、便常规化验单后又去接待别的患者，半小时后化验单回报，医生下诊断为：急性胃肠炎，并开了"左氧氟沙星"静脉输液三天，未对患者病情做任何解释说明，患者用药第二天出现双上肢皮肤瘙痒，并出现少量皮疹，患者询问另一名值班医生，该医生让患者找开药的医生问。第三天输液后患者周身皮疹、浑身瘙痒，立即请皮肤科会诊，皮肤科诊断为"药疹"，给予停用"左氧氟沙星"，使用"地塞米松"静点，外用"强的松软膏"等处理，两天后皮疹逐渐消退，而患者的腹泻虽然缓解，腹痛却越来越重，再请普通外科会诊，诊断为"急性阑尾炎"，收入院手术治疗。十天后患者到医务部对肠道门诊的误诊误治及用药不当提出投诉并要求赔偿。

1．患者心理及表现。

（1）患者认为：分诊将其错误分到消化科门诊，消化科医生不负责任将其支到肠道门诊，肠道门诊医生更不负责任将其误诊误治，并增加了"药疹"性的痛苦与身体伤害。

（2）患者认为：在整个过程中接诊医生对她漠不关心，她忍受巨大身体和精神痛苦，不但忍受腹痛煎熬，还将大便拉在裤内。

（3）患者认为：医院管理不善，医生责任心不强，水平较差，医疗服务水平低下使她花费大量时间，忍受较多痛苦，却还要忍受误诊误治带来新痛苦的根本原因。

（4）对医生因误诊误治延误病情和错误用药带来的身体和精神伤害提出 10 万元人民币的赔偿要求。

2．沟通过程及效果。

医务部的负责人认真听取了患者的讲述，仔细分析诊疗过程和沟通细节，首先感谢患者对医院管理和医疗服务工作提出宝贵意见，同时向患者坦率地承认了在医院管理、医疗服务能力、医患沟通中存在的不足。如护士分诊不到位，接诊医生责任心不强，工作不认真，医患沟通不到位，诊断结论下得草率等，向患者及家属表示真诚的歉意。同时指出："左氧氟沙星"对"急性阑尾炎"和"急性胃肠炎"都有很好的效果，经消炎后炎症得到一定控制，事实上没有延误病情，而且为进一步手术创造了条件。而出现皮疹则是药品的副作用，针对极少数特异体质的人可能用药后会出现皮疹，但停药后一般都能逐渐消失，对身体不会造成明显伤害，不会留后遗症。并请普通外科主任和皮肤科主任免费为患者复诊，确认已治愈，请患者放心。如患者再出现皮肤不适或出现皮疹，皮肤科随时提供诊疗服务。要求当事肠道门诊和消化门诊医生向患者当面道歉，并安排这两名医生买来鲜花和果篮祝贺患者康复出院。医务部负责人同时意味深长地说："我母亲和您的年龄差不多，她身体不太好，经常来医院看病。她总是告诫我一定像照顾她一样照顾好患者，特别是老年人，因为老年人辛苦一辈子了，本来到了该享受的年龄，身体条件却不好了，更需要关照。看到您就像看到自己的老母亲一样，将心比心，如果我妈妈到医院看病遇到这些事，我的心里也不痛快，也会投诉。今天咱们娘俩儿见面也是缘分，坏事儿变好事儿，您如果不嫌弃，您就拿我当干儿子，以后有什么事您说话，我就当自己母亲的事儿办，您看行不？"患者由怒气冲冲变得眼含热泪，又唠了些家常话，留了电话号后离开，对接待工作表示非常满意。

3．沟通要点和分析。

（1）消化门诊和肠道门诊医生存在的共同问题是：缺乏"以患者为中心"的责任感和使命感，缺乏关爱患者、解除病痛的人文精神；违反诊疗常规，病史询问及其简单，甚至连最基本的查体都不做，下诊断结论草率；医患沟通意识和内容及其匮乏，甚至可以说是一片空白；患者被收入普通外科病房后，肠道门诊医生没有与普通外科医生密切协作，将医患矛盾解决在第一时间，而是再次丧失通过沟通化解矛盾的机会。

（2）医务部负责人的谈话有几处亮点：认真倾听患者的诉说，既显示了对患者的重视又了解了事情的来龙去脉，也大致摸清了患者的心理状态；同时以亲和而诚恳的态度，一方面感谢患者对医院工作提出宝贵意见，另一方面对工作中的不足和疏漏之处真诚向患者道歉；进一步又对这件事可能产生的后果进行剖析，虽然诊断有错误，但用药方面是对症的，没有延误治疗，过敏反应属药品的副作用，发生率极低，停药后会逐渐缓解，不会留后遗症，这样就消除了患者的主要顾虑；为了对说过的话负责，也为了进一步打消患者的顾虑，请来普通外科、皮肤科专家进一步为患者复诊确认治愈，同时承诺如以后出现"皮疹"等相关问题，医院一定会认真负责，这就给患者吃了一个定心丸；让当事医生送花、送果篮并当面道歉是为了打开患者不受重视、承受痛苦的心结，让患者取得一定的心理平衡；最后将医患关系上升到亲情层面，以自己的老母亲为话题，用亲情来打动患者，真正做到晓之以理、动之以情，将矛盾关系转化为朋友关系，甚至转化为亲情关系，这是医患沟通的高级境界。这个境界是高层次的医患沟通，达到这个境界必须有：科学规范的诊疗过程，以诚待人、以情感人的人文素质，艺术的语言及很强的沟通能力。

二、急诊患者及急诊工作的特殊性与医患沟通

（一）急诊患者的特殊性

1．病情的急危重性　急诊科作为急救工作的第一前沿，临床服务的第一窗口，面对的服务对象大多是急危重症患者，患者起病急，病情来势凶猛，危急程度难以估计；部分患者发病急骤、病情危重、变化突然，在短时间内出现猝死，这就要求急诊医生必须在短时间内迅速做出诊断和病情判断，并采取积极合理的抢救措施。

2．情况复杂突然性　一些突发事件经常会给人带来难以预料的伤害，如交通肇事、食物中毒、坠物砸伤等，这时可能有多发外伤、重症患者、大批伤者来诊，这时急诊科医生不但要积极接诊、抢救患者，还要临时召集相关科室医生共同抢救伤者，同时还要做医患沟通和组织协调工作。这就需要急诊医生具有高度的急救意识、过硬的急救技术、良好的心理素质、快速的应变能力、突出的组织能力、高超的协调能力、自如的沟通能力。所有的这些能力必须经过不断学习和科学培训。

3．就医的急迫性　患者由于发病突然或遭受突发意外，心情恐慌、情绪急躁、身心痛苦，因此，就诊心情迫切，希望医生马上明确诊断，立即采取及时正确的救治措施。这就需要医生在紧急处理的同时做适当解释工作，以减轻患者恐惧焦躁的情绪，使急救顺利进行。

4．后果的严重性　由于患者起病突然、病情复杂、病情危重，即使急诊医生抢救及时、措施到位，也可能出现一些严重后果，如出现严重并发症、昏迷不醒、终生残疾、甚至死亡等。而部分患者家属因没有充分心理准备，难以接受残酷的事实，会将责任全部推到医务人员身上，此时特别需要医院及相关科室密切配合，主动与患者家属沟通，如沟通及时有效，就会避免医患纠纷。

（二）急诊工作的特殊性

1．业务的全面性和专业性　急诊患者发病突然、病情严重、变化迅速、病种繁多，可能

涉及多个科系、多个专业、多个器官系统。这就要求急诊医生除了熟练掌握本专业的急救技能，还要掌握多个相关专业的临床知识和急救技能，这样才能在最短时间内迅速判断病情，采取果断急救措施，挽救患者生命。

2．工作的紧张性和有序性　面对大量的急危重症患者，急诊始终要保持紧张的备战状态，急救工作必须高度紧张、争分夺秒。同时，又要做到组织严密、安排合理、急而有序、忙而不乱，不能因为伤者多而混乱不堪，影响危重患者的检查、观察和抢救。针对大批伤患者或复杂危重患者，可请相关科室协同诊治。

3．病种的随机性和规律性　急诊患者常常发病突然或因各种偶然因素，如食物中毒、交通事故、工伤、咬伤、流行病等，患者就诊随机性大，就诊时间、患者数量、病种类别较难掌握。但也并非无规律可循，如心脑血管发病在冬季前后和夜间较多，急诊创伤患者在夏季前后和早10时到晚10时之间较多。

4．矛盾的易发性和尖锐性　各医院急诊一般都是一年365天每天24小时开诊；急诊患者数量较多、病情各异、急危重症集中、抢救任务繁重，是抢救患者的第一关，也是主战场；急诊患者人员构成复杂、流动性大、发病较突然，本身成为医患矛盾易发地。特别是在急诊治疗过程中，急诊患者大多数都具备急、危、重三大特点。患者往往考虑自己多一些，认为自己是最重要的，期望立即得到医生的治疗，而急诊医生因患者多，急救任务重，就要做全面的安排，要根据病情轻重需要安排先后顺序，对患者实施必要处理，因而产生不满，以为医生对他不及时救治。还有的外伤患者，求医心情迫切，希望立刻手术，但为了手术的安全性，医生除了做紧急的处理外，还要做必要的查体、化验检查、影像检查、备血等术前准备，但患者和家属对此不理解，这样可能造成因患者需求没得到满足而引起的医患纠纷。尤其面对治疗效果不佳、病情加重甚至死亡等情况，许多家属会感到强烈的挫折感，强烈的情绪应激使其处于非理性状态，把治疗的失败归咎于医务人员，进而倍感激愤，对医务人员产生报复心理和行为，以补偿内心的失衡，这就造成急诊医患之间矛盾冲突的尖锐复杂性。

（三）急诊医患沟通的途径与方法

1．增强责任意识，主动提供急救服务。

急诊就诊往往具有患者病情危急、家属焦急、过程紧急、敏感度高等特点，处理过程稍有疏忽就会造成难以挽回的后果，甚至会贻误抢救最佳时机，从而危及患者生命。因此，医务人员必须具有强烈的责任意识，急诊值班医生应具备主治医师以上的技术职称，要及时接诊、果断处置、耐心询问病史、认真查体、仔细观察病情、安排好会诊，将患者交接给下一个医生时要紧密衔接，交代清楚；遇到同时患有多种疾病的患者时，要主动服务，不推诿患者，在未请示上级医生意见，也未请相关科室会诊时，不随便将患者转院；病历书写规范、病历字迹清楚、病历内容完整而又简洁、交代病情要有患者家属签字；严格落实首诊负责制、交接班制度、会诊制度、危重患者抢救制度等核心制度，认真落实"三查七对"等。

2．迅速果断准确，积极有效实施急救。

由于急诊患者病情危重、发作突然、情况紧急，患者及家属心情非常焦急，希望立刻得到有效救治。医务人员应迅速果断，争分夺秒，积极投入到急救工作中去，在询问病情、查体和安排相关检查的同时，尽可能同步迅速、准确地采取急救措施，紧张而有序地实施急救工作。只有这样，才能满足患者急诊的迫切需要，及时挽救患者的生命，同时使患者及家属对医务人员产生依赖、信任和尊重。此外，医院应开设急诊绿色通道，及时将危重症患者推入抢救室，争取抢救时间，提高急诊患者的抢救成功率。积极有效的抢救是急诊患者及家属的根本需求，也是急诊医患沟通的基础所在。

3．各科协助配合，救治疑难危重患者。

急诊一些突发重大事件的患者往往病情复杂严重，常涉及多系统、多器官的病变，因而一方面需要急诊医生具备广泛的综合医学知识，另一方面要求急诊科与医院其他科系积极紧密地配合。用系统性、全局性的观点研究急诊疑难危重患者的病情，并在第一时间采取最佳的治疗措施，对患者进行全方位的诊疗，使患者得到及时、有效、科学的治疗。科室之间的团结协作是提高抢救成功率的重要保障，而科室之间配合得不好极易引发医患矛盾。

4. 讲求艺术沟通，注重人文关怀。

现代急诊服务除了做到更快、更有效，还要求能更舒适、更人性化。急诊医务人员在接诊时要用和蔼的语言，多向患者解释，使患者感到亲切，消除患病的恐惧感。对重症绝望的患者，医务人员要耐心疏导，用自己的言语行动去感化患者，把患者当成朋友，尊重他们、安慰他们、鼓励他们、帮助他们，并通过耐心细致讲解，做好心理疏导，排除其心理负担，建立起接受治疗的最佳心理环境和身体应激状态，促进患者病情恢复。对意外死亡患者的家属，如患者由于车祸、猝死或其他疾病突然死亡，家属难以承受这突如其来的精神打击，医务人员要用亲切的语言和温和的态度去关心帮助他们，使其控制住感情、稳定住情绪，避免产生医患冲突。

5. 认真交代病情，如实记录急救经过。

急诊医患矛盾比较突出和尖锐，因而医务人员要充分认识急救中潜在的纠纷和法律问题，提高执行各项规章制度的自觉性，要以高度的责任心投入工作。医务人员的语言、表情都应得当，抢救中要用恰当、恳切的言辞及时向家属交代病情的变化和治疗方案，取得患者和家属的理解和配合。同时，如实记录抢救经过，认真、准确描述接诊时患者情况、接诊时间、进行抢救时间、急诊诊断、抢救经过。还要尊重患者的知情权和选择权，特殊的检查治疗和危重病情交代，不仅要有书面记录而且要有患者或家属的签字。如实记录病情和抢救经过是处理医患纠纷和重要法律依据，完整准确的资料是医务人员自我保护的需要，也是患者家属维权的需要，同时也是进一步诊治的原始依据。

（四）急诊医患沟通实战解析

患者女性，54岁，个体经营者，经济条件较好，因被他人用刀刺伤2小时急诊来院。患者因家庭纠纷被其丈夫用刀刺伤头颈部、胸部、腹部、左上臂等多处，急诊查体：面色苍白，表情痛苦，躁动不安，T36.5℃，HR94次/分，R20次/分，BP100/70mmHg，头颈部、胸部、腹部、左上臂等处多处伤口，活动性出血，其中腹部伤口探查进入腹腔。患者家属较多，有个别家属为酒后，吵闹不止。急诊医生迅速为患者包扎伤口止血，并开具头、胸、肝脾CT检查单，护士为患者建立静脉通路，并抽血交错，化验血常规、血型、出凝血时等。患者及家属对此不理解，认为急诊科在耽误工夫。坚持要求两点：第一，立即输血，因为血淌得太多了，担心血流干后死亡；第二，立即进手术室手术。

1. 患者心理及表现　患者在家庭冲突中被刀刺伤身体多处，事发突然，出血多，伤势重，患者的主要心理状态是：情绪过激、紧张焦虑、害怕死亡。而患者本身的文化程度较低，再加上受一些影视剧的误导，对必要的术前检查和急救处理不理解，认为受外伤流了很多血，到医院就应当进入手术室手术，立即输血。而不懂得输血前先要进行血型化验和交叉配血试验，手术前需要必要的辅助检查和术前准备。患者出于对伤情的恐惧，对急救流程的无知，对家庭矛盾带来的愤怒，对医护人员的不信任等心理，表现出情绪激动、精神紧张、出言不逊、烦躁不安等行为表现。

2. 沟通过程及效果　医生在患者就诊第一时间迅速给患者包扎伤口，护士迅速为患者建立静脉通路是进一步沟通的前提。医生和护士的紧急处理一方面是急救必须而有效的环节，另一方面也表现出对患者及病情的重视。医生给包扎伤口一方面起到伤口止血的作用，另一方面还能减少患者对失血的恐惧感，建立静脉通路更是患者通常认可的治疗方式。有了前期急救工作，为了使患者配合诊治，应在不影响患者救治的情况下进行必要的语言沟通，有效沟通的前提是洞察患者心理。医生向患者做如下解释"经过加压包扎，伤口的血已经止住，请您不要过于担心，同你类似的患者我救治很多，有许多人恢复得很好，一定要有信心。必要的术前CT检查能及时准确发现内脏损伤情况，并有助于指导医生首先处理威胁生命的内脏损伤，有利于确定手术部位和手术顺序，采取合理的术式；必要的化验检查，如血型化验是输血的必要前提，输血如果血型错误将直接导致患者生命危险，那样就不是救患者，而是害了患者，所以术前化验血型是必要的；俗话说得好，所谓磨刀不误砍柴工，必要的术前检查和术前准备会使急救的效率大大提高；你受了伤，就像火车开动了，医生要让火车停下来，首先要能上火车，你不信任我，我能上这趟火车吗？我即使上车踩急刹车，火车也不会马上停下来，还要向前滑行一段，病来如山倒，治病不是件容易的事。但只要你配合治疗，我会全力把你这辆高速列车停下来。"医生准确洞察患者心理后，及时进行有针对性的沟通，患者及家属情绪很快平和下来，对急诊医生的工作表示理解和感谢，并积极配合完成了术前检查和准备，以较短时间入院手术治疗。

3．沟通要点和分析①救死扶伤的职业精神，良好的急救意识，迅速、准确的病情判断和急救处理是急诊医患沟通的基础和前提；②把握患者年龄性别、职业分类、文化程度、性格特征、发病经过，准确了解患者心理状态是有效沟通的基本保证；③真诚关切的态度，良好的语言能力，形象生动而又中肯贴切的表达方式是急诊沟通的人文和技术层面支持；④掌握火候，进退有度，不失时机是急诊沟通的基本经验支持。总体来讲，这次沟通是一次比较成功的沟通，沟通的结果是化解了患者的猜疑和敌意，争取了患者的理解配合，大幅度降低了医疗风险和服务风险。

第二节 住院患者沟通

一、住院患者的群体特点

（一）心理的求助性

在现实的医患关系中，医务人员处于主动和支配的地位，起着主导的作用；一般来说，患者为了治疗疾病，必须求助于医生的正确诊断和有效的治疗；就情感来说，这种求助的成分越多，医患关系的倾斜也就越明显。在医疗活动中，患者的求助内容主要表现在求知、求医、求服务。求知，一般的患者相对于受过专门训练的医生来说，其医学知识较为缺乏，一旦生病就急于向医生请教所患疾病的有关知识；求医，因为病痛的折磨和对疾病发展趋势的恐惧心理，患者总是希望寻求最有经验的名医、最有效的药物和最好的治疗措施；求服务，无论是门诊还是住院的患者，都希望在医院得到医务人员的尊重和礼遇，得到医务人员的优质服务。

（二）精神的消极性

患者所患疾病的性质、种类、病情严重程度和治疗的难易程度等因素，对其心理和语言都可能会产生一定的消极影响。患者的消极性，主要表现在对治愈疾病缺乏信心和悲观失望。疑难复杂病症和不治之症的患者，因为医疗手段的缺乏，受社会上"恐癌"情绪的影响，自己对疾病发展趋势的不良预感等因素的影响，往往产生很大的心理压力，精神上紧张无助，反映在语言上就表现为语序的混乱、语义的重复和语态的零散，尤其是在患者初知病情的阶段，表现得更为明显。随着时间的推移，这种状况可能会有所改变，但不会完全消除，将会在相当长的时间内存在。

（三）情感的牵挂性

患者住进医院，还经常牵挂家庭的生活安排、孩子的教育与自己的工作问题，这样就更增加了患者的心理负担，影响患者情绪的稳定。

(四)语言的零散性

患者住院以后,由于躯体的痛苦、心理的折磨,其语言常呈现出零散性的特点。首先,关于病痛的语言。较为直观,痛则叫痛,苦则叫苦,一般不大隐瞒;其次,是思绪的混乱。患者住院以后,思维异常活跃、思绪较为复杂、对家庭的忧虑、对工作的关切、对后事的安排等问题的思考,都会从患者的语言中反映出来,使患者语言的内容显得十分杂乱;其三,语言的无序性。长期住院患者与医务人员已经熟了,言语比较随便,想到哪儿就说到哪儿,想到什么就说什么,表现出语言的无序性。针对患者语言的零散性,医务人员应增加对患者的理解程度,不应因为患者语言表达的琐碎繁杂而产生厌烦情绪,更不能因此影响自己对患者病情的判断。

(五)内心孤独感

突然离开自己熟悉的家庭环境和工作环境,来到自己不熟悉的病房,心情抑郁,情绪低沉,容易产生孤独感与寂寞感。

二、与住院患者的沟通

(一)医护人员在住院诊疗不同阶段的沟通

1. 办理入院手续时的沟通 当患者办理住院手续、补缴住院押金、查询费用等情况时,住院处工作人员应向患者介绍本院执行的物价标准,说明费用发生的原因和记账流程,争取患者的理解。患者如有疑问,住院处工作人员应主动与管床医生或费用发生科室取得联系,并由其负责解释。病房值班护士对新入院患者应热情接待,在安排病床后应及时向患者告知入院须知、注意事项、生活指南等内容,并帮助患者熟悉用餐、用水、如厕等事宜。向患者介绍管床医生、责任护士的姓名,并在床头卡上注明。基础事宜安排妥当后向管床医生报告,由医生接诊。

2. 入院初期的沟通 病房接诊医生要态度诚恳、主动热情,首先应向患者介绍自己的姓名、耐心、仔细地询问病史,全面、细致地进行体格检查,将医疗信息整合后应立即与患者及家属就初步诊断、基本病因、诊疗计划和进一步检查内容、饮食、注意事项等进行初步沟通。危重患者入院时应立即进行抢救,并及时告知患者家属诊断、急救措施、危险因素及填写重危告知书。重危报告书包含患者的基本病情、急诊诊断、诊疗措施、危险后果告知等一系列内容,由患者家属签字后按拟定诊疗方案进行进一步处理。

3. 入院3天内的沟通 管床医生在患者入院3天内必须进行正式沟通。医生应详细向患者介绍检查回报结果、疾病诊疗进程、主要诊疗措施、取得了哪些预期效果、下一步治疗方案、在哪方面需要患者进一步配合、患者对诊疗的意见等内容,争取患者的理解配合,进一步加深医患关系。

4. 住院期间的沟通 患者在住院期间出现病情变化、变更诊疗方案、有创检查、麻醉前、输血前、术前、改变手术方式、医保范围外用药、贵重药品和耗材使用、发生欠费等,一定要与患者或家属及时沟通,以免患者产生不良情绪对诊疗效果造成不利影响。患者如因费用、风险等原因不同意最佳诊疗方案,应拟定次选方案,并由患者和家属共同签字同意。

5. 出院时沟通 医护人员应向患者出具出院小结、诊断书,出院小结应注明患者住院诊疗过程、(入)出院诊断、出院医嘱及注意事项、复诊时间等。

(二)住院后医辅科室的沟通

1. 医技科室的沟通 包括CT室、X线室、彩超室、内镜室、病理科、功能检查室、电生理室、检验科、特殊治疗室、康复治疗室、理疗科、手术室等。上述科室要主动热情接待患者进入诊疗程序,讲解注意事项、介绍诊疗目的,回答患者问题不应超出本专业范围,沟通口径应与申请医师一致,以免引起患者的误会和猜疑,引起矛盾纠纷。

2. 病房药局的沟通 住院患者的取药工作一般由护士完成,需要病房药局直接与患者沟通的内容不多。遇到的往往是患者对用药有疑问的情况,药剂师一定做好窗口接待工作,做到主动热情又严肃认真，对于药品在疾病治疗中的作用等问题要及时与临床医生沟通后，慎重作答，回答问题尽量在药剂专业范围内，涉及临床部分要与临床医师口径一致，比较深入的临床专业问题由临床医师或临床科主任负责解释。

（三）住院沟通的基本技巧

1. 医护人员要做到仪表整洁、举止端庄、态度诚恳、和蔼可亲，使患者及家属产生信赖感和亲切感，为进一步的沟通创造有利条件。

2. 在沟通的语言表达上尽量做到通俗易懂、形象贴切、务求准确，既要使患者能够听得懂，又不能引起歧义。将复杂的病理机制和诊疗方案用深入浅出的语言表现出来不是件容易的事，需要专门学习和反复锤炼。沟通时可借助于实物、图谱、标本、模型等对照讲解，增加患者的直观感性认识，便于患者对诊疗过程的了解和支持。如经治医生与患者有沟通障碍或尖锐矛盾，应另换其他同级别或更高级别的医生沟通。

3. 沟通时要注意内容的针对性和层次性，要根据病情的轻重缓急、复杂程度及预后好坏，由不同级别的医生沟通，危重患者和病情复杂的患者应由具有高级职称的医生负责沟通。同时，根据患者及亲属的文化程度、理解能力、职业特征、性格特点等，进行有针对性的沟通。对于在医疗活动中极有可能出现问题的患者，应立即将其作为重点对象有针对性地进行预防性沟通。预防性沟通应记入病程记录，并由患者或家属签字。如有出现纠纷的迹象，应做重点沟通。

4. 对于特殊疑难、危重症患者，治疗风险大、效果不理想、预后不良患者，应由科主任主持科内讨论，并由科主任为主集体与患者沟通。诊断不明确或病情变化时科内医务人员应先进行讨论，统一思想、统一观点，再与患者沟通，避免因沟通前后不一致引起患者疑虑。对于带有共性的常见病、多发病、季节性疾病等，可将相关患者聚在一起进行集体沟通。

5. 做好沟通记录。医护人员的每次沟通都应在病程记录或护理记录中详细记载。记录内容包括：时间、地点、参加的医护人员、患者及亲属姓名、沟通内容、沟通结果等。关键的沟通记录必须有患者或家属的意见和签名。

（四）住院处医患沟通实战解析

患者刘某，男，67岁，高血压病史20年，经济条件较差。患者以左侧肢体活动不利伴言语含糊30小时为主诉入院。入院时查体：T36.9℃，HR82次/分，R20次/分，BP205/140mmHg，神志清楚，言语含糊不清，双瞳孔等大正圆，对光反射存在，左侧鼻唇沟变浅，伸舌偏左，左侧肢体肌力Ⅳ级。头CT未见明显异常。患者入院后按梗死治疗，同时行降压治疗，行心电监护。患者入院第2日出现神志恍惚、躁动不安、肢体瘫痪加重、并出现右侧肢体瘫。查头MRI提示：右侧内囊部梗死，脑干梗死，立即加用降颅压药物，但患者病情持续恶化，很快陷于昏迷状态，后又出现下颌式呼吸。由于患者入院时在家属的搀扶下步入病房，第2天就出现昏迷并进入病危状态，家属难以接受，怀疑医院误诊误治延误病情，在病房谩骂医护人员，并摔烂几个花盆，将病室的门踢坏，造成病房一片混乱。面对这种情况，病房科主任、主治医生、管床医生、护士长及时与家属沟通，对患者的情况进行深入浅出、重点突出的解释说明，患者家属的情绪有所平复。大家为抢救患者紧张忙碌，气管插管、上呼吸机、静脉推注急救药物等，1周后患者终因病情危重抢救无效死亡。在抢救期间科主任又率医护人员与患者家属进行两次面对面沟通，患者死后家属无疑义，并送来锦旗。

1. 患者家属心理及表现。

（1）心理负担重：患者突然出现肢体活动不利，虽然入院时病情不重，但患者家庭经济困难，入院的医疗费用拮据；患者家属还担心患者以后一旦瘫痪在床，将对家属的经济、精力、体力、精神产生巨大压力与消耗；当患者病情急剧恶化，患者迅速进入昏迷状态时，家属没有心理准备，压力剧增，难以承受。

(2) 恐慌焦虑、烦躁不安：由于患者病情的骤然变化，症状加重、神志不清、下颌呼吸、生命垂危，患者家属表现出不知所措、恐慌焦虑、烦躁不安。

(3) 在入院治疗过程中，患者病情急剧加重，直至生命垂危。家属认为患者有病住院，病却越治越重，站着进来，躺着出去，认为医生治疗不当导致病情加重。家属因此表现出不满、愤怒、冲动、谩骂、摔物、踢门等表现。

2．沟通过程与成效。

由于医护人员也没有预料到患者病情发展得如此迅猛，因此没有做预先沟通的工作。在医护人员忙于抢救患者过程中，家属情绪突然爆发，出现了一系列过激行为。在这种危急关头，既要保证患者的抢救工作，又要与患者家属进行有效的沟通，避免事态进一步升级。科主任当机立断，在基本抢救工作完成后，留值班医生和护士在床旁继续抢救患者，其余医护人员与家属会谈。科主任说："没有一个医生不想治好患者，从抢救患者的心情来说，我们比你们家属更迫切，因为这是我们的职业，更是我们的饭碗。患者病情加重的根本原因是突发了脑干梗死，脑干是人的生命中枢，一点小梗死就可以导致昏迷，甚至呼吸、心跳停止。病来如山倒，就好比一辆装满石头的货车从山坡上冲下来，刹不住车了，就连神仙也拦不住，更别说我们这些医生了，我们的任务就是拼命往回拖。拖是拖不住了，也就是让车下滑慢点儿，斜坡如果太陡就更拖不住了。我们在这里唠得时间越长，对抢救患者越不利。这样，先让我们抢救患者，等我们工作完成了再和你们详谈，到时候如果发现我们的治疗有错误，你们打我骂我都行。现在你们一定要听我的，配合我，不为别的，就为患者，时间紧迫，要不就来不及了！"患者家属情绪迅速缓和，纷纷表示：主任快忙吧，对不起，给您添麻烦了。在此后的1周里，科主任带领医护人员积极抢救患者，有时夜间还来查看患者，其间又与全体家属进行两次正式沟通，最后虽然患者经抢救无效死亡，家属并无疑义，并送来锦旗"救死扶伤，尽职尽责"。

3．沟通要点和分析。

(1) 由于患者病情变化突然，出乎医生的预料，因此，医护人员没有和家属进行预先沟通。进而导致家属没有心理准备，不良情绪集中爆发，引发严重的医疗纠纷。这就提示我们，对可能出现的病情恶化和不良后果要有全面估计，并提早向家属交代，使家属有充分心理准备。

(2) 在家属出现不满、愤怒、过激的行为时，医护人员不应回避，而应主动出击，与家属沟通。努力安抚家属不良情绪，对所出现的问题做必要解释，并采取积极救治措施，争取患者家属满意。这种沟通是一种即时的补救沟通，也是十分必要的。此后应根据情况变化保持沟通的延续性。

(3) 科主任的谈话有3个亮点：第一是介绍病因简洁、准确、通俗，易于理解；第二是介绍病情发展形象、贴切、生动，易于接受；第三是态度坚决，言辞恳切，入情入理，感情真挚。

第三节　特殊患者的沟通

一、特殊患者的关怀期望

特殊患者包括少儿患者、老年患者、愤怒的患者、要求过高的患者、不合作患者、悲哀患者、抑郁患者、病情严重患者、感知觉障碍患者等。这些患者往往年龄特殊、身份特殊、性格特殊、疾病特殊、经历特殊、习惯特殊、家庭特殊、职业特殊、精神状态特殊、经济条件特殊，因此，特殊患者的关怀期望程度也比较特殊。患者的关怀期望，主要表现在患者对家人、社会支持、医护人员的关怀期望，显示了患者对人性化服务的呼唤及对家人和社会支持系统的依赖。

由于长期受生物医学模式的影响和医护人力资源的缺乏，在临床医疗护理实践中重生命、技术，轻生命品质、人文关怀的现象仍普遍存在。医护人员应将人文关怀融入医疗护理实践，根据患者的文化背景、价值观及满足其人文关怀的期望和需求，在工作中倡导微笑服务，真诚友好地对待患者，花较多的时间与患者交流，倾听其感受，主动发现和解决患者的心理困扰，提供良好的应对方法，不断地给予鼓励支持和帮助，通过良好的专业性关怀照顾，增进患者的希望和快乐，最大限度地提高患者的生活品质。对于少儿患者来说，她们更关注父母或护士对他们是不是和蔼可亲，能否能带她们玩儿，最好不扎针或扎针的时候不痛。对于老年患者、要求过高的患者来说，他们希望得到医生护士的特别重视，希望马上确诊。在医疗护理实践中，应向患者做好详细解释，让患者预知每天的检查安排，并将结果第一时间告之，充分尊重患者的权利，提供温馨的住院和人文环境，对早期患者避免与晚期患者住在同一病室。对于病情严重的患者来说，患者可能有着广泛的信息需求，渴望多了解有关疾病的进展、愈后、治疗方案、不良反应、饮食、治疗新进展等方面的信息，但比较排斥一些不良信息的刺激。

因此，在医疗护理实践中，要充分认识做好相关知识教育的重要性，与患者分享正向积极的治疗信息。对于悲哀的患者、抑郁的患者，她们需要社会、家庭、朋友、医护人员更加主动、更加贴心的关爱和理解，这就需要像知心朋友一样走进他们的心里，了解他们的内心世界，用同情感动他们，用乐观和向上感染他们。对于愤怒的患者、不合作的患者来说，很多时候他们的内心世界是空虚无助的，他们以愤怒、不合作的形式来表达她们的焦虑、痛苦、无助、诉求，是以特殊的方式来表达对家庭、社会、医护人员的关怀期望。感知觉障碍的患者对关怀期望比较特殊，如盲人对温和亲切的语言和关怀的触摸比较期望。

社会支持是心理学的一个重要变量，被看做是决定心理应激与健康关系的重要中介因素之一，反映了一个人与社会关系的密切程度和质量。患者期望得到家人和社会的支持，医护人员在医疗护理过程中应对患者的家庭和社会支持系统进行评估，帮助患者建立良好的家庭和社会支持环境，同时指导其学会利用社会支持系统。并根据患者的期望，尽可能地满足其精神文化层面的需求，如对于癌症患者，鼓励癌症治疗成功病例的经验分享；对经济困难的群体，帮助向社会呼吁，建立帮助基金等。

二、与特殊患者的沟通

（一）特殊患者的分类与沟通

1. 少儿患者　少儿患者的特点是年龄小，对疾病缺乏认识；情感表达外露、直率、单纯；注意力转移较快；心理状态易伴随情景、环境的变化而变化。患儿多为独生子女，因而一旦生病家长比较紧张、焦虑，容易夸大病情，过分照顾孩子，对医护人员的要求也比较高。对这类患者医护人员首先要有高度责任感，要有做父母亲般的耐心，尽量使用与少儿年龄相称的语言，要吐字清楚、音调柔和、语速平缓，对孩子的配合要及时鼓励表扬。

2. 老年患者　老年患者一般体质较弱，症状不典型，往往合并多种慢性病，恶性肿瘤和心脑血管疾病发病率高，病情发展到一定程度易导致多脏器功能衰竭。老年人的心理特点主要有以下几方面：①自尊心理：喜欢被人尊重，喜欢别人服从自己；②怀旧心理：喜欢回忆过去，不能面对现实；③疑老心理：把所有的疾病和不适都与衰老联系在一起；④返童心理：萌发童心，做事天真，喜欢别人关注。因此，病情轻的老年人容易自我忽略，或怀疑得了重病而忧心忡忡；病情重的老年人容易出现负性心理，甚至出现轻生的举动；卧床不起的老年人往往怨天尤人，怕遭人嫌弃，性情急躁易怒，意志消沉，对家人或护士依赖心理强。"老吾老以及人之老"，尊老爱幼是中华民族的传统美德，我们都有衰老的那一天。因此，医护人员一定要有正确对待老年患者的态度，对老年患者要高度关心，主动体贴照顾老人，在称呼上要使用敬语与谦辞，要态度诚恳、谨言慎行、启发疏导；

3. 愤怒的患者　医生有时会面对一些愤怒的患者，他们要求苛刻，如稍有不满意就会发脾气，愤怒地指责别人，有时会无端地仇视周围的人。甚至会出现一些过激行为，如拒绝治疗、大声喊叫、砸摔东西、攻击行为等。实际上，生气通常是一种害怕、焦虑或无助的征象。面对这种患者，医生可能会失去耐心，或被患者的过激言辞或行为激怒，或者尽量回避。一般患者愤怒都有一定的原因，多数情况下不是患者无端地指责，而是患者知道自己患了某种严重的疾病，或感受到了身心的痛苦，以愤怒的形式来发泄自己的害怕、悲哀、焦虑或不安全感。此时医生沟通的重点是对患者的愤怒做出正面反应，视患者的愤怒、生气为一种健康的适应反应，不要针对患者采取任何个人攻击行为，尽量为患者提供发泄的机会，让患者尽量表达及发泄自己的焦虑及其他情绪。应用倾听技巧了解患者的感受及愤怒的原因，对患者所遇到的困难及问题及时做出理解性的反应，并及时满足患者的需要，减轻患者的愤怒情绪，使患者的身心恢复平衡。

4．要求过高的患者　此类患者对别人要求很高，时常抱怨周围的一切，医生应该理解患者的行为。一般有过分要求的患者可能认为自己患病后没有得到别人足够的重视及同情，从而以高要求的方法来唤起别人的重视，特别是长期住院的患者更是如此。此时医生应多与患者沟通，并仔细观察患者的表现，允许患者抱怨，对患者的合理要求及时做出回应。有时可应用幽默或非语言的沟通技巧让患者感受到医生的关心及重视。对一些无端故意要求或抱怨的患者，如果没有特殊的原因，医生在对患者表示理解的同时，要对患者的不合理要求进行一定的限制。

5．不合作的患者　此类患者表现为不遵守医院的各项规章制度，不愿与医务人员配合，不服从治疗等。由于患者不合作，医患之间可能会产生矛盾，有时会使医生感到沮丧。此时，医生应主动与患者沟通，了解患者不合作的原因，使患者更好地面对现实，积极配合检查与治疗。

6．悲哀患者　当患者患了绝症，意识到自己将永远失去所热爱的生活、工作、家庭、地位及宝贵的生命，或患者遇到较大的心理打击时，会产生巨大的失落感，出现沮丧、哀伤等反应。患者可能在行为上有哭泣或退缩，愿意自己独处或希望有一个自己信任及喜欢的人留在身边。实际上，哭泣是一种健康的、有帮助的反应。因此，如果一个人想哭的时候，让他自由宣泄是很重要的。医生切勿要求患者停止哭泣，应该鼓励患者及时表达自己的悲哀，允许患者独处。应用沟通中的鼓励发泄、倾听、同理心、沉默、触摸等原则和技巧对患者表示理解、关心及支持，尽可能陪伴患者，使患者及时度过悲哀心理期。

7．抑郁患者　此类患者一般是在承受了诊断为绝症或其他原因后出现抑郁反应。患者行为表现为漫不经心、注意力不集中、说话迟缓、反应简单、很少或没有主动说话、由于缺乏睡眠或未进食而表现得筋疲力尽、无价值感、想法悲观甚至有自杀念头。在与抑郁患者沟通时，应尽量表示体贴及关怀，以亲切、和蔼的态度，简短地向患者提问。及时对患者的需要做出反应，使患者感受到医生的关心及重视。

8．病情严重的患者　在患者病情严重或处于重危状态时，与患者沟通时应尽量缩短时间，避免加重患者的病情。对意识障碍的患者，可以重复一句话，以同样的语调反复与患者交谈，以观察患者的反应。对昏迷患者可以根据具体情况适当增加刺激，如触摸患者，与患者交谈，以观察患者是否有反应。

9．感知觉障碍的患者　有听力或视力等感知障碍的患者，与患者的沟通可能会出现一些困难。因此，应学会与此类患者的沟通技巧。如对听力障碍的患者，可通过轻轻的抚摸让患者感知到你的来到，在患者没看到你之前不要开口说话，让患者容易看到你脸部的口型，并用手势和脸部表情来加强你的表达，可将声音略提高，但不能喊叫，更不能着急或发怒，也可以应用书面语言、图片等与患者沟通。对视力障碍的患者，医护人员在走进或离开病房时都要告诉患者，并通报名字，在接触患者前要给予说明，在沟通时对发出的声响做解释，应避免或减少非语言性信息，可以用触摸的方式让患者感受到关心。不要使用患者不能感知的非语言沟通。

（二）特殊患者沟通实战解析

患者妮妮，女孩，7岁，独生女，父母均为农贸市场卖海鲜的商户。孩子突然得了急性淋巴细胞性白血病，看病花费了巨额医药费用，使多年辛辛苦苦积攒下来的钱逐渐花空。妮妮是一个天真烂漫、活泼可爱、懂事听话的小女孩，可惜在 5 岁那年不幸得了急性淋巴细胞性白血病，第一次住院四个月，经化疗后病情稳定。最近一次因高热不退，体温波动于 38.5～41.3℃，入院后经骨髓穿刺，骨髓涂片提示：骨髓增生极度活跃，淋巴系异常增生 0.904，其中原幼淋巴细胞 0.832。检查结果提示白血病复发，将进行大剂量化疗。

1. 患儿和家属心理和表现。

（1）患儿虽然不一定知道白血病复发是怎么回事，更不知道她幼小的生命将面临灭顶之灾；但患儿不愿意住院，因为住院后被隔离在病房内，不能上学，活动也不自由，更看不见同学伙伴，不能和大家一起读书，也不能和大家一起玩耍嬉戏，孤独难过；住院后做的腰穿、骨穿等很痛；整天躺在病床上输液用药，不能到外面玩；化疗后身体会很难受，浑身没劲儿，不爱吃东西，特别是头发大把地落掉，很难看。

（2）患儿白血病复发对家长来说绝对是惊天噩耗：白血病复发意味着孩子的生存机会大大降低，孩子离告别世界的时间越来越近，这是家长最恐惧和最不愿意想的结果；白血病复发意味着以前的治疗前功尽弃，花了全部积蓄，病情又回到起点，甚至比回到起点还要糟；住院的治疗费用、化疗药物费用昂贵，而家底儿已经花光，以后的花费之大难以预料，而孩子病情好转却遥不可期，一方面借钱看病，另一方面不能出摊儿挣钱。

2. 沟通过程与成效。

（1）妮妮住院后，病房主任亲自查房，并组织病情讨论，制订了详细的治疗方案。主任抚摸妮妮的额头："妮妮最懂事儿，最坚强了，妮妮和爷爷是好朋友，爷爷每天都会来看妮妮，妮妮一定要听话，打针吃药病才能早点好，对不对？等妮妮的病好了，爷爷送你个漂亮的大书包！爷爷现在送你一个虎娃娃，你疼的时候抓紧它，就不疼了，就像爷爷一直陪在你身边"。妮妮含泪微笑着点了点头。

（2）查房后，主任将妮妮父母请到主任办公室，详细讲解了妮妮的病情，明确告知：妮妮是急性淋巴细胞性白血病复发，病情非常严重，存在生命危险，并通俗地介绍了化疗方案和可能出现的并发症及预后等，并请家长慎重考虑后在知情同意告知书上签字。主任进一步说："妮妮所患的急性淋巴细胞性白血病恶性度高，复发之后预后更差，目前的医疗水平还难以全面治愈这样的复发病例。但经过精心治疗，再加上孩子和家长的配合，孩子的病情达到长期的稳定状态是有可能实现的。我们治疗过的一个孩子，病情和妮妮差不多，10 岁时得病，现在 17 岁，念高二了，学习可好了，每年都过来检查。孩子太小，你们当家长的一定要多鼓励她、多哄她啊！多好的孩子啊！和我孙子年龄差不多，我就喜欢小女孩儿，治好了我认她当孙女儿，你们可别舍不得啊。你们有什么问题和想法可以找孙医生和护士长，也可以直接找我，你们就拿我当个老哥哥就行，别客气"。

3. 沟通要点和分析。

（1）与患儿沟通要用孩子能接受的语言，音调要柔和，语气要亲切，吐字要清楚，要主动与孩子交朋友；孩子住院后会有孤独感、恐惧感，送小礼物一方面拉近感情距离，也使孩子有了伙伴和寄托，特别是医生送的礼物意义更加不同；像亲人一样抚摸孩子的额头，给孩子以慈爱、关怀、温暖、舒适的感觉。这样做一方面使孩子有了亲近感、安全感，有利于孩子配合治疗，也有利于增强孩子的信心和勇气，另一方面也使家长放心，这样的医生一定会对孩子的治疗尽心尽力的。

（2）与家长沟通尽量选孩子父母都在场的情况下，沟通内容应实事求是、全面准确、通俗形象，让家长知情并理解，将疾病的严重性和可能的后果讲清、讲准、讲透，不能让家长抱有侥幸心理或存在不切实际的幻想，使其正视现实，将病情告知和治疗方案交代清楚后由家长签字；讲完病情的严重性也要讲讲救治的办法和成功案例，如果一味讲困难会使家长丧失信心，悲观失望，甚至放弃治疗；对患儿真诚的关怀会体现在态度上、语言里、举手投足之间，千万不要忘了对患儿的爱，千万不要忘了对不幸家庭的同情；高超的医疗技术水平、娴熟的护理技术动作、完善的服务管理体系是实现有效沟通的基石。

第四节 重症患者及监护人的沟通

一、重症患者界定与告知的理论难题

重症患者主要指急性心肌梗死、呼吸功能衰竭、循环功能衰竭、严重中毒、大面积烧伤、重度脑血管疾病、严重颅脑外伤和复合外伤患者以及器官移植等大手术患者。重症患者病情一般来势凶猛、起病急、变化快，常有紧张、焦虑、烦躁、濒死感，可能出现各种情绪变化，如悲痛欲绝、烦躁不安、郁郁寡欢、默默无语，甚至拒绝进食、拒绝治疗等。也有部分患者因突发刀刺伤、车祸、烧伤等意外，没有心理准备，担心自己的生命面临严重危险，或可能出现终生残疾而出现急性心理创伤后的"情绪休克"，表现为表情淡漠、对问话无反应、无痛苦呻吟等。针对上述情况，采用特殊方法与患者进行有效沟通，争取患者的配合，积极实施救治，显得非常重要。

在与重症患者的沟通中，"告知坏消息"是临床实践过程中医护人员面临的一个重大难题。医生所要接受的挑战不仅是致命的疾病和患者的反应，还要被迫挑战自身的心理社会困境。履行重症患者告知义务的理论难题主要表现在：第一，担心患者失去希望。面对患者的生命受到致命疾病的威胁，每一名医生都希望患者有活下去的勇气和希望，因而格外担心因为自己的不当言行击垮患者的生存信心，这种心理压力常导致医生情绪高度紧张，严重影响医患沟通效果；第二，不会应对患者情绪反应。当患者接到坏消息的信息后，如果突然出现情绪爆发，很多年轻医生往往会感到很茫然，可能出现手足无措、惊慌失措、愤怒斥责、委屈哭泣等非专业反应；第三，治疗效果失败引发对告知的恐惧心理。如果因为误诊误治、处置失当、手术失败、手术并发症导致治疗效果失败，将使医生一方面自责自己的医疗能力，另一方面担心患者或家属因心怀不满而情绪失控，因而对告知坏消息产生恐惧心理；第四，过度的自我保护。一些医生在向患者或其家属告知坏消息时，过度担心患者抱怨，担心出现医患纠纷。而这种担心使告知的内容和形式染上医生过度自我保护和推卸责任的色彩。

【知识链接】

这是个最好的时代，也是一个最坏的时代：也许因为你的一句话，就能让人从希望的天堂坠入绝望的地狱，能够让炙热燃烧的火焰熄灭，能够让沸腾的心灵变得再无生气……身处提倡透明医学与参与医学的人文医学时代，医生向患者及其家属讲明病情，虽然告知义务已经很明确，但是对于医生来说，近年来，在医患不信任、医患纠纷增多等医疗大环境中，如何告知"坏消息"俨然成为考验医生医学修养的重要环节，也是他们日常诊疗过程中的难以绕过的难题。

安德鲁·S.葛洛夫说，越坏的消息，就应该用越多的气力沟通它。

对于告知坏消息，除了对医生的训练，医院可以做哪些努力呢？北京大学人民医院采用的是"大规模团队作战"——定期给患者做一个健康宣教。请高年资的医生和专业病房的护士长做一个类似于科普的报告。医生从专业上用比较通俗的话讲述疾病的发展和可能发生的并发症，把这些共性的东西告诉家属。最主要的是告诉患者家属，我们的团队是多专业、多敬业，这是与患者家属的一个沟通，这种铺垫非常有效。

二、正确告知的程序、原则及策略

对那些确实很难承受坏消息的患者，我们尤其应该做好准备，帮助他们度过危机。患者和家属在听到坏消息时产生的情感反应有可能会引发医生更为强烈的情感反应（谴责自己的无能为力、焦虑等）。要想帮助患者，医生就要从自己的情感中"走出来"，提醒自己，我们不会因为患者的疾病而受到谴责，把工作重心转移到给患者提供最好的支持措施上来，这些策略可以帮助我们避免跟患者进行毫无建设性的沟通，比如给患者一些欠成熟的保证、错误的希望或者阻碍患者情感的表露。

（一）正确告知的程序

美国德州 M. D. 安德森医院的 Walter Baile 博士提出 SPIKES 模式，将告诉患者及其家属坏消息分为 6 个步骤（每一步的首字母组合成为 SPIKES）。这个模式已经在很多医患沟通培训的实践中得到应用，为临床工作带来的积极意义也越来越多地受到医务工作者的关注。

"S"代表设置（Setting），这一步跟 C-L-A-S-S 中 C 代表的"情境"的含义相似，这里指设置好本次谈话。具体的技巧有以下几点：

1．预测患者的反应　医生在告知坏消息前要预测患者可能出现的情绪反应，要问下面这些问题：患者是否想听到这些坏消息？是不是这个患者在单独听到消息时情绪会非常低落？告诉患者后自己的感觉会是怎样的？该做个什么计划？是不是该有护士或者社会工作者支援我们的工作，也能给患者提供帮助？

2．安排在不会受打扰的时间　把自己的手机调成静音。如果病房的电视机开着，请把它关掉。

3．问清楚患者愿意让谁陪同　如果患者家属很多，要问一下患者希望谁在场陪同（最好不要超过 2 个人），可以问患者："这次讨论你愿意让谁来陪着你？"

4．准备纸巾　如果患者情绪不稳定，请在手头准备一盒纸巾，给含泪的患者递上一块纸巾也是共情的表现。

5．坐下来，保持目光接触　目光的水平对视有利于情感交流。

6．让患者做好准备　在这一步要争取达到以下效果：医生做好了谈话前的准备，用积极的心态推进整个谈话的过程，患者在谈话前得到放松并与医生建立了"情感交流"。

当然，判断患者是否做好了接受坏消息的准备也很重要。一些患者想等到家人在场再听坏消息，一些情况下（如患者刚刚结束治疗回来），患者身体状况可能不允许再接受坏消息的打击。在我国，很多情况下都是首先将病情告诉家属，所以要提前（在同患者建立个人关系之前）同患者及家属讨论怎样处理疾病信息，这样可以避免盲目将病情告诉患者后出现的尴尬情景。

"P"代表对疾病的认知（Perceives）

就像在 C-L-A-S-S 中提到的，了解患者知道多少关于疾病的知识是很有帮助的，这样可以缓和患者已知的信息与我们准备告知信息之间的差距。例如，你觉得患者的癌症又复发了，就给他做了一个 CT 扫描，但是患者却以为这只是一次常规检查，那么坏消息对他们造成的打击会很大。因此，如果患者的认知和事实之间存在差异，我们需要在告诉患者坏消息之前重新给他们讲解，让他们了解事实。

通过开放式的提问可以了解患者对疾病的认知情况，如"告诉我到目前为止你知道的一些治疗情况"，这样就会中断患者身上的防御机制，为下一步告知患者坏消息做好铺垫。

"I"代表邀请（Invitation）

大多数患者想完全了解他们的病情，但是随着时间的推移和病情的发展，患者可能就不想知道那么多了。在西方国家，许多患者在疾病诊断时希望看到他们的透视结果，而在病情严重以后就不这样想了。此外，一些患者可能更倾向于让家人最先知道。接下来重要的就是要明确患者希望如何处理他们的疾病信息,是想了解多一点还是少一点,是否想让家人共同分担这些信息以及想让其中的哪个人知道等,从而确定以何种方式告诉患者关于疾病治疗的情况。为了达到这种目的,医生可以约见患者并问一些开放性问题,如"你想知道详细的信息,还是……",或者"你还希望谁知道你的病情"。提前问清患者希望如何处理坏消息,这样就不会出现之前提到的那种我们盲目告诉了患者坏消息而家属要求不要告知患者的尴尬情形了。

"K"代表知识(Knowledge)

如果患者有心理准备,那么坏消息是容易被接受的。这一步也强调患者的认知情况("P"),因为要告诉患者哪些知识取决于患者之前已经了解了什么。最好先预测一下患者知道坏消息后的反应,以便让患者做好准备,然后再传达消息。一次告诉患者的信息不要超过一个或两个概念,然后还要评估患者的理解程度。患者抱怨最多的就是医生讲解疾病信息时使用一些让他们无法理解的语言和概念。因此要注意你的解释用语,同时还要牢记你是在跟患者说话而不是给医学院的学生讲课。

"E"代表共情(Empathizing)和探究(Exploring)

得知坏消息时患者经常表现得很激动。在C-L-A-S-S中的"A"(情感的表达)与S-P-E-K-E-S中的"E"意思相同。要认可患者这个时候所有的情感,因为这些情感可能妨碍患者的理解力,这一点很重要。有时坏消息的传达者也会感到悲伤和无助,自己也会产生共情反应,如会对患者说"让我来告诉你这些消息,对我来说真的很难"。

"S"代表总结(Summary)

在和患者会谈结束时,要对谈话内容进行必要的总结,帮助患者更好地理解和掌握医生要传达的信息。研究表明,让患者在现场录音或者让另外一个在场的人做些记录能够提高患者的理解能力。可以把好的治疗方法推荐给患者,不要使用命令的口吻,说"我建议我们应该这样做"比说"我们得这么做"要好得多,因为前者在做出治疗决定时考虑到患者的意愿并且能同患者一起承担起治疗的责任。

绝大多数患者都会听从医生的建议。尽管患者可能很难抉择,医生得告诉患者治疗方案的各种不同选择(如乳腺癌的手术方式,是实施乳房切除术还是局部病灶切除术),这也是医学伦理和法律的要求。医生要清楚患者对某种治疗方法的担忧是什么,才能判断出完成治疗所面临的障碍。最后告诉患者可以在什么时间来找你,你对患者进行随访的频率以及怎样能联系上你。这就完成了最后的总结。

告知患者坏消息是一个十分复杂的交谈过程,在临床实践中最好能分解成一系列的步骤,每一步都有医生要完成的很重要的任务,最有挑战性的工作就是面对患者的情感。以上提到的这个6步方案(SPIKES)要求我们必须感性地、富有同情心地向患者传达消息,同时还要指导患者如何通过建立医患之间密切的关系来发掘进一步的治疗潜力,这也是在患者面临疾病危机时给予支持的一种方法。

(二)正确告知的原则及策略

由于危重患者病情的复杂性、多变性和严重性,随时可能出现意外,因此,应进行及时有效的沟通,使患者及家属了解危重疾病的特征,取得他们的理解和配合,减少和杜绝医患矛盾纠纷,建立和谐的医患关系。因此,医生要掌握正确告知的原则:

1. 准确客观地告知家属病情。由于危重患者起病急、病势凶猛、病情变化快、预后差,有时患者没等送到医院就已经死亡。因此,医生将危重患者病情的严重程度、不良后果、并发症及预后,准确、客观、及时地告知患者家属,并说明经过全力抢救仍可能出现死亡等严重后果。家属了解这些情况后就会对患者病情的危重状态有一个全面的认识,对包括死亡在内的严重后果有一个心理准备。一旦出现病情恶化抢救无效,患者家属能够认同医生抢救的科学性、合理性。

2. 适时告知患者病情。患者患重病后，由于个人意志品质、心理素质、认知水平、神经类型的不同，有的患者表现积极乐观、意志坚强，能够配合医务人员的抢救治疗，对治疗中承受的痛苦能自行克服；有的患者消极悲观、意志薄弱，不能忍受治疗中的痛苦，对恢复健康缺乏信心，不能配合治疗。对于心理素质好的患者，可将实际病情直接告知，而对于心理怯懦的患者，应选择合适的时机，采用委婉的方式告知。总之，既要让患者了解病情，又要让患者配合治疗，树立起战胜疾病的信心。

3. 尊重患者及家属的知情权和选择权。在抢救危重患者的过程中，救治的方法可能有多种：有创的和无创的处置，选择不同的急救药物，是手术治疗还是保守治疗等。各种治疗手段各有利弊，有的可能效果快些但副作用大一些，有的可能效果慢些但副作用小一些，有的眼前效果好但并发症多，有的眼前效果不明显但远期并发症少，有时为了急救可能采用对患者身体有伤害的办法。因此，有必要将选择的治疗方案、治疗效果、可能的副反应及并发症、可能的意外情况等信息告知患者及家属，让他们对多种诊疗方案进行取舍，尊重患者及家属的知情权和选择权。

知道了告知的原则，那么采用什么方法告知就涉及告知策略的问题。正确的告知策略有助于让患方知道并理解患者病情、诊疗方案、可能后果等，有利于患方配合医方的诊疗活动，并坦然接受可能出现的意外和不利结果。1993年世界卫生组织制定了病情告知策略：

1. 制订计划：患者在知道病情之前，往往很紧张，对医护人员有更多的依赖。医护人员应该制订一个计划，列出需告知患者哪些情况，分几个阶段告知，每个阶段告知哪些病情，下一步还需要做哪些检查，采取什么治疗方案，可能的治疗效果等。

2. 留有余地：告知患者病情的时候，要留有余地，也好让患者有一个循序渐进、逐步接受的过程。开始时可以用一些模糊的词汇，如"可能"、"也许"、"好像"等委婉地打开话题，然后根据患者的接受程度逐步深入。

3. 分多次告知：一次把信息全部告知患者，患者往往只注重接受不利的信息，而忽略了有利的信息，使患者感到失望。

4. 给患者希望：告知患者病情的时候，尽可能地给患者希望。

5. 不欺骗患者：临终关怀工作人员可以有选择地将病情信息告知患者，但告知的部分必须是真实的，否则患者会不信任他们。

6. 给患者以支持：在告知病情的时候，允许患者发泄，及时给予患者支持。

7. 保持接触：告知病情后，医护人员应该和患者保持密切的接触，鼓励患者参与自己未来生活和治疗方案的制订。

接下来请大家思考一个问题，假设一位患者，病理报告显示是胃癌晚期，如果你是他的外科医生，你把这个情况是告诉患者本人还是告诉患者配偶。按照我国现行法律规定，为了避免患者不利后果，医生可以将病情告知患者的家属，而不告知患者本人。我相信多数医生可能也会认为，我们应该告诉给他的配偶，不用告诉给患者本人。紧接着请大家再思考这样一个问题，如果你是这个胃癌患者，而今天我是你的医生，你希望我把你得胃癌的情况只告诉你的家人、不告诉你，还是希望我把这个消息在告诉你的家人的同时也告诉你？还是希望只告诉你而不要告诉你的家人呢？相信绝大多数的患者都不同意不告诉自己，这个时候大家发现很有意思，由于我们身份的改变，就用了不同的价值齿轮去判断，这源于我们有一个最大的错误观念，就是我们认为告诉患者本人不利于癌症的治疗。实际上在20世纪90年代初，美国的一批学者做了较大样本的调查和测试，发现对癌症患者充分的、有技巧的告知，比不告知效果会更好。而隐瞒病情可能会诱发一些更为不利的后果。举例来说，通常讲医疗行为是诊疗协力行为，所谓协力是指双方往一个方向去用力。现在医生对患者隐瞒胃癌，说只是一个胃溃疡，患者会按照胃溃疡去判断今后的起居和用药。工作照常工作，加班依然加班，药吃不吃也无所谓,因为他认为有胃溃疡的人很多,没什么,可是他不知道,这个药是治疗胃癌的,所以你会发现,医患的这种力量就发生了背离,而不是协力。

(三)重症患者沟通实战解析

患者刘某,男,46岁,醉酒后摔倒,被120送某医院急诊科,当时家属还未到。来诊时情况:T37.6℃,HR116次/分,R24次/分,BP180/105mmHg,神志不清,躁动不安,后枕部直径5.0cm头皮下血肿,左侧瞳孔直径3.0mm,右侧瞳孔直径5.0mm,对光反射消失。急诊医生立即给予清理呕吐物、保持呼吸道通畅、吸氧、抽血化验、建立静脉通路、甘露醇全速滴注等处理,并开具CT单。患者做完CT推回急诊室后,家属正好赶到,这时患者突然出现急促抽搐,经医生按压"人中"后,患者抽搐停止,但紧接着出现呼吸骤停,急诊医生紧急胸外按压、心肺复苏、并行气管插管、上呼吸机,迅速请脑外科和ICU科会诊。CT回报:蛛网膜下腔出血,硬膜下血肿,脑疝。患者家属认为:第一,患者病情这么重不应该做什么CT检查,CT检查耽误了患者的救治;第二,既然脑内有出血为什么不输血?第三,患者脑内有出血为什么不直接推入手术室手术止血。患者家属迅速聚集10余人在急诊室喊叫,辱骂医护人员。急诊科医生迅速与患者家属沟通,沟通的结果是家属停止吵闹,配合进一步的住院手术治疗。

1. 患者家属的心理和表现 (1)患者比较年轻,平素身体较好,由于突发紧急状况被送到医院抢救,没有心理准备,情绪比较紧张、焦躁、慌乱;(2)由于不具备急救医学常识,认为术前检查是瞎耽误功夫,脑内出血就应立即输血;同时受到某些影视剧的影响,认为重伤患者到急诊后应马上推入手术室手术;(3)受部分媒体的误导,不相信医生,认为可能因为家属没来,患者没钱,因而医生故意拖延不给做手术;(4)家属到达急诊后恰巧患者病情急剧恶化出现了抽搐直至呼吸骤停,加剧了家属的紧张、怀疑心理,进一步强化了家属的负面看法。

2. 沟通过程与成效 急诊主治医师钟医生将急救工作安排给另一名医生后,首先将患者直系亲属和主要的亲戚朋友请入医生值班室,钟医生首先做了自我介绍,并请患者家属选一位主事的人做主要沟通对象,然后请这位主事的亲属代表全体家属提出问题。就患者家属的疑问,钟医生说:"患者很年轻,发病也很突然,我理解大家的急迫心情,我其实和你们一样急,甚至比你们还要着急。我也有亲人,有兄弟姐妹,还有一个姐姐在35岁就死在一场车祸中了(眼圈红了)。患者被送来的时候身无分文,又神志不清,嘴里的呕吐物把脸憋得青紫,我直接用手把患者嘴里的东西抠出来,患者的呼吸才恢复。我们又紧急给患者吸上氧气,挂上滴流来降低患者的颅内压,保护脑组织不受压坏死。做CT是必要的术前检查:不做CT怎么确定脑内出血的量和部位呢,又如何确定手术的具体部位呢。输血不是最紧急的急救措施,况且输血必须有血型化验、配血试验,输错血型会直接要了患者的命,那就不是救命而是害命了。我们做了必要的术前检查和术前急救,这些处置到目前为止都是我们医院垫付的,目的就是为了不耽误救治患者。磨刀不误砍柴工,我们急也要讲科学,要急而不乱,至于出现抽搐和呼吸停止,是病情变化的结果,我们已经进行了紧急处理。现在我要说的就是:我做急诊工作18年了,请你们相信我,患者病情危重,术前急救处理完毕,下一步需要急诊开颅术,请大家配合。手术风险很大,但却是目前唯一可能救活患者的方法。下面请脑外科医生做术前交代,请大家配合"。此时,患者家属的情绪和思路已经跟随钟医生的指挥走。

3. 沟通要点和分析 (1)钟医生在家属情绪激动、聚众吵闹的境况下,没有慌乱,也没有退缩,而是当机立断,紧急约谈家属,在医患沟通中居于主动地位。(2)为了防止沟通秩序混乱,影响沟通效果,甚至出现场面失控,最终导致沟通失败的情况发生。钟医生要求家属推举一位有分量的人做主要沟通对象,反映了他较强的组织能力和协调能力。(3)钟医生的语言沟通有几个亮点：讲医生抢救患者急迫的心情，讲自己因车祸死去的姐姐，拉近了医患之间的感情距离，消减了医患之间的隔阂，为进一步沟通创造了有利条件；讲自己用手抠除阻碍患者呼吸的呕吐物，使患者避免窒息而死，一个不怕脏臭、奋不顾身的医生形象进入家属脑海；针对家属的疑问用简洁、通俗的语言解答，入情入理、环环相扣、理由充分、令人信服；见沟通已见成效，立即自然导入下一关，即术前交代；沟通不忘抢救，沟通的目的也是为了利于救治，这是比较成功的沟通案例。

【知识链接】

告诉患者病情是医生职责，但是不是一定要完全将坏消息告知患者？医生可以根据患者的状态酌情考虑，与患者家属进行商讨，对患者进行适当的医疗保护。北京大学肿瘤医院结直肠肿瘤外科有这样一个案例：患结肠癌的陈先生一直认为自己得了结肠息肉，当医生提出术后要化疗，陈先生嘀咕开了："听说得了癌才要化疗，莫非……"接受过医学伦理学培训的护士做了以下解释："陈先生，您得了肠息肉，但有一部分病变病理上看不太好，为了防止这种病变进一步向恶性发展，大夫要您化疗。"虽然不是完全的告知，一句话使陈先生了解了自己的病情，又把可能的坏信息传递给了患者。很多患者有着强烈的求生欲望，只要了解自己的病情，还是非常愿意积极配合医生治疗的。

我国古代的医生是对患者直接告知病情的，如扁鹊见蔡桓公就直接将病情告知。今天之所以有所隐瞒，大部分是因为医生不愿意告知患者。目前在我国医患告知已经引起重视，对医生"告知训练"已经有了较为系统的培训，成为医生的考试项目之一。

第五节 临终关怀中的医患沟通

一、临终关怀概述

临终关怀是指对生存时间有限（6个月或更少）的患者进行适当的医院或家庭医疗及护理，以减轻其疾病的症状，延缓疾病发展的医疗护理。临终关怀不追求猛烈地、可能给患者增添痛苦的、或无意义的治疗，但要求医务人员以熟练的业务和良好的服务来控制患者的症状。由于临终关怀必然要涉及各种症状的姑息治疗，所以在肿瘤科领域它和姑息治疗往往是同义语。临终关怀是近代医学领域中新兴的一门边缘性交叉学科，是社会的需求和人类文明发展的标志。就世界范围而言，它的出现只有二三十年的时间。

二、临终关怀中的医患沟通

由于晚期患者的个体差异，他们对沟通的对象、沟通的内容以及沟通的形式都有着特殊的要求。临终关怀工作人员应该根据患者的不同心理特点、文化素养、生活习惯、宗教信仰等，选择患者能够接受的人员，采取合适的方法，与患者谈论恰当的内容，最大限度地满足患者的需求。

（一）沟通人员的选择

选择不同的人员与晚期患者沟通，会产生不同的沟通效果。临终关怀工作人员应从患者的社会支持系统中寻求帮助，以获得更好的沟通效果。在社会支持系统中可供选择的人员有以下几类：

1. 晚期患者的亲友　晚期患者的亲友，尤其是患者家属，对患者的一切是最了解的，也是在患者面前最有发言权的，这是其他人不能取代的。家属或亲友不仅能够满足患者亲情的需要，减少患者内心的不安，消除孤独，减轻对死亡的恐惧感，还能够与患者进行有效的沟通，协助临终关怀工作人员和医生获得真实、可靠、全面的患者资料，便于医护人员对患者提供更有效的医疗护理措施。对晚期患者的医疗护理实践也证明，选择患者最喜欢的人或对患者最有影响力的亲友与患者交流的效果较好。

2. 与晚期患者年龄相仿的人　晚期患者年龄不同，其人生的阅历也不同。因此，不同年龄的人对人生有不同的理解，积累不同的人生经验。如果由与晚期患者年龄相仿的人与之沟通，会有更多的谈论话题，沟通的效果会更好。这些人可以是晚期患者的朋友、同事、同学，他们的主要作用是给晚期患者提供情感支持，即倾听晚期患者的诉说，与他们聊天，帮助他们学习和掌握有利于调适心理的方法。

3. 社会志愿者　关心临终患者不仅是医务工作者的责任，也是全社会的义务。作为医护人员，可以积极倡导社会志愿者为晚期患者服务，这不仅可以形成一种充满关爱的社会风气，还可以让更多的人接受死亡教育，树立正确的死亡观。志愿者包括社会各界人士，只要他们具有足够的同情心和良好的道德修养，都可以作为志愿者为晚期患者服务。

（二）沟通的时机

晚期患者常常既要受到病理性疾病引起的各种症状的困扰，又要受到因死亡而引起的各种心理变化的影响。在这种情况下，沟通的时机就显得相当重要。临终关怀工作人员不能仅仅从个人工作的便利和个人的情绪状态出发，主观想象或猜测，随意安排时间与患者进行沟通。而要根据患者的生理状况、心理感受、习惯、喜好及承受能力，找准时机，选择患者最乐于接受和最需要的时候，并要采取最适当的方法。一般来说，在患者忍受剧烈疼痛的时候，除了给予必要的止痛措施外，触摸带给患者的感觉最好，因此，也是最好的沟通方法。临终关怀工作人员可以坐在患者的床边，握住患者的手或者给予轻轻的抚摸，有利于稳定患者的情绪。

（三）沟通的方法

在与晚期患者的沟通过程中，方法是至关重要的。对各种不同情况的患者，在不同的时机选择采用不同的方法，才可能取得良好的沟通效果，并对患者的心理起到稳定和慰藉的作用。选择沟通方法可以根据患者的体质、情绪、接受能力等情况综合考虑，选择一种或几种沟通方法综合应用，还可以辅以音乐、体态语言等协助沟通，以增强沟通的效果。不管采用什么方法，沟通时都应注意以下几个方面：

1. 创建并维护一个舒适且有支持性的沟通环境　在与晚期患者沟通前，临终关怀工作人员自身必须有一个正确的死亡观，能够自然而平静地谈论死亡，调节个人因考虑死亡而产生的焦虑心理。然后，才能坦诚地鼓励患者说出其内心的真实感受，并进一步分析晚期患者的问题和需要。

2. 坦诚而开放的态度　临终关怀工作人员要坦诚而开放地向患者表达自我的感受和情绪，还应控制自己的情绪，绝不能有情绪的倾泄。当患者准备谈论时，要积极应对，与患者共同讨论，并正确评估患者言辞的含义，再借助语言表达，给予适度的支持和希望。切忌给予患者绝望的回答，如"你这病现在的医疗水平恐怕是没救了"。当患者设法逃避谈论死亡时，临终关怀工作人员不要执意坚持，要谨慎权衡患者的接受程度，适时进行。

3. 主动倾听　主动倾听是接受患者所要表达的语言和非语言内容、了解其对死亡的感受、协助解析其潜在的担心和焦虑的关键。

4. 注意避免沟通障碍　在临终关怀沟通实践中有下列情形可能阻碍沟通：①临终关怀工作人员总是否认病情的严重性，总以"没事"，"好好休息"，"别太伤心"来托辞；②改变或避开与死亡相关的话题；③对晚期患者的沟通意愿充耳不闻，继续手中既有的工作；④强调正在进行的事务，以拖延避开需要回答的问题；⑤故意制造幽默或轻松的气氛，以试图减轻患者的悲伤；⑥千方百计回避患者。临终关怀工作人员应经常提醒自己避免一些错误的行为，随时做好准备，做一个良好的沟通者，善于应用各种方法策略与患者沟通。

（四）与不同心理阶段晚期患者沟通的策略

晚期患者处在不同的心理反应时期，会表现出不同的态度和行为方式，临终关怀工作人员要根据患者的状况应用不同的沟通策略，才可能进行良好的沟通。

1. 病情告知的策略　传统伦理观念认为，患者患了不治之症，医护人员应该绝对保密，以减少患者的心理痛苦。但是，在临终关怀实践中发现，这种观念和行为，存在着一系列弊端，一是剥夺了患者的知情权，二是不尊重患者权利的表现，违背了现代医学伦理观。患者会从其他途径、从治疗方案和他人的态度表情上发现一些不确定的信息，反而增加了患者的猜疑和不安，给有机会和患者接触的人增加了心理负担，他们要在患者面前想方设法地隐瞒，唯恐泄露病情。还会减低患者对医护人员的信任度。因此，对于临终关怀患者，应坦诚告知病情，但应讲求策略。世界卫生组织于1993年制定了病情告知策略：即制订计划－留有余地－分多次告知－给患者希望－不欺骗患者－给患者以支持－与患者保持接触。

2. 与否认期患者沟通的策略　否认是防止精神受伤的一种自我防御机制。在此阶段临终关怀工作人员不必破坏患者的这种心理防卫，不必揭穿他，可以顺着患者的思路和语言，例如可以说："你这病是挺重的，但也不是一点儿希望都没有"。耐心地倾听患者诉说，不要急于解决问题，适当的时候，给予一些引导。

3. 与愤怒期患者沟通的策略　愤怒是患者的一种健康的适应性反应，对患者是有利的。临终关怀工作人员在沟通时要忍让、宽容患者的一切粗暴言辞，表达自己对患者的理解和同情，例如："得了这种病，谁都会心里不痛快，你就痛痛快快地发泄出来，也许会好受一些"。倾听仍然是好的沟通策略，但要注意适时地回应，不要回避患者。

4. 与协议期患者沟通的策略　处在这一阶段的患者都能很好地与医护人员合作，配合治疗。临终关怀工作人员要抓住这个契机，进行必要的健康教育，如关于如何配合治疗，争取最好结果的健康教育，以及关于死亡观念的指导和教育。同时，倾听患者的诉说和宣泄，运用触摸等技巧表达对患者的关爱、理解和支持。

5. 与忧郁期患者沟通的策略　此时患者的忧郁和沉默会对沟通产生消极影响，临终关怀工作人员要注意不必打断患者的沉默，也不要机械地破坏这种沉默。忠实的倾听是这一阶段最好的沟通方法。

6. 与接受期患者沟通的策略　患者已做好了一切准备去迎接死亡。此时，临终关怀工作人员要经常陪伴在患者身边，运用一切可能的沟通技巧表达对患者的慰藉，如适当的触摸会使患者体会到来自人间的温暖。晚期患者会有其特殊的生理和心理表现，尤其是在心理方面的特征，更值得临终关怀工作人员注意。在没有更好的治疗手段能够延长患者生命的时候，良好的沟通就是一剂能够慰藉患者心灵的良药。

临终关怀工作人员只有掌握了晚期患者的身心特点及适当的沟通技巧，且能够根据患者的个体差异灵活地运用这些技巧，才能更好地发挥临终关怀工作人员在临终医疗护理中的作用。

（五）临终关怀患者沟通实战解析

胡某，男，35岁，有15年酗酒史，肝硬化病史8年，23岁结婚，婚后经常打骂妻子、酗酒，于3年前离婚，有一女儿，现年10岁，归女方抚养。1年来反复出现肝区疼痛，上腹部饱胀感，排柏油样便，因经济困难未到医院系统诊治，于3小时前突然出现呕血、晕厥，被送到医院急诊室抢救，初步诊断为：上消化道出血、肝硬化、肝癌、失血性休克。经手术治疗并大量输血后，患者血压恢复稳定，并收入ICU病房。经进一步治疗，患者病情基本稳定，转入

第七章 临床医患沟通

肿瘤科病房，进一步检查确诊为：肝癌、肝硬化失代偿期。患者精神萎靡、面容黯淡、皮肤黄染、腹部膨隆、骨瘦如柴。患者转入肿瘤科当日，无缘无故发脾气，不配合治疗，还企图自杀，幸好被及时发现而制止。值班组长王医生感到问题比较严重，决定同患者和家属进行一次深入的沟通。沟通的结果患者情绪恢复平静，配合治疗，家属也很感激，10天后患者安详地离世。

1．患者家属的心理和表现。

（1）患者比较年轻，曾经拥有美满温馨的家庭和可爱的女儿。但患者性格暴躁、长期酗酒，这些不良品性和嗜好最终断送了胡某美好的家庭，也断送了他原本健康的身体，妻儿的离去、亲朋的疏远、精神的孤独、情感的缺失、身体的毁损、病痛的折磨、死亡的恐惧是困扰胡某的最大问题，可能每个问题都难以挽回。后悔、怀念、茫然、痛苦、无助、焦躁、愤怒、埋怨、恐惧、孤独、绝望、仇视、被遗弃感等各种心理现象困扰患者。

（2）复杂、负面、阴暗、绝望的心理导致患者仇视周围的一切，表现为无缘无故发脾气，不配合治疗，甚至自杀。

（3）虽然患者心理和外在情绪表现得十分冷漠、充满敌意，但患者的内心深处也渴望关怀，渴望实现未了心愿，渴望少一些痛苦，多一些美好。

（4）患者家属的心理也很复杂：一方面患者的不良性格和癖好从情感上深深伤害了家人，也花光了家里的积蓄；另一方面孩子再不好毕竟也是父母的亲生骨肉，可怜天下父母心！父母也希望孩子少些痛苦，多些平安。

（5）俗话说，一日夫妻百日恩。虽然胡某经常打骂妻子，最后因妻子忍无可忍而选择了离婚，但毕竟在一起生活了那么多年，还有了可爱的女儿！妻子也希望患者能好些，一般不会苛求一个濒死患者的过失。

2．沟通过程与成效。

（1）王医生首先找患者家属了解患者的过去经历，并将一些关键点记录下来。通过了解得知胡某上学时成绩很好，还喜欢古诗，后因与同学恋爱分手，导致意志消沉，高考失败，并染上酗酒的毛病。

（2）为了便于沟通，王医生没有穿白大褂，而是换了套便装，进门后坐在床边的椅子上，说："老胡，你还认识我吗？"胡某冷漠地动了一下头。王医生接着说："我叫王兵，是你的主治医生，我比你小1岁，你要是愿意的话就叫我老弟吧"。接着王医生与胡某聊起了喝酒的话题：各种牌子白酒的特点、醇香型、窖香型口感特点等，越聊越投机。王医生还即兴吟出李白"金樽清酒斗十千"的诗句，和胡某一对一和，甚是热烈，胡某的情绪被极大地调动起来，甚至忘记了自己是濒死之人。2个小时的谈话很快过去了，胡某意犹未尽，并提出完成两个心愿后虽死无憾：第一，死前别太疼，别太受罪了；第二，想在死前见到前妻和女儿。最后，在王医生的努力下，从第二天开始，加大镇痛药的剂量和频次，并安排了胡某和前妻及女儿见面。此后胡某像换了个人，直到10天后安详离开。

3．沟通要点和分析。

（1）兵法云：知己知彼，百战不殆。想摸准患者的心理状态，首先要了解患者的人生经历，而患者家属则是这一信息的重要提供者，家属沟通起来比较方便，信息的连续性和客观性也比较强，因而首选家属进行沟通是正确的。

（2）摸清底细，对症下药。王医生和胡某的沟通过程中大部分没有提到"病"字，也没有提到"死"字，而是聊饮酒、对诗词、谈人生、话感悟，在谈话中拉近了彼此的心理距离，沟通最后的落脚点在"病、死、情"上自然水到渠成，无需赘述。

（3）说到做到，满足心愿。满足患者的未了心愿也是临终关怀患者沟通的关键一环，在能力范围内要全力以赴实现患者合理愿望，减少患者的缺憾可以最大限度降低患者的死亡恐惧感。

复习思考题
1. 门诊医患沟通的途径与方法有哪些？
2. 急诊患者的特殊性与怎样做好急诊患者的医患沟通？
3. 住院患者的群体特点是什么？怎样做好与住院患者的医患沟通？
4. 正确告知的程序、原则及策略是什么？

【课外阅读】
1. 杨秉辉. 医患关系与医患沟通技巧. 上海：上海科学普及出版社
2. 周桂桐，等. 临床接诊与医患沟通技能实训. 北京：中国中医药出版社

（谭志刚）

第八章　医者与社会的沟通

> 我们总是将焦点集中在内部沟通，而忘了对外与顾客的沟通。
>
> ——麦克法霖

【临床案例】

某患儿家属向媒体爆料，一个出生仅6天的婴儿无法正常排便，某市儿童医院诊断为肠梗阻、小肠结肠炎，疑为先天性巨结肠，建议给患儿做造瘘手术，全部费用需10万元；而学医的父亲拒绝接受手术，到另外一所医院仅开了0.8元的石蜡油，即缓解了孩子症状，患儿父亲怀疑该家医院过度医疗，要求医院撤销科主任职务，退还住院费，赔偿10万元。10万元手术费与8毛钱间的巨大反差，引起公众对此事的极大关注。该医院多名患儿因此事件影响，家属拒绝手术，导致病情恶化。该儿童医院在家属爆料2天后召开新闻发布会称："所有诊断治疗符合诊疗规范，当时要求患儿做造瘘活检手术有指征，10万元手术费用的说法是家长杜撰，医院从未提过，手术费约需两万。"1周后，患儿因病情反复，进入另一家儿童医院治疗，仍被建议实施手术治疗，一个月后患儿在第三家医院接受手术治疗，确诊为先天性巨结肠。患儿父亲的一封感谢及致歉信再次引发了公众的哗然，他在信中写到："因我对专业知识的无知及一时冲动，使儿童医院深受社会舆论的冲击，因而承受巨大压力，在此我真诚地向儿童医院的全体医生护士道歉！你们当初对我孩子的诊断是正确的，是我错怪了你们！给你们带来了伤害，我深表歉意！！对不起！请原谅！！"舆论关注的焦点，由谴责"过度医疗"转为反思医患关系。

【案例分析】

1. 首次接诊的儿童医院医师与患儿家属就疾病相关的诊断及治疗、预后情况等沟通不畅，导致家属误解，事件随后引发医患信任危机。

2. 部分媒体缺乏专业的报道和独立的判断，依据本能相信患儿是一位受害者，医院是乱诊断乱收费。

【案例点评】

1. 患者家属因心理、经济等各方面压力及相关医学知识的缺乏易急躁、冲动，错怪医院。

2. 媒体的作用有"双面性"。本事件初起的传播是由于部分新闻人被爆炸性、极具诱惑力的不实信息所俘虏，带着"抨击医疗乱象"的狂热，完成了对医院的"施暴"，扭曲了医生形象，事件后期，同样是凭借媒体的强大作用，医院和医生与患者家属达成谅解，医生形象得以重塑。

3. 在危机事件面前，医院只有主动应对，积极和媒体合作，展现事情的原貌，才能避免危机事件给医院带来的种种负面影响。医院的积极应对和准备工作，不仅为自己赢得了尊严，也为媒体从业者搭建了一座通往事实真相的桥梁。换句话说，医院敞开大门才能让媒体的报道更透明、更全面、更真实。

第一节 医者与社会的沟通

一、医者与社会的关系

（一）医学的含义及其发展决定了医者与社会关系密切

1. 古今中外许多的哲学家、医学家及科学家给医学下过不同的定义。其中我国的《科学技术辞典》指出："医学是指保护和加强人类健康、预防和治疗疾病的科学知识体系和实践活动"。《中国百科大辞典》（1990）中提到："医学是认识、保持和增进人体健康，预防和治疗疾病，促进机体康复的科学知识体系和实践活动"。医学工作者与医学所研究的对象均是与自然和社会相联系着的人。马克思在《关于费尔巴哈的提纲》中讲到，"人的本质并不是单个人所固有的抽象物，在其现实性上，它是一切社会关系的总和"。人是社会化的人，人不是脱离于社会之外的抽象的、孤立的存在，社会是人通过交往建构起来的，并决定着人的存在方式，在历史唯物主义的整个体系中，人与社会的关系是辩证统一的，在现实的社会实践活动中，既不存在离开社会的人，也不存在无人的社会。由此可见，医学的本质是社会学，医者与社会关系密切。

2. 医学的发展经历了古代医学、中世纪医学、近代医学、现代医学四个阶段，现代医学的成就是新的交叉学科的不断涌现及精神病学、康复医学的发展，其意义在于医学开始重视人的精神因素，认识到导致健康障碍的原因日益复杂，而不像过去仅仅注重身体。1948年世界卫生组织提出全新的健康观念："健康是整个身体、精神和社会生活的完满状态，而不仅仅是没有疾病和体弱"，人的健康和疾病均离不开社会、心理因素的影响，健康的恢复也离不开社会、心理因素的支持，随着医学知识的普及和医学实践的深入，人们对医学与社会各构成要素之间的相互关系也有了更深刻的认识。

（二）医学模式的转变促进了医者与社会的联系

医学模式是人类获取健康和与疾病作斗争的经验总结，随着医学科学的发展与人类健康需求的不断变化而发生转变，从神灵主义医学模式、自然哲学医学模式、机械论医学模式、生物医学模式到生物－心理－社会医学模式的重大转变是要求全方位探求影响人类健康的因果关系。在重视生物因素的前提下，把人的健康问题置于社会系统中去理解，把生物的人如实地放置在它的社会关系中去理解。现代医学虽然战胜了许多过去难以治愈的疾病，但却对文明社会中好发的疾病和人的身心疾病办法不多。对医学工作者而言，只有充分认识到疾病谱的变化，认识到生物因素和社会、心理因素会紧紧附着在一起对社会性的人或人群发生作用，医疗过程中面对的是现实的有物质和精神需求的活生生的人，而不仅仅是一个生物体，只有重视与社会的关系、具备扎实的人文素养、提高适应社会的能力，才能顺利完成医疗工作。

（三）我国医患关系的现状与信息化社会的发展要求医者与社会加强联系

1. 医学科学是一门发展中的科学，医疗卫生问题是涉及社会全体成员的公共政策问题，解决医患供需矛盾，是一项世界级的难题，改革开放以来，虽然我国也出台了一系列政策，解决"看病难、手术难、住院难"等资源短缺问题及全面市场化引发的"看病难、看病贵"的社会疾患，但问题的解决和平衡仍需一个漫长的过程。由于医疗资源过于向大城市、大医院集中；群众对知名医院的信任度高，期望值大，就医人数多，知名医院业务压力大；医务人员负担重，超负荷运转，负面情绪大；医疗机构的管理体制和运行机制导致医患之间比较明显的经济利益冲突；社会舆论过于宣传医患矛盾，医患信任缺失等一系列的因素造成医患关系紧张，医生形象危机日益严重。

2. 随着通信资讯科技及传媒的飞速发展，社会信息化程度不断提高，民众可以通过多渠道获取大量医学知识的信息，各种法律知识的宣传普及使得广大群众的就医观念已从"义务本位"向"权利本位"转化。媒体的高度发达使人们的工作和生活越来越公开，特别是互联网的普及使得我们几乎生活在"透明世界里"。由于医患关系紧张，医院受到了公众、媒体的"特别眷顾"。正确的沟通会最大程度地化解压力，使不良信息对医院的负面影响降到最低，而错误的沟通会让该类信息迅速发酵，带来难以挽回的影响，所谓"传播力决定影响力、话语权决定主导权、时效性决定有效性"。对于医务工作者而言，医疗过程是一场场比赛，比的不再仅仅是医术，而是医术加上沟通的智慧，既包括视、触、叩、听中的微观交流，更包括在海量信息"微博时代"传播知识、释然解惑和不断表态的大智慧与人人参与的行动，同时，随着时代的发展与进步，医者所面对的患方的范围也在逐渐扩大，它不仅指患者本身，还包括了患者的直系亲属、近亲属、代理人、监护人以及患者所属的单位、组织或保险机构。加强与患方及社会的沟通与联系，避免因失去声音而失去声誉，树立良好的医生形象，是社会发展的必然要求。

二、社会对医者的角色期待

（一）医生角色的含义及特征

社会学意义的角色是指一个人占有的职位，以及围绕这个职位发生的一系列义务、行为规范和行为模式。医生角色是指在医疗保健组织系统中掌握卫生知识和医疗技能，进行疾病防治的专业工作人员，掌握知识和技能是医生角色工作的必要条件，防治疾病、维护人们的身心健康是社会赋予医生角色的职责和任务。医生的角色，与社会生活中其他各种职业人并没有任何的本质不同，区别的只是服务对象和内容有所差异，既不高高在上、让人仰慕，更不是可以随意丢弃、侮辱的。按照帕森斯的理论，医生角色具有四个方面的职业特征：①技术上的专门性，这是医生角色作为健康文化代表的内在特质和根本条件，反过来也大大提高了医生的技术威信和地位，并确立了医生在诊疗过程中的主导地位；②感情上的中立性，帕森斯认为，医生对患者只能表现出同情心，而不能动感情；应该理解患者的感觉，但不能体验这些感觉；③对象的同一性，医生的服务对象是全体民众，有贫穷也有富有的，有政府官员也有平民百姓，对于这些地位、种族、婚姻、职业等方面不同的患者，医生都应一视同仁，同等对待；④职能的专一性，医生的工作就是治病救人，从生物、社会、心理各个方面帮助患者解除痛苦，而不应该和患者产生其他方面的纠葛。

（二）医师的责任与义务

1. 现代社会进步与文明发展的重要标志，一方面是生产力高度发展、物质财富的极大丰富；另一方面是人类生存的环境和谐、自然，人类必须解决好如何相处、战胜疾病、保持身心健康、抵御灾难、控制社会危险因素等一系列问题，这些问题无一不与医学有关，无一不是医务工作者的责任。医务人员的天职就是"救死扶伤，实行革命的人道主义"，人道主义的核心就是尊重人的权利，维护人的尊严，实现人的价值，赋予人文关怀。

2. 医生因职业角色拥有权力的同时，必然要承担社会赋予的义务。医生的义务指的是医生对患者、社会所负有的道德职责，这种义务是应该做的也是必须做的，是不以有无报偿为条件的。医生的法定义务是指医生角色所必须承担的职责，是对医生义务的最低要求。医生在履行义务的过程中，既要按照国家的法律法规维护患者的权益，又要依据医疗机构的规章制度认真履行医学活动本身所赋予的职责义务。因此，医生的法定义务包括两个方面：在整个医疗过程中，尊重与维护患者的人身权和财产权，遵守法律、法规、医院的规章制度以及医疗常规。

（三）好医生的标准

这是某门户网站进行的一项《我希望遇到一个什么样的医生》的网络民意调查结果，大部分网友的回答是：能够真正关心我，愿意真正了解我的医生；不会在乎我身份的医生，不管我有没有钱，他都愿意帮助我，在我最软弱的时刻能帮助我站立起来，在我最绝望的时候让我重燃信心；体贴的医生，能知道我心深处的秘密，能从我微小的一举一动中，洞察我的心，让我有被了解的感觉；知道如何才是真正的沟通的医生，不会连看都不看我一下，会随时跟我分享他心中的想法，让我知道他，也让他知道我的心怀和意念；能与我保持对话的医生，不对话没办法了解对方在想什么，会让我无所适从。可见，社会认可的好医生标准是能够勇于承担医生角色应尽的责任与义务、临床经验丰富、技术熟练、适应当前生物－心理－社会医学模式的转变、善于沟通、与患者能够建立伙伴关系。

（四）医患关系紧张状态下，社会对医者的态度

医患关系紧张状态下，社会对医者的态度是很复杂的。既有不满，怨恨，也有理解和同情。感到不满的方面有：

一是个别医疗单位和个人缺乏救死扶伤、全心全意为人民服务的精神，只追求经济效益，而忽视社会效益，有的甚至以医谋私，医德败坏，服务态度差，对患者"冷、顶、硬"，患者意见很大，社会反响亦很大。

二是推诿患者，不负责任，造成严重后果甚至死亡，医院之间、科室之间、医护人员之间互相扯皮，对患者漠不关心。

三是个别医疗单位和个人以医谋私，利用医疗职权，向患者索取钱物或收受各种名目的回扣、好处费，中饱私囊。

四是少数医务人员利用手中的诊断权，开假诊断证明、假病假条，给一些所谓的患者进行违法乱纪活动大开方便之门，损害了白衣战士的形象。

五是片面追求经济效益，忽视社会效益。由于认识上的片面性，一些医疗单位在与科室签订工作指标时，规定经济收入要达到多少指标，超额者奖，这就使某些科室的医护人员千方百计地想办法，抓经济收入，从而出现了开大方、人情方，给患者做不必要的检查等违背职业道德的行为，把增加医疗经济收入的财源不合理地落到患者身上，给患者带来了不必要的经济负担，忘记了自身的责任和医学宗旨。

社会对医者的理解和同情表现在：

1. 医生、护士也是人，他们的工作可以说是高强度、高压力、高风险，认为全社会特别是媒体应该对医务人员的工作环境给予更多的关注而不是指责和发难。例如，在节假日全国人民都休息的时候，医务工作者仍然夜以继日地坚守在岗位，社会是否也不应该忘记他们。部分群众、部分患者对医护人员的恨从何而来？他们一言不和即殴打医务人员，未能治愈即聚众暴力冲击医院，殴打医护人员，他们使用水果刀、马刀、宰羊刀砍杀医护人员，是什么样的社会土壤、舆论土壤产生了如此畸形的恨？

2. 考察这些医患纠纷案例，聚众暴力医闹事件大多都是索要巨额赔偿，而且相当一部分在最后都达到了目的。医院院长被劫持限制人身自由，最后妥协；医院不堪其扰，向暴力医闹份子妥协；或者地方政府调解要求医院赔款"私了"。总之，违法成本如此之低，闹就有钱，医闹能不越来越多越来越张狂吗？

3. 相当一部分案例起因是所谓的"对疗效不满"，特别是一有死亡即指责抢救不及时、治疗失误。甚至很多媒体报道中也持这种观念。中国医师协会在一份报告中指出："医疗损害是由于医学技术的缺陷、人的缺陷造成的，与道德无涉。只有转变观念，破除'医学万能'、'医生万能'的神话，才能从容面对医疗损害，不再把资源无谓地消耗在如何消灭医疗损害这一不可能的任务上。"医师协会也向有关部门提出建议：在制定管理规范时，把惩戒医疗损害相关人员的理念降至最低。

第二节　医者与患者家属的沟通

一、患者家属在医患关系中的地位

生物-心理-社会医学模式的建立，进一步突出了患者的整体性。在临床实践中，许多患者的诊疗事宜都是由家属完成的，尤其对于婴幼儿及失语、意识障碍、精神疾病患者以及危重、疑难、慢性病的诊疗，家属的作用更加重要。家属的心理与情绪、家属的行为干预在一定程度上影响医患关系。

（一）患者家属的心理和情绪特点

亲人患病不仅会给家属造成经济上的损失，也会影响他们正常的生活、工作与学习，给他们带来心理上的负担和精神上的疲惫，同时还有各种预料不到的问题，特别是当患者病情每况愈下时，其家属经常处于焦虑与烦恼之中不能自拔；部分患者将身体和心理上的不良反应向家属发泄，家属深感委屈，但唯恐争辩后导致患者情绪更坏，加速病情恶化，故只好委曲求全；部分疾病的诊疗涉及医疗保险、伤残鉴定等问题，也需家属参与洽谈。在上述各种压力影响下，患者家属经常出现以下情况：①情绪不稳定，理智减弱，遇事冲动，易与医务人员发生冲突，特别是在患者的治疗效果不理想或病逝时，更容易表现出过激行为；②由于对患者的生存希望、病情变化、预后没有把握，对就医的环境、医生的诊疗水平、自身医疗知识的缺乏过分担忧，产生焦虑和恐惧情绪；③由于主要精力的转移、家庭经济负担的加重，导致生活各个方面的落后，甚至包括社会地位的降低，所以悲观、消极；④情感抛弃，对于久治不愈的患者，个别家属失去信心和耐心，甚至不愿意给患者以情感或物质的支持，严重影响患者、医生战胜疾病的信心，同时对社会也造成了极其不利的负面影响。

（二）患者家属行为干预对医患关系的影响

患者家属的心理及情绪变化常表现为出现各种干预医师诊疗的行为，这在很大程度上会对医患关系与疾病的治疗产生影响。患者家属干预诊疗的方式主要包括以下几个方面：①缺乏医学常识，仅听从从事医疗职业但不了解具体病情的亲友或患同类疾病患者的建议，误以为与患者疾病看似不相关的诊疗措施是医院为了"创收"而实施的，要求减少诊疗措施，降低医疗费用；②对诊疗措施的准确性持怀疑态度，尤其是爱子心切的患儿家属及所需医疗费用较多但预后不良的危重及慢性病患者家属，常敏感冲动，不相信医护人员，或对医护工作进行无端指责，阻碍疾病诊疗的顺利进行；③稍懂医疗知识，根据自己对病情的片面理解，认为医生给出的诊疗方案不够合理而要求更改。上述干预行为中，第1种和第2种情况容易引起医患矛盾而导致患者自动出院或转院，同时患者本人由于家属导致的医患或护患关系不融洽心理负性情绪增加，可影响到疾病的治疗。第3种行为中当家属的建议不被采纳而医生又没有很好地进行沟通和解释时，家属往往心存疑虑，容易影响医患信任程度。

医师和医院方面应该理解、关注患者家属的心理变化，积极与患者家属进行沟通，引导家属的行为向有利于疾病治疗和医患和谐的方向发展。

二、医者与患者家属的沟通

患者家属是患者社会支持系统中最重要的力量，是患者利益的核心代表，与患者家属的沟通是医患沟通的一项重要任务。"sometime cure, usually help, always comfort"，这句话是在美国纽约东部的撒拉纳克湖畔镌刻着的特鲁多医生的铭言，意思是医生的职责不仅是治疗、治愈，更多的是帮助、安慰。这句话不仅仅适用于患者，也适用于患者家属。医生与患者家属的沟通主要是围绕患者的患病情况、诊疗方案、预后转归、医疗费用、康复方式、健康指导、服务评价等方面进行语言和非语言交流。通过与患者家属良好的沟通，医生可以全面了解和掌握患者病情，更好地尊重患者权利，密切医患关系，提高服务质量，提高自身素质。沟通需要完成的任务是：倾听家属的心理愿望，满足其合理要求；解释疾病的性质、相关知识及对家属的要求；及时说明病情的变化、治疗方案及疾病的可能转归，解释诊疗措施的价值与意义，诊疗服务的内容与收费；解释医疗机构的管理制度，医患沟通方式与投诉途径；介绍护理患者的相关知识和健康的相关知识。与患者家属的沟通需要掌握必要的沟通技能：

（一）重视患者家属的心理感受，尊重其知情权利，有的放矢地进行沟通

医师要有足够的耐心，准确理解、把握患者家属的主要心理需求及可能出现的不良心理和情绪，更应该宽容，要理解和包容患者家属在不良心理作用下的各种不当言行，主动、耐心地与其沟通，及时做好他们的心理疏导，告诉家属患者患的什么病、疾病的严重程度如何、需要做哪些检查、如何治疗、预后怎样、治疗的费用等情况，消除家属不必要的顾虑，以缓解他们的心理压力。医生还应该指导家属以积极的心态去鼓励和支持自己的患病亲属，增强患者战胜疾病的信心。对于儿科患者，作为监护人的家属，可以全权代表患儿与医生沟通并做出诊疗决定，要求医生必须与其父母甚至祖父母沟通，了解患儿的生活习惯、饮食起居情况、居住环境等，诊疗方案也必须征得家属同意并请他们积极配合。对于年老或因疾病原因不能很好表述自己病情的患者，医生更应该尊重患者家属对于诊疗方案的参与和选择。

（二）讲究沟通策略，做到"能说会说"、"统""分"结合

虽然在医疗过程中医生要保证自己的医疗权威，但在与家属的沟通中要始终保持一种谦和的态度，尽量做到心平气和、坦诚相见，讲究方法策略，解释到位，向患者家属传达一种负责、实事求是的精神。要"能说会说"，专门安排与患者家属单独沟通的时间，而不能仅依赖查房时候的简单讲解；了解患者家属的文化教育层次、社会地位背景、职业特点和理解能力等，选择恰当的语言进行沟通，语言是人际沟通最为主要的手段，根据对象选择合适的语言进行沟通有利于避免分歧，促成共识，从而提高沟通的效果。对于文化水平较低的患者家属，沟通时做到通俗易懂，少用专业术语，对于一些知识水平较高且懂得医学知识的患者家属，可用较多的医学专业术语来进行交流。如果无法了解对方的知识水平，医生可以首先提出一些问题，如"我讲的内容听明白了吗"、"能理解这种治疗风险吗"等，以了解其对诊断、治疗和预后的理解和把握，根据对方的回答适时调整谈话的语言深度。同时，在沟通过程中不能应用容易产生歧义的语言，以免对方产生误解而引起纠纷。掌握沟通的"节点"，在患者入院后、病情变化时、手术治疗前后、出院前，把病情的发生、发展和转归、诊疗情况、手术方式以及常见并发症、出院后注意事项等说清楚，要避免"沟而不通"。依据病情实施沟通的"统""分"结合，所谓"统"就是将患者及其家属集中到一起进行交流，"分"就是避开患者，单独与患者家属进行交流，与患者家属交流时要采取开诚布公、坦诚交流的方式。用客观的语言阐述病情，既不夸大其词，也不刻意隐瞒，必要时还应该就对患者所说的"善意的谎言"进行解释，可以多举几个与患者病情相仿的其他患者的例子，则更具说服力。要及时解答患者家属的疑问，对于没有家属陪护的患者，应留下家属的联系方式，当患者病情有变化时及时告知家属。许多患者家属对疾病是很不了解的，自认为有医学常识的家属对疾病了解的欲望则会更加强烈，所以不要期望交流一次，患者家属就能够十分了解，有时候医生已经交代数次，患者家属仍然茫然，此时千万不能急躁，"说了多少遍了，怎么还不懂！"这样不耐烦的话语无形中会使患者家属对你不信任，从而产生与医护人员的对立情绪。由于患者病情变化有着太多的不确定性，所以在与患者家属交流时，尽量不要对患者疾病的转归、病情变化做预测，尤其不能做过于乐观的预测。对待"要不要紧？"、"严不严重？""有没有事？"之类的问题，不要用"不要紧、没关系、没事"之类的语言回答，可以就患者当前的情况做客观描述，使用"患者目前情况稳定"，"病情暂时稳定，还需进一步密切观察"等语言回答。

(三)勤于行动，正确选择诊疗方案

医疗工作是高责任、高风险、高压力的复杂工作，许多医务人员会产生焦虑、抑郁等情绪，甚至可能产生严重的心理问题，调控好自己的情绪，并且不把情绪带入工作也是对医务工作者的基本要求，无论工作如何辛苦，要勤于行动，用行动证实我们的沟通内容。对于危重病患者，要争分夺秒救治患者，动作迅速而熟练、有条不紊，使患者家属产生安全感、信任感；只要有患者家属咨询，无论自己认为有没有必要、需要不需要处理，都要及时应答，绝对不能草率地回答"没有事"、"不要紧"、"没关系"或者敷衍了事。虽然多数患者病情确实像我们所估计的那样，确实"没有大碍"，但绝大部分的医疗纠纷，都是这部分被我们认为"没有事"的患者"出了事"。如果我们在患者家属来之前就去主动地巡视，与患者及家属沟通，这些纠纷可能就不会发生；下班前、节假日抽出很短的时间去病房里问问患者的饮食、睡眠等情况，几句关心的话、几次微笑就可能让患者及家属记住你、感激你，本已产生的对病区环境、工作态度等方面的不满意、不理解，甚至工作中的小差错，也会在我们与患方的感情交流中消融。医师要不断学习，根据专业知识断定诊疗工作中的"为"与"不为"，有利于患者康复的，多"为"，做好每一项工作，有理有据，无益则"不为"，要多"听"，进行"换位思考"，站在患者家属的角度体会他们的心情，考虑他们的难处，听他们的想法、要求，尽量不要打断或者反驳，多"解释"，解释病情、治疗、想法，少"指责"，指责患者的不理解、不配合。在选择诊疗方案时，不仅要考虑治疗效果，还要考虑患者家庭的经济承受能力，及时与患者家属进行沟通，详细告知各种诊疗手段的优缺点和所需费用，尽可能在征得患者家属同意的情况下选择安全高效而又价格合理的诊疗方案，避免重复检查和过度医疗现象以及超大处方问题的出现。

(四)重视书面沟通

在临床工作中，医师需及时将沟通内容落实为文字，尤其对于大型检查、贵重药品、手术同意书、试验性治疗、特殊用药、医学科研、自费药品等沟通内容，不能流于简单的口头沟通，要向患者家属解释清楚各项检查及手术的风险，更要着重交代医务人员对可能的手术风险的防范措施，这个过程最重要的是语言技巧，既要让患者家属对治疗有信心，又要使其对手术的风险有必要的理解，要让患者家属清楚，在诊疗过程中的任何时刻，医务人员对可能的风险都有预见，而且针对风险已采取相应的防范措施。要让患方认识到医患双方共同的努力目标，那就是患者的康复，只有双方共同努力才能完成目标，医务人员一定会竭尽全力。如果沟通不畅或在交流过程中患者家属觉得医务人员是在逃避风险、规避责任，就会对医务人员失去信任，进而对医患关系造成不良影响。

(五)严格执行操作规范，耐心做好沟通交流

严格执行操作规范是医生的职责和权力，但是，实施操作时需要与患者家属进行有效沟通，不能简单地认为所有操作程序都对患者有利而不需要与家属沟通。如果患者家属单纯从亲情角度出发，为缓解患者痛苦或顺应患者要求提出不符合医学规范的要求，医生应该耐心地向家属进行解释，说明遵守操作规范的重要性与合理性，争取获得家属的理解，绝大部分家属在清楚医学操作规范要求后会积极配合医生，这样有利于消除潜在的医患矛盾。

(六)严于律己，正确处理宴请及送礼问题

患者家属给医生送礼已经成为社会普遍关注的问题，树立良好的医德医风，拒绝接受宴请及礼物是医生应该遵守的基本原则，但是，具体面对不同的送礼患者或家属，医生应该讲究沟通技能，妥善处理好这一敏感问题。目前，患者或家属送礼或宴请主要有以下几种原因：

1. **选择医师** 患者或家属为选择医技水平较高的医生送礼。患者来院就诊或住院，希望由医疗技术水平高，在当地有较高知名度的医生为自己治疗，往往在入院后或手术前送礼给他们，以求得特别关照。

2. **心理寄托** 患者或家属为保持"良好的"医患关系而送礼。患者住院期间，最根本的

心理需求是安全，不出现意外事故及并发症，不留后遗症，早日康复。很多患者及家属将这种"安全"寄托在医生身上，期盼与医生建立稳定、友好的关系，主动送礼或宴请医生，期望医生能尽职尽责、全力以赴地为他们诊疗疾病。

3．表达感激　患者及家属为表达对医务人员的感激之情而送礼。患者在医院期间受到医务人员良好的医疗服务，或者医务人员凭借精湛的医疗技术，将一些濒临死亡的患者挽救过来，家属以送礼的方式表达自己对医务人员的尊敬、爱戴和感激之情。

4．依从心理　部分患者或其亲属，并非主动，而是存在对医务人员的误解，偏听他人消息以为"无礼不医"，或在一些医务人员的暗示或索取下送礼。

针对上述几种情况，医生应该在坚持原则的基础上妥善处理好送礼问题。首先，不能暗示或直接索取礼物，让患者家属被动送礼是医德欠缺的表现，这种利用职权谋私利的做法，在社会上已经造成了恶劣影响。对于选择型、感激型送礼家属不应该藐视和嘲讽，而应该在向其说明完全理解他们的心情后婉言谢绝；对于患者家属的心理寄托型送礼，如果婉言谢绝无效，为了使患者家属安心，可以采取"缓兵之计"，暂时收下礼物，同时向上级汇报，并出具相关往来收据，待患者出院时退还给患者家属，或者采取其他变换方式，如代其缴纳住院费等方式拒绝。同时，在诊疗过程中，医师应尽可能详实地为家属提供咨询服务，以减少挂号和取药等候时间，协助护理人员改善病房通风情况、通过限制探视人数或调整探视时间等为患者提供良好的就诊环境，消除患者及其家属各方面的顾虑。

（七）对于患者家属行为干预的应对策略

对于缺乏医学常识，要求减少诊疗措施，降低费用的患者家属，医生在选择诊疗方式时要充分考虑到他们经济上的困难，努力取得他们的信任，并深入浅出地给他们讲解各种诊疗措施的意义，取得他们的理解和支持；对于稍懂医学知识，片面理解，要求改变医疗方案的患者家属，医生要对所选择的诊疗方案表现出应有的自信，并在谈话中适当使用下列语句："如果这是我的家人，我会选择……诊疗方案"，"如果是我朋友患了这个病，我也会着急，但是现在我们需要……"让患者家属明白，你是从他们的利益出发来考虑问题的；对于敏感冲动，治疗过程稍有不顺即产生过激行为的患者家属，医生要学会体会他们的心理感受，及时安抚他们的情绪，耐心倾听他们的意见，设身处地地想象他们的处境并感受他们的焦虑、恐惧和痛苦，让他们切实感受到医生对他们的重视与关心，无论患者及其家属态度如何，医生都应该以和蔼的态度面对，询问病史时，可以多说"是吗？怎么这么严重？"，必要时边问边急切地喊人帮忙，要让患者及其家属看得出来医生也很着急，很想尽快解决患者的病痛。在抢救过程中，医师要随时告知家属患者目前的情况，使其有充分的心理准备。如果患者死亡，我们应该适时地安慰家属，为悲伤过度的家属提供休息的地方，使家属体会到我们的同情。

总之，医师应从心理、行为、语言等多角度、全方位、艺术化处理与患者家属的关系，提高沟通能力，实现有效沟通，才能达到改善医患关系、提高满意度、提高医疗质量的目的。

第三节　医者与媒体以及社会组织的沟通

一、医者（医院）正确面对媒体

现代信息社会无时无刻不在传播大量信息，影响着社会生活的方方面面。随着医疗体制改革的不断深化，宣传工作在医疗中的地位和作用也愈加明显。医者（医院）作为维护人民群众健康的主体，应充分认识并积极利用媒体的有利作用，加强与新闻媒体的沟通交流，掌握与媒体的沟通技巧，通过媒体传播医疗卫生知识、加强与社会的沟通、取得社会与人民群众的理解与支持，才能避免或减少媒体的负面作用，树立医者（医院）的良好形象。

第八章　医者与社会的沟通

（一）充分认识媒体在医患关系中的作用

1. 媒体在医疗事业的发展及医患关系中的作用越来越大

作为知识的传播大使，媒体通过"医疗广告"、"健康专栏"、"养生课堂"等方式宣传医疗卫生基本知识、普及急救常识、促进健康教育、解读医疗保险及医疗政策，起到了促进全民健康的作用；作为医患双方间的沟通桥梁，媒体正确的导医，极大地惠及就医者，特别是重大疾病的救助，能帮助患者择优选择就医地，把握就医时间，节约医疗资源，降低医疗费用，对于患急重症、贫困或交通不便的患者，媒体可迅速通过多种途径募集资金、联络医院、医者及社会组织，帮助其解决就医困难问题。做好卫生新闻宣传工作，有利于增进社会各界对卫生工作的理解和支持，关系到卫生事业的改革与发展。正确的舆论导向，可树立医院的良好形象，增进社会各界对医院的了解，并获得理解、支持和赞誉。反之则会影响医院的声誉，媒体的发言对医患关系有特殊影响，哈尔滨医科大学第二附属医院的"天价医疗费"事件被媒体曝光以后，该院的医生目前仍面临着很大的压力，能明显感觉到患者的不信任，很多医生都抱着谨小慎微的态度，遇到有风险的手术或治疗，就尽量劝患者转诊。所以我们要充分认识到新闻媒体在医疗卫生领域的巨大影响。

2. 媒体在医疗纠纷中的参与度也越来越高

目前，微博时代已在中国兴起，数亿的网民随时在用140字内的有限空间竞相参与制造丰富、快速的信息传播，公民法律意识的提高，使得社会个体的话语权诉求日益增强，公众对官方信息从单向接受为主变为质疑、求证为主，所以媒体在医疗纠纷中的参与度也越来越高。媒体的参与有积极的一面：首先，媒体基于事实客观地报道患者的诊疗过程，有利于医患矛盾的解决，有助于社会信任度的提高，从而促进社会和谐；其次，作为监督者，媒体针对医疗领域内的不良现象，如过度医疗、态度生硬、收受红包、回避医疗事故责任等，进行公开讨论，提出建议，有利于医院完善管理，提高医疗质量，更好地为患者服务，提高患者满意度。但是，媒体对医院也可能产生负面影响：一方面，因为传播本身的特点以及市场竞争的原因，追求"眼球效应、轰动效应"仍然是大多数媒体不得不做的选择，其迎合公众的心理也变得越来越明显。有些媒体对一些医患纠纷缺乏深入调查，不是以科学严谨的态度分析和判断事实，仅一味渲染患者的死亡和家属的悲痛，把医疗意外的责任全部推给医生，看似是同情弱者，实则是偏听偏信，把患者与医务人员对立起来，反而会加剧医患关系的紧张。无中生有的杜撰和夸大事实的恶意炒作都严重影响了医生的形象。另一方面，医学难题的未知性决定了医疗行业是具有高风险的行业，现代科学对很多疾病也是没有办法解释和治疗的，诊治疾病的失败或不理想，与其说是医疗人员的失职，倒不如说是人类发展的局限所致，但社会舆论似乎"常常"忘记这种高风险性，由于记者面对医生时与患者同样处于"相对被动"的地位，因此，不少媒体在报道医疗新闻时对患者的同情常多于对医生和医疗机构的同情，同时由于其对医学知识理解的片面性，常导致报道失真，从而进一步催化了恶性医疗纠纷，直接影响到医疗服务的质量及医疗安全，也影响到医务人员在医疗活动中的行为，在事实上放大了医患冲突，导致了社会诚信度的下降、医疗纠纷的升级，甚至可能出现恶性流血事件。另外，一些过度美化医务人员的宣传也同样会误导公众，导致公众对医务人员的期望值过高，对疾病的预后过于乐观，从而提出一些不现实的要求，一旦这些要求达不到，理想和现实出现巨大反差，反而不利于构建和谐健康的医患关系。

（二）医者（医院）与媒体沟通的技巧

1. 积极主动与媒体沟通

正确认识媒体是处理好与媒体关系的第一步。医者（医院）应充分认识到，由于医务工作者所受的科学教育使其习惯于以符合客观现实的方式进行描述，经常难以兼顾传播技巧，同时，与其他行业一样，医务界也确实存在收受"红包、回扣"等消极腐败现象，适度开展舆论监督非常必要。所以，医者（医院）应改变态度，尊重媒体、用好媒体，主动与媒体相互交流信息，构建传播战略和系统，形成医媒良好互动，尤其在发生医疗纠纷后，更应该做好"危机公关"。一方面能够使医者（医院）更加了解媒介沟通的常识，掌握媒体传播规律，提升沟通能力，学会把专业术语"翻译"成通俗易懂的词语，避免在沟通过程中采用僵硬的、过于专业的技术语言以及自说自话的表达，而是运用合理的修饰语言，将自己的道理说清楚，首先引起媒体的共鸣，然后让他们以大众容易接受的语言传达、发布相关的正确信息。另一方面使媒体更加关注医疗卫生事业的发展，同时对基本医学知识有所了解，对医疗的风险性、局限性、医疗技术的水平以及医务人员的辛苦进行公平、公正地正面报道和评论。目前，我国大部分医院已越来越重视与媒体之间的关系，经常性地组织新闻策划活动，邀请媒体人为医院宣传出谋划策，设立了新闻发言人制度，主动与媒体构建沟通的桥梁，向媒体提供权威、真实的信息，变"让我说"为"我要说"，很多新闻发言人从不拒绝接受采访，他们的理由很简单："我不说，会有人替我说，说出来不一定能代表我的本意，所以还不如我自己说"。媒体也愿意采访这类医院，既能顺利拿到新闻素材，还可以扩宽新闻视野。只有医者（医院）不再躲避媒体，媒体也不再抹黑医者（医院），双方各自恪守着自己的职业道德，用事实和科学说话，才能不断改进卫生新闻报道质量，促进医患关系和谐发展。

2．及时坦诚与媒体沟通

在当前媒体高度发达且影响巨大的时代，任何对真相的刻意隐瞒不仅是徒劳的，而且也是极其有害的。正确的媒体沟通会最大程度得化解压力，使媒体对医院的负面影响降到最低，而错误的媒体沟通会让不良信息迅速发酵，带来难以挽回的影响。发生医患纠纷后对外封闭信息实际上等于隐瞒、封锁真实的信息，这就给了媒体传递错误信息的机会，错误信息一旦传播，会给社会和民众先入为主的观念，造成以讹传讹。以信任为基础、开通绿色通道，与媒体坦诚沟通，不以堵、瞒、拖延等方式回避记者提问，通过多听、多问、多交流，给记者提供真实的信息是防止错误信息传播的有效途径。在处理医患纠纷过程中，无论医者的行为是否存在过错，都要在第一时间（有专家认为，一般不超过 72 小时）、本着坦诚的原则，实事求是地告知真相，争取通过媒体及时有效地将正确信息传达给公众，说明医者（医院）正在进行的处理措施，保证受众的知情权。在问题弄清楚后应根据媒体跟踪情况再进行全面客观的告知。反之，盲目屏蔽媒体则违背了媒体工作的规律，因为媒体的特点之一就是追逐真相，越是试图掩盖，越会激起他们深入挖掘的好奇心，部分媒体得不到真实情况则会自行猜测、捕风捉影，或通过挖掘第三方意见来完成写作，或用在采集信息时感受到的来自医院的障碍来解释院方信息的缺失，并在字里行间表达出无意识的反对意见，这样造成的后果远比给出真实情况更加严重。

3．明确沟通策略，掌握沟通技巧

当前医患纠纷发生的原因有三种情况：①医师的诊断、治疗过程完全没有失误，但治疗结果不良，患者及其家属认为医院、医师负有不可推卸的责任，要求赔偿；②由于医院、医师明显的工作失误、失职造成医疗事故，有明确的证据和证明；③针对患者的病情，可以选择多种诊疗方案，但最终选定的方案治疗效果不佳，甚至造成了事故，家属不理解。针对这三种情况，医者（医院）需明确所采用的沟通策略是不同的，这一点，在与媒体沟通之前就要认真研究和整体策划，缜密考量，考虑沟通的方式、方法。总的原则是实事求是，针对第一类纠纷，主要是要做出科学解释，说明医疗过程的适当性、有效性，包括邀请主管部门及第三方对整个医疗过程进行评估、鉴证、争取患者的理解，当然，也应对患者的不幸表示同情；对于第二类纠纷，应根据实际情况，灵活地确定处理策略和处理方式，不宜把问题扩大；对于第三类纠纷，应当陈述事实，说明理由，明确责任及处理方式，给患者、社会一个合理的交代。

医务人员在接受采访前要充分准备，提前整理出记者在采访过程中可能提及的问题及自己要谈到的几个要点，或者找到记者的话题议程，然后围绕这个议程来组织自己的观点。确定记者需要的是什么，数据、意见，还是声明？要及时、坦诚地面对媒体和公众，尽可能友善地配合记者，主动提供客观证据、图片和资料，以详尽的方式披露信息，如果某些信息不能抢在非主流舆论之前发布或明显失实，会使得公众对于官方新闻发布渠道失去信心，反而会使小道消息及误传的信息蔓延。接受采访时，要注意自己的个人形象，服装、配饰都应该体现医者的风范，要心态平和，控制住自己的情绪，尽量表现得友好、简洁、积极；不能只是被动的有问必答，应该巧妙地控制采访，表达出自己最想要说的话，可以进行模拟演练采访，由同事检查并反馈意见，不接受突袭采访；除非是接受专业杂志的采访，否则不要说太多的专业术语，要采用浅显易懂的语言，让大部分人都能听懂，如果患者不愿意听、媒体听不懂、听众被搞糊涂了，那么所有的辩护就成了自圆自说的表演了，听众在这个时候就不会关心你在讲什么，而是会主观臆断你为什么要这样说，谁让你这样说，这样说对你有什么好处……，要懂得沟通的主题在对方，有效沟通的前提必须是采用对方能够接受的语言表达方式；对所有记者都要一视同仁，要尊重记者并保持一定的心理距离，不能因为某些报道令人不舒服就对记者心有芥蒂，不要试图对记者撒谎，因为媒体的职责就是探明真相，任何谎言终究会被揭穿；在采访中，记者的提问有时会设下陷阱，回答这些问题时要镇静，不要过多地重复某些话语，否则会强化记者对该类话语的记忆，如"我不知道、我本以为、我没有脱岗、我只是……"等，可以面带微笑，沉稳地用用事实性的词语重新组织语言，推翻问题中隐含的陷阱，如："这个问题，你显然误会了，事实是这样的……"，然后陈述事实。

4．巧妙应对媒体的负面报道

由于新闻自身的竞争性等原因，某些媒体报道难免出现失误，将关注点仅仅投向了诊疗过程中或医师队伍中存在的问题，将其放大后获得了震撼的效果，却忽略了医师（医院）为了解决问题而做出的努力，过分突出和夸大医患关系的"阴暗面"，给本已紧张的医患关系"火上浇油"。遭遇到媒体的负面报道时不要意气用事地轻易起诉媒体，除非有确凿的证据表明媒体是故意或恶意诽谤，否则很容易被公众看成是站到了舆论监督的对立面，这样做会得不偿失。正确的做法是首先发布澄清声明，就整个事件的过程讲述清楚，当然，声明中要肯定而不是指责媒体的监督，所有论述都要证据充分、有效，不得有任何虚假成分，其他媒体获悉澄清声明后，会进一步了解情况并追踪报道。其次，医院可以主动邀请更权威的媒体，本着客观真实反映事件的原则，统一出口，提供相关依据，做好引导，客观报道，刊登有关事件正确内容的报道。最后，医院可以加强与媒体的联系，督促其做好挽回形象的后续新闻报道工作，控制事态蔓延，尽可能降低负面影响，减少损失，并尝试让坏事变好事，借机传播自己的成绩和理念。

与媒体沟通，医务工作者必须掌握的原则是积极主动、认真准备、确定沟通策略、与媒体坦诚相待、确保信息源的一致性。

二、医者与社会组织的沟通

随着社会的进步及医学模式的发展、医药卫生体制改革的进一步深入、医疗活动相关法律的进一步完善，医者需要与之沟通的对象越来越广泛，包括众多的社会组织，如卫生行政部门、信访及监察部门等政府机构，法院、检察院及律师团体，医疗事故鉴定组织、医疗保险公司、社区卫生服务中心等，此时，医务人员要承担响应国家的医疗卫生政策、适应国家医疗改革措施、普及医疗卫生知识等任务。与社会组织的沟通，实质上就是与不同身份、不同类型的人进行沟通，虽然沟通的方式、方法因人而异，但沟通的基本原则是相近的，归结起来有以下几个方面：

1．重视沟通，树立良好医者（医院）形象

医者（医院）与社会组织的沟通是更高层面的医患沟通，也存在沟通不畅现象。如患者把"看病难"、"看病贵"简单地归咎于医院，动辄提出不合理要求；媒体有失公正和全面的报道，导致社会对医疗机构和医务人员带有偏见和缺乏信任；某些卫生立法制定过程缺少医务人员的有效参与、部分卫生法律的价值取向有失偏颇，易使医务人员难以认同和产生抵触情绪；政府制定政策不完善和监管乏力不利于医疗机构和社会建立良好的信任关系等。因此，所有医者（医院）必须了解这些原因，在平时的工作中而不是仅仅在医患纠纷发生后才认识到沟通的重要性，要遵守"以患者为中心"的医德规范，规范诊疗操作，不断学习沟通技巧，及时听取患者的意见、建议和批评，最大限度地保障患者的合法权益，在患者及家属心目中塑造出良好的医生形象。新闻媒体是收集、传递社会信息的载体，更是一项公共资源，其中互联网的影响力越来越大，已成为对医患关系负面炒作比较集中的传播媒体，所以，医者（医院）应将与各种媒体，包括各大网站的沟通与合作作为沟通的重点，可以通过：①搭建展示形象的宣传平台，充分利用报刊、电视、网络等大众传媒，大力宣传医疗改革的进程，宣传医务人员救死扶伤的模范典型；②建立并不断完善门户网站、健康热线，预约门诊等内容，搭建畅通的医患交流平台，普及医学知识，维护公众的知情权；③对不同性质的医患报道，要及时跟帖、解答，澄清事实真相，并采取多种形式，加大正面宣传力度，引导网络积极、客观地监督医疗卫生工作，让公众真正了解、理解并信赖医生，提高社会公众对医者（医院）的认知深度及广度。同时，在医患纠纷发生后，要主动把握舆论导向，在客观、全面地向传媒、公众提供真实信息的基础上，掌握一定的话语权。对于自身原因所致者，诚恳地道歉，表达改过的态度，采取弥补的措施，通过解决问题挽回形象；对于个别医生给患者造成的伤害，在明确责任的基础上，依法做出恰当的处理；对于传媒的误会，要督促其做好挽回形象的后续新闻报道工作；对于讹传和谣言，要展示证据，予以澄清。

2．加强自身人文素养

医师的人文素养包括道德素养、职业素养和共情，是医师素质结构中的灵魂，是沟通技能的基础。良好的人文素养可以引领医师摒弃杂念、心怀悲悯、实现佑护生命的神圣职责，要求医师具备基本的人文知识，包括哲学、社会、历史、文学、艺术以及心理学和自然辩证法等行为科学和思维科学方面的知识，树立正确的世界观、人生观和价值观，既要学有专长，又要有敬业精神，提高对社会发展规律的认识，增强自己的社会责任感，形成良好的心理调控能力和行为选择能力，提高适应社会的能力，要拥有健全的人格，合理面对各种情绪困扰和环境压力，在面对突发事件时能很好地控制自己的情绪波动，具有坚定的意志，较强的纪律性和自我约束力，有恒心、有毅力，坚持终身学习，掌握丰富的医学技能，具备较强的传播意识和沟通能力，在诊疗及沟通过程中可以做到以人为本、以诚相待、平等公正、相互尊重。

3．重视受众的想法，保证信息的一致性

任何沟通的对象关心的都是当事方是否在意他们的想法，并给予足够的重视，因此医者在沟通前首先需要考虑的是不同的沟通对象关注的是什么，需要什么，可能有什么想法，有哪些疑问，要充分准备、做好引导，要对他们热情、真诚相待。热情是最能打动人、最具有吸引力的特质之一。人们往往更喜欢亲近那些对自己热情的人，热情的行动会告诉别人，你是一个值得与之交往的人。真诚是建立良好和谐的人际关系的重要原则，只有彼此以诚相待，相互理解、相互信任，与对方共享经验世界，以全身心投入的态度开展对话，而不是以超然外在的立场冷漠地审视对方，才能在感情上产生共鸣，使沟通更加顺利。另外，在沟通过程中，要确保信息的一致性，危机公关中最忌讳的就是同一机构中的不同人员所传递的信息不同，这很容易导致媒体和社会对于医院的基本品德——诚信形成质疑，一旦对诚信有所怀疑，医者（医院）与媒体的互动、对社会的解释和宣传都会显得苍白无力。

4．认识自己的不足，勇于承担责任

医学科学是一门发展中的科学，人类对疾病的认识和处理远没有达到完美的程度，因此对于全世界的每家医疗机构而言医疗过失都不可避免，所以，我们不必忌讳医疗过失，医患纠纷

第八章 医者与社会的沟通

发生后应及时坦诚地面对社会，要承认真实的自我，并将它展示在众人的面前，要勇于承担责任并争取在适当的机会表现自己的优点，获得各方面的理解与支持。心理学研究表明，人们并不喜欢一个各方面都十分完美的人，各方面都表现优秀但又有一些小缺点的人最受欢迎。对诊疗过程中存在的问题敢于曝光，不仅能对医院与医者起到警示作用，也能促进公众对医院的了解，感知医院与医生的诚信，将形象危机造成的损害控制在最小范围。

5．提倡换位思考，以己推人。

作为独立的个体，任何沟通对象或许都有着与我们完全不同的人生经历或认知特点，所以在沟通过程中，我们要设身处地地为对方着想，在接纳和谅解的基础上适应别人，以将心比心的心态和行为来与他人相处，才能达到心灵的沟通和情感的共鸣，也只有这样，才可能获得他人的支持、鼓励、认可和肯定，才能感受到愉悦、快乐、幸福、和谐，从而体现出自我价值。同时要尊重对方的内心秘密或隐私，允许别人有不同于自己的想法和观点，并尽力去尝试理解别人，不能将自己的意愿或想法强加给别人。"把别人当别人"还有两层含义，一是对他人的缺点，应多加理解和包容，对一些小的纠纷，不能耿耿于怀，所谓"大事聪明，小事糊涂"，要把有限的精力用在做重要的事情上；二是要允许别人比自己优秀，要学会适时地赞美别人。当别人取得成绩时，要不失时机地给予赞扬和祝贺，这种赞美的话语会给被赞扬者带来快乐，引起积极的情绪反应。情绪具有传染性，积极的情绪会传染给周围的人并带来快乐。

6．掌握技巧，善于倾听和询问。

与人沟通时，要因人而异，把握分寸，要及时表达尊重，学会倾听。倾听的时候，应面带微笑，最好别做其他的事情，并给予表情、手势、点头等方面的适当反馈，特别是当对方有怨气和不满需要发泄时的倾听，更能显示一个人的素养水平，在对方行为退缩、默不作声或欲言又止的时候，可通过询问引出对方真正的想法，了解对方的立场、需求、愿望、意见与感受，来诱导对方发表意见。在表达自己的思想时，要讲究含蓄、幽默、简洁、生动，给他人提意见、指出错误时，要注意场合，措词要平和，以免伤及他人自尊心，与人谈话时要有自我感情的投入，这样才会以情动人。此外，还应重视辅助语言的作用。行动胜于言辞，要使语言产生最大影响，必须配合自己的手势、语调和词汇。研究表明，外表、声音和语调占全部印象的90%以上，其中，视觉占55%，包括身体姿势、手势、视线的接触，以及整体的仪态与行为举止等；声音占38%，相同的词语，使用不同的语调、音高和语速，被人理解起来的差别是很大的，所以必须保证自己的声音使自己想要沟通的内容增色；语言占7%，语言的影响也许不高，但须记住，当视觉和声音的效果消减时，剩下的就只有传达的语言信息了。综合以上，为了使自己的信息正确传达给对方并使之完全被理解，表达时必须恰当使用肢体语言、采用合适的音高和语速、必要时要能够自我验证及修正。

复习思考题

1．社会对医者的角色期待是怎样的？你认为怎样做才能成为一名好医生？
2．与患者家属沟通的目的及意义是什么？
3．本章中由于医者（医院）与媒体的良好沟通而产生正面影响的案例带给我们哪些启示？
4．当前我国医者（医院）与媒体沟通还处于不完善阶段，对此你有什么好的建议？
5．今后的工作中，我们需要与哪些社会组织沟通？沟通的原则是什么？

【课外阅读】

《医学与哲学》杂志

（庞桂芬）

第九章 冲突情境下的医患沟通

管理者的最基本功能是发展与维系一个畅通的沟通管道。

——巴纳德

【案例病例】

2001年7月10日,湖南省某医院67岁的老医生王某被38岁的凶手彭某连砍46刀致死。彭某是该医生王某曾诊治过的白血病患者,因不满意医疗效果,故对医生行凶报复。13日在为王医生举行追悼会的当天上午,该院骨伤科医师邓某,因不堪忍受巨大的精神压力,在家中自杀身亡。

据新华社和《新京报》报道,2006年我国内地共发生9831起严重扰乱医疗秩序事件,打伤医务人员5519人,医院财产损失超过两亿元;2012年北京市72%的医院发生过殴打、威胁、辱骂医务人员等"医闹"事件;77%的医院出现过患者在诊疗结束后拒绝出院且不交住院费用的事件。

卫生部报告:全国由于医患纠纷引发的冲击医院等恶性事件,2002年有五千多起,2004年上升到八千多起,2006年则将近一万起。2008年,在太原召开的一个全国性的关于医疗纠纷的内部会议上披露,全国医疗纠纷每年发生达百万起,并以100%的速度增长。

【案例分析】

上述案例和报告表明我国医患关系紧张,医患矛盾已经走向了极端化,已经成为严重的社会问题。

2012年3月24日,"丁香园"发布了一则《中国大陆近年恶性医患冲突案例简编》,该网站通过网络检索,从媒体的公开报道中梳理出了从2000年至2009年7月的124起恶性医患冲突案例。光从砍杀医务人员事件看,仅2011年,全国就发生了10起血案。2012年至今又发生了3起。从2000年至2012年4月20日,国内共发生医患恶性冲突145起。年度分布研究发现2004—2006年为高发年。月度分布研究发现5月、6月、11月为高发月。地区分布研究发现广东和湖北为高发地区(图9-1~图9-3)。

【案例点评】

是何原因导致医患关系紧张?有研究发现,医患暴力冲突恶性事件属性64%是宣泄或索赔、36%是复仇【中国社会仇医指数:36%】;医患恶性冲突事件中29%患者死亡、71%属于患者非死亡性事件【中国医院缺陷对抗指数:71%】;医患暴力冲突动因69%是行为冲突,19%是语言冲突,12%是事故索赔【中国医患暴力动因指数:69%】(图9-4~图9-6)。

仇医:冲突目的是要医护人员的命;缺陷对抗:非患者死亡性医患暴力冲突比重;行为冲突:患者对医护人员行为不满引发冲突;语言冲突:患者对医护人员语言不满引发冲突。

第九章 冲突情境下的医患沟通

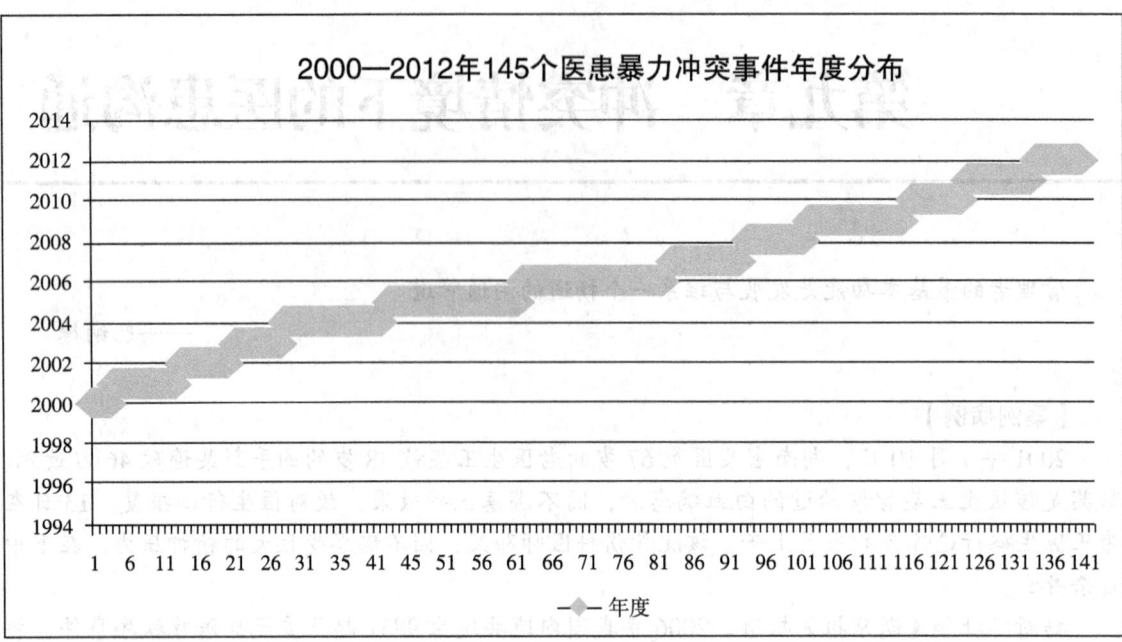

图 9-1　2000—2012 年 145 个医患暴力冲突事件年度分布

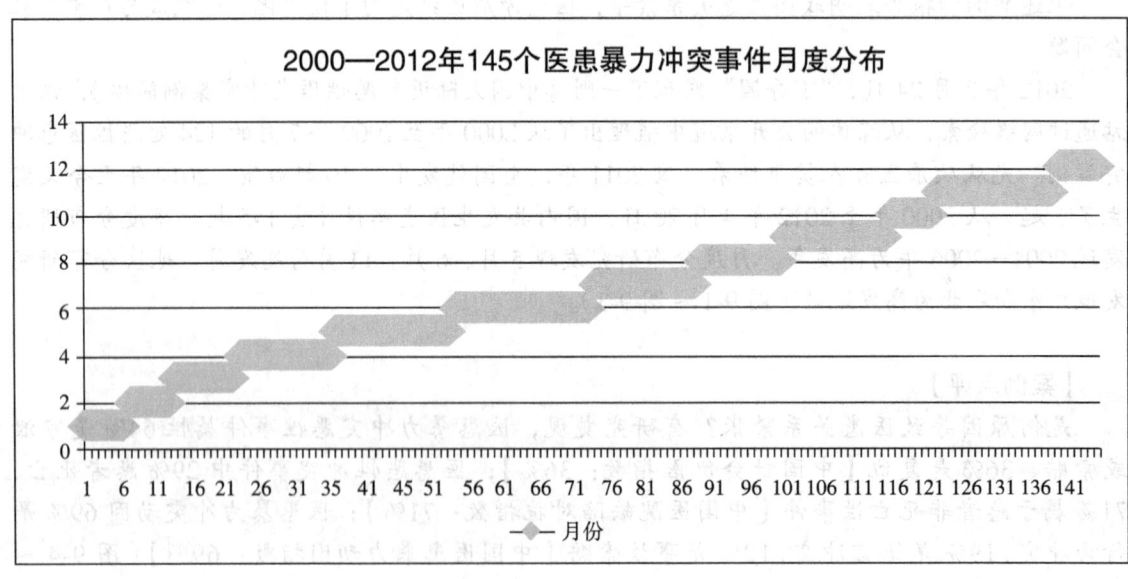

图 9-2　2000—2012 年 145 个医患暴力冲突事件月度分布

第九章 冲突情境下的医患沟通

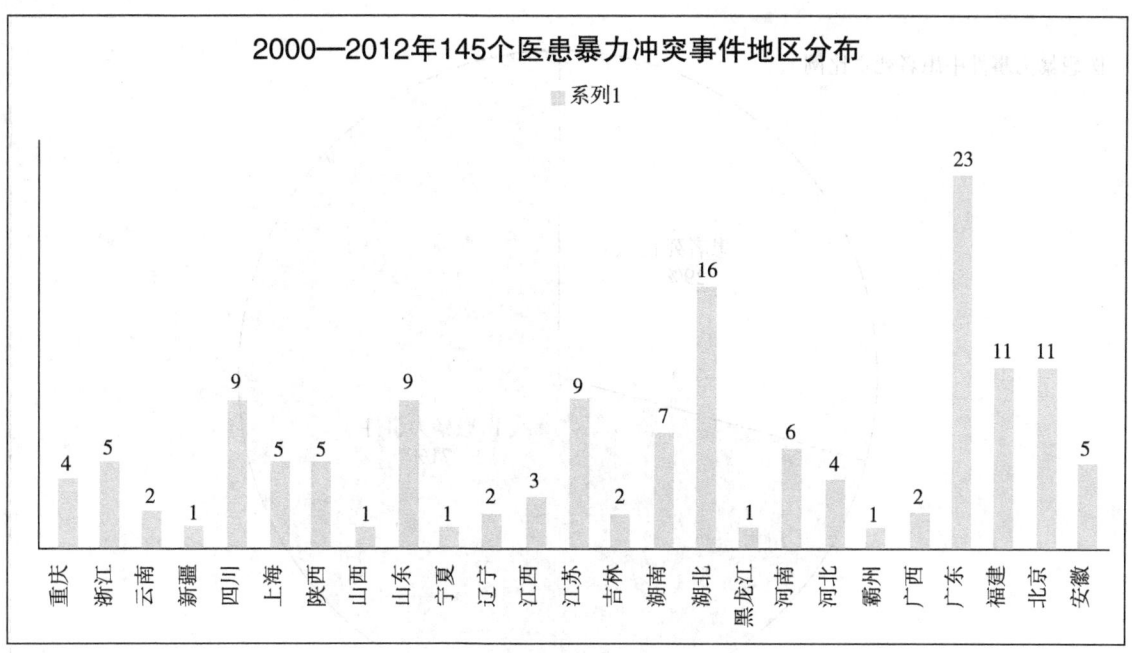

图 9-3　2000—2012 年 145 个医患暴力冲突事件地区分布

中国社会仇医指数：36%

仇医：冲突目的是要医护人员的命

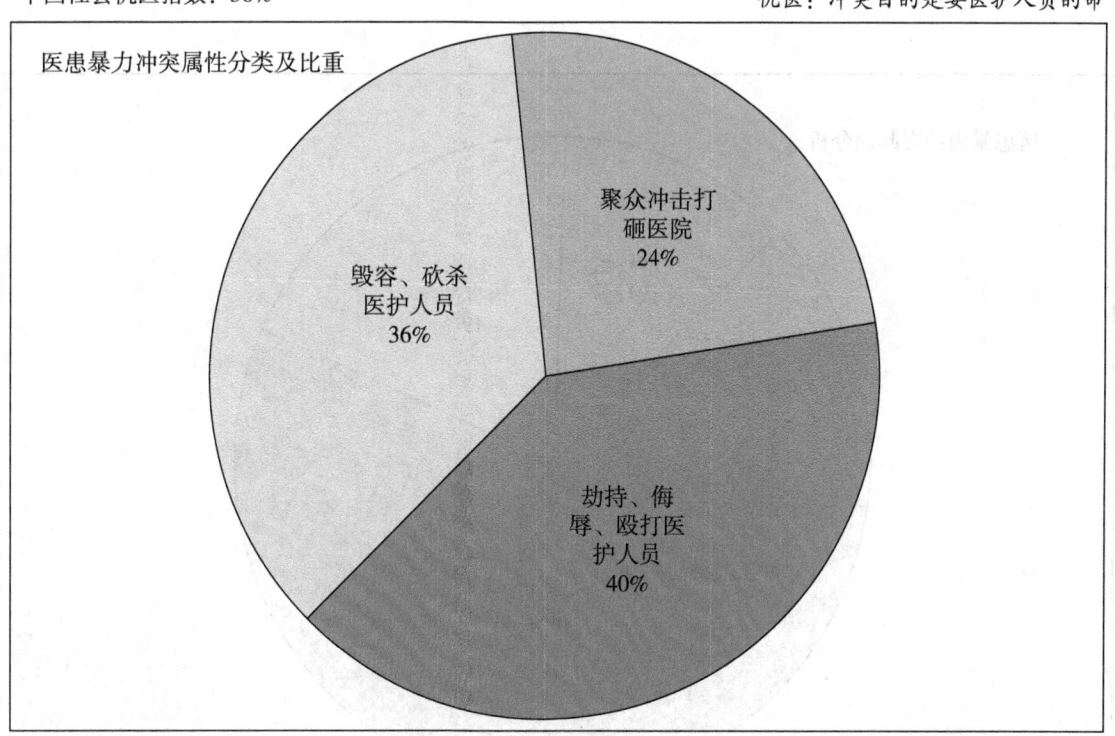

图 9-4　医患暴力冲突属性分类及比重

第九章 冲突情境下的医患沟通

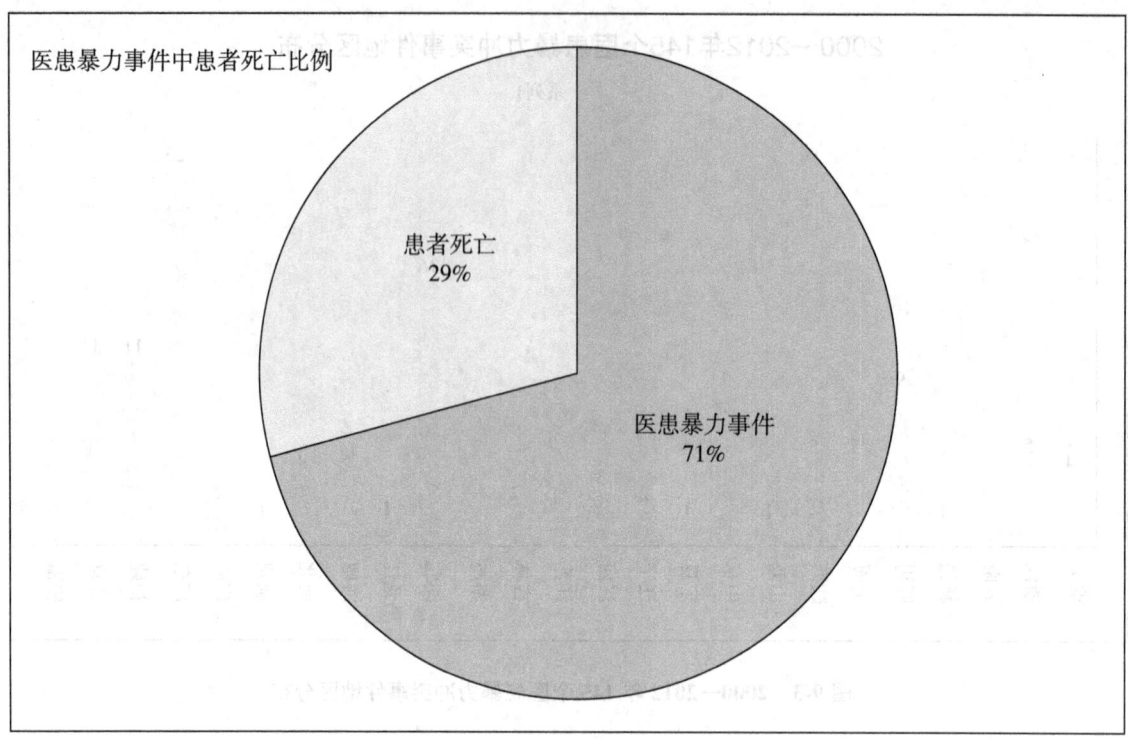

缺陷对抗：非患者死亡性医患暴力冲突比重

图 9-5 医患暴力事件中患者死亡比例

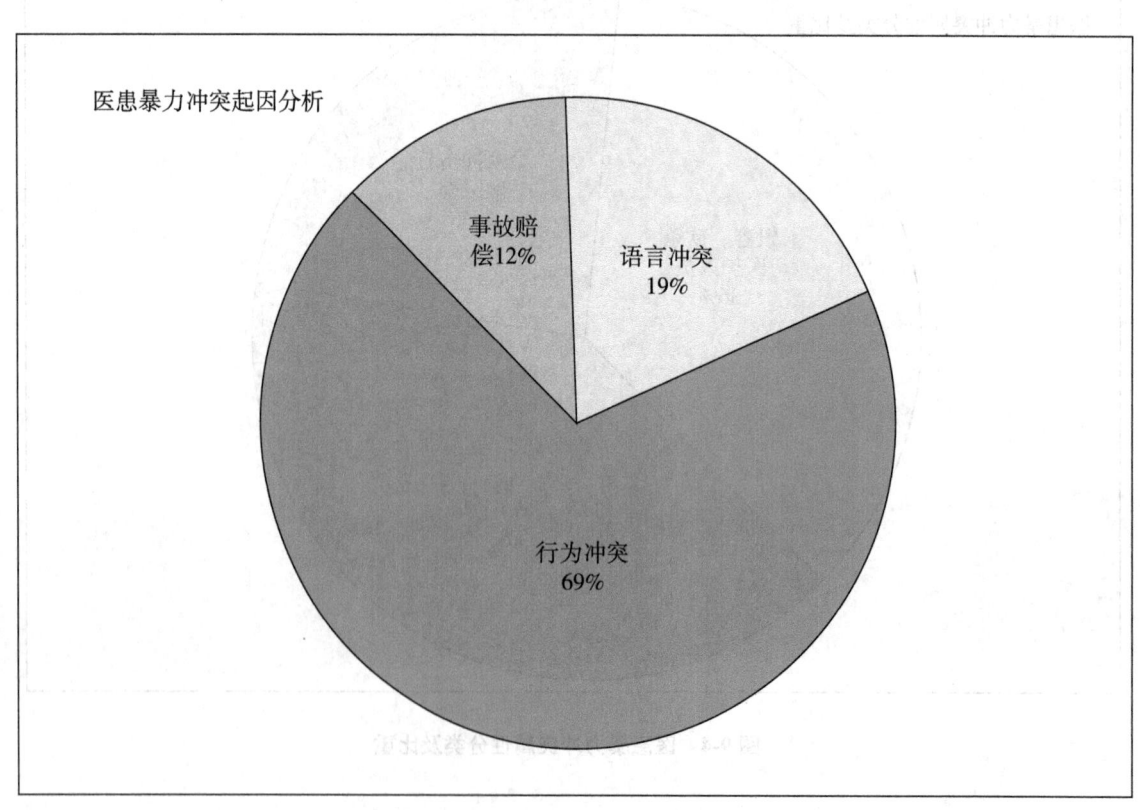

行为冲突：患者对医护人员行为不满引发冲突
语言冲突：患者对医护人员语言不满引发冲突

图 9-6 医患暴力冲突起因分析

第一节 医患冲突的背景

一、医患冲突的概念

何为冲突？在现实生活中，尽管人们很容易认识到并随时感受到冲突的存在或发生，但是要给冲突下一个较为概括和严谨定义并非易事。美国学者弗罗斯特与威尔莫特给冲突的定义是："相互依赖的两方或两方以上之间的公开的争斗，他们发现彼此的目标不一，他们之间的关系回报不大，或者在实现目标时受到他方的干扰。他们处在既相互合作又相互对抗的地位"。我国学者宋林飞认为，"所谓冲突，就是人们为了争夺同一个目标而展开的行动及其过程。……冲突可分为竞争、斗争与战争三种基本形式"；还有学者认为，冲突是"两个或两个以上的人对立的社会互动过程，他们彼此努力要达成共同珍视的目标，甚至以毁灭对方为手段。冲突相对于合作而言，目标的完成主要在于击败敌对者，因此冲突的注意力集中在敌对者身上而不是目标。"

也就是说，冲突就是指对立双方在目标、观念及行为等方面一致时所产生的一种分歧或矛盾。冲突可以发生在团体或组织内部，也可以发生在不同的个体、团体或组织之间，它往往表现为双方的观点、需要、期望、态度、利益、要求等不相容而引起一种激烈的争执或对抗。

医患冲突，泛指医疗实践中医方与患方之间的分歧、争执或对抗，其含义极为广泛。根据冲突的表现形式和激化程度可分为非纠纷性冲突与纠纷性冲突。非纠纷性冲突指尚处于情感、心理、观念阶段而没有任何行为表现的医患冲突。纠纷性冲突是非纠纷性冲突进一步激化的结果，又可称为"医患纠纷"，指医患双方行为方面的分歧、争执或对抗；根据纠纷发生原因及场所的不同，医患纠纷又可区分为医疗纠纷与非医疗性纠纷。所谓医疗纠纷是指医患双方就医疗活动中对患者人身（生命与健康）造成的不良后果及其产生的原因、处理方法、责任认定、处理结果等不一致而发生的分歧和争执。非医疗性纠纷是指医患双方就医疗活动中对患者人身以外的方面如名誉、隐私、肖像、经济等权益造成的不良后果而发生的分歧和争执。

医患冲突是医患双方在诊疗护理过程中，为了自身利益，对某些医疗行为、方法、态度及后果等存在认识、理解上的分歧，以致侵犯对方合法权益的行为。是医方和患方在基于疾病诊疗过程中，由于医学本身、医患本身或社会制度、医院管理等多种因素而导致的医患双方带有对立性质的互动过程。医患冲突这一概念中的"医"，是一个广义词，不仅指医生，而且指整个医方，包括医疗单位及其所有医务工作者。"患"也是个广义词，不仅是指患病者，还包括其亲属以及相关的社会人群。

二、医患冲突的社会背景

医患关系是在具体的医疗实践中发生的特定社会关系，而整个社会则是这种特定关系发生的前提和基础。因此，离开社会环境的影响和制约，无法真正了解医患关系紧张的社会根源。医患冲突的社会背景是复杂的，既有宏观的因素也有微观的因素。以宏观的社会环境为背景，涉及医疗体制、保险制度、法律法规、社会观念、医学教育等多方面，都是医患关系不和谐的社会背景和根源。

（一）市场经济运行体制缺陷，负面影响严重

无论我国的医疗机制如何改革，市场经济大背景都会对医疗产生深刻影响，而医疗活动本身与社会民众最大程度的关联性也使其容易成为受到市场经济负面影响更显著的领域之一。

医疗卫生部门强调自主经营、自负盈亏，医疗卫生机构内部则实行所谓的"多劳多得的

按劳分配原则"。随着政府补贴越来越少,医疗卫生机构一步一步走向市场,医疗服务一步步商品化,以"利润最大化"、"收益最大化"为目的。受经济利益的驱动,医院的医疗科室也采用承包责任制,门诊费、住院费日益升高。作为医院机构组成的医护人员,就又多了一个角色,要承担起通过为患者提供医疗卫生服务商品,获得为个人和单位的收益,以维持自己和单位生存和发展的责任。因此,不少医生在经济利益的驱动下变成了药厂的"推销员",想方设法向患者兜售药物;部分医生甚至对患者小病大治,无病用药,出现过度医疗现象。大多数医院都过分强调经济效益,忽视社会效益,这就不可避免地出现医患的利益之争。同时医疗服务的市场化,也使患者有权选择医院,选择医生,选择医疗服务。市场经济中等价交换、用金钱买服务,用金钱买健康,一旦诊疗结果不理想,不能以诚相待,就立刻导致矛盾冲突发生。

(二)信任基石坍塌,医患关系脆弱

改革开放后,我国的经济市场急剧扩大,人们的观念也随之发生改变,为了获得更大的经济利益,人们不再固守单位"铁饭碗",人员流动机会增大,陌生人社会必然形成。这种社会格局最大的问题是人与人的关系需要有诚信的支撑,但原有的熟人式信任体系随着人员的迁移已逐渐瓦解,而新的信任方式与体系又尚未良好建立,这就使我国现阶段人与人之间的关系比熟人社会有了更大的不稳定性。医患关系是一种发生在互不相识但利益攸关的陌生人之间的特殊人际关系,尤其是对于患者来说更是如此。而医患之间的信任基石一旦坍塌,医疗关系中的各种主体就会不自觉地因为陌生感而放任某些负面行为的发生,如忽略、冷淡、不尊重、"大处方"等,患者为建立信任动用一切"熟人"关系,送"红包"等行为,在这样的情况下,医患矛盾极容易产生。

(三)伦理道德内涵演变,医患理解差异大

随着现代医学技术的飞速发展,医学伦理道德的内涵也在不断发展,众所周知,医学是研究人类生命过程以及同疾病作斗争的一门科学。生命是神圣的,当生命受到伤病折磨的时候,医学要为"受到伤病折磨的生命"服务,这就决定了我们在对医学进行研究和具体应用时,指导医学发展方向的伦理意义就更加重要,它决定着医生的行为,直接影响着医患双方的利益。有一个案例:两位消化内科专业的研究生,选择了胰腺癌早期诊断的科研项目。此项目的研究需要在患者身上抽取血液做抗原测定。对于是否在晚期患者身上抽血,两人意见不同。甲认为这样做不人道,在将要死的患者身上抽血,无疑是加速患者的死亡,这不符合医生的职责,是对患者权益的直接伤害。乙的观点相反,认为科学研究的目的是对大多数患者有利,此患者终究是要死,损害个别患者的利益,为医学的发展做贡献未尝不可。此案例反映出现代医学的伦理难题,临床上这种医患伦理难题是比较普遍的。由于现代医学伦理道德内涵的丰富性,使医生对医学伦理内涵产生不同的理解,患者也会有自己的解释,不同的理解和解释很容易形成医患矛盾,导致医患冲突。

(四)医学高新技术"介入",医患关系"物化"

高新医疗技术的出现,对患者是一个福音,医学技术的应用拓宽了疾病的概念,打破了原有的"一种疾病一种病因"的线形思维,使得现代诊疗过程日趋自动化、信息化、快速化,大大提高了医疗质量。然而,医者对医学高新技术的过度使用和依赖,导致医患关系"物化",医患情感淡化,在某种程度上导致医患角色在无形中发生了异化,带来一系列社会和伦理问题,直接影响着医患的利益关系。

有一位患者刚开始有点咳嗽,后来变得气喘。在几家医院做胸透,诊断为感染性肺结核或过敏性哮喘。可她吃了药后病不仅没好,痰液里还开始渐渐出现血丝,气都喘不上来,最后只得住院。做核磁共振的时候发现沿喉下去15厘米之处出现占位性病变,符合恶性肿瘤的特征,于是医生紧急进行开刀切除。但是切下来的肿瘤经过培养后发现,里面根本没有癌细胞。原来,这位患者根本不是哮喘,而是气管吸入了异物。在大量激素的作用下,细胞变异成了

"癌",而是不是哮喘。案例中就是由于医生对高新技术的如此盲目性的崇拜与滥用,致使本来通过经验判断就可以处理的问题,发展到"开刀切除恶性肿瘤"的地步,给患者造成了身体和心理上的严重损害。

(五)医事法律制度不健全,医患冲突化解不利

随着患者权利意识的增强,当发生医患冲突后,医患双方大多选择通过法律的途径来解决,因此,近年来我国医学领域的诉讼案件逐年上升。为此我国也出台了《医疗事故处理条例》《医疗机构管理条例》《执业医师法》和《执业护士管理办法》等法律法规。在这些法律法规中,受到社会广泛关注的是2012年4月1日起实行的《最高人民法院关于民事诉讼证据的若干规定》(以下简称(规定))和2002年9月1日起实施的《医疗事故处理条例》,尤其是其中关于医疗纠纷举证责任倒置的规定引起了社会的强烈反响,对医患利益的影响也最大。

举证责任倒置,是指提出权利请求和事实主张的一方当事人承担证据的责任。赞成者认为:医者掌握专业知识、证据又在医生手中,患者在整个医疗活动中虽然可以感觉到自己受到了伤害,但由于知识的欠缺和证据的缺乏根本无法证明这一点,一旦发生纠纷,医院占"绝对优势",举证责任倒置极大地保护了患者的利益;反对者则认为:医疗侵权举证责任倒置对医方不公。举证责任的分配平衡只是举证责任分配的原则之一,事实上举证责任最重要的原则在于公平,举证责任分配不公,必然会导致裁判上的不公平,而公平是举证责任的第一原则,其次才是平衡原则。在公平原则的指导下患方作为原告应对医疗侵权的发生负一定限度的举证责任,其后再发生举证责任的转移,而举证责任倒置最大限度地免除了患方的举证责任,对医方和医生不公平,会导致医生因自我保护而发生损害患者利益的不正当行为。也有可能从此鼓励患者诉讼,使"恶意诉讼"增加,引发医患关系新危机。

实际上,让患者举证医院"不清白"是件很困难的事,但让医务人员举证自身"清白",同样也不容易。虽然医院掌握有患者病历等证据,但这些证据往往并不足以说明治疗过程是否有过失,医院不可能将医生与患者的每次谈话都录音,也不可能将每次手术过程都录像。而从论证的角度来看,即使在医学上许多看似简单的问题,如果它是"多因一果"的,那么即使再高明的医生,有时也很难把因果关系理个明白,理不明白自然无法举证,无法举证就意味着败诉。医疗诉讼中的"举证责任倒置"在解决患者举证难的同时,却将医院和医生推入了举证难的尴尬境地,使得医患双方在医疗纠纷中处于另一种不对等状态。医患本是一个统一体,如果医院和医生的权益得不到切实维护,他们很可能将所受的损失转嫁到患者身上,因此这个新规定在维护患者权益的同时,无法从根本上维护医院和医务人员的权益。

(六)医学模式转变,患者对"医"期望过高

随着社会的进步,人们越来越认识到,仅用解剖学、生理学、生物化学、微生物学等生物科学和器官、组织、细胞、生物大分子的改变来解释疾病防治疾病,已经不够了,必须把人作为包括自然环境和社会环境在内的生态系统的组成部分,从生物的、心理的、社会的水平来综合地考察人类的健康和疾病,并采取综合的措施来防治疾病,增进人类健康,这种模式就是对人生命的人文关怀,以人为本,强调人的尊严和价值。医疗活动,就要求医护人员以人道的精神对待患者的生命与健康、权利和需求、人格与尊严。从这个角度说,医生的服务内容扩大,责任加强,对于患者来说,在新医学模式下最大的变化是以"疾病的人"而不是以"人的疾病"的面目出现,患者的权利更加明确,患者的利益增大,患者对"医"的期望过高,也容易导致医患冲突。

(七)医学教育缺陷,医学生人文素养缺失

我国的医学教育在相当长的时期,由于受诸多因素的影响,形成了单一的过分强化专业教育的课程教育体系,这种培养模式培养出的医学生知识面窄,人文素质缺失,医生综合素质次

缺，医生在医疗过程中缺乏情感、不善沟通、缺乏法律意识、缺少对医学人文的深刻领悟，最后在医疗实践中一一暴露出它的弊端，导致目前医患关系空前紧张，引起了大量非技术原因对患者造成伤害的纠纷。

三、医患冲突原因解析

导致医患冲突的原因很多，主要有以下几方面：

1. 卫生资源的有限和分配不公是导致医患冲突的重要原因　我国是一个发展中的国家，还处于社会主义的初级阶段，尽管改革开放后，经济有了巨大的发展，但对医学的经济、技术、人员等投入有限，医学卫生资源缺乏。由于我国长期实行单科性医学院校办学模式，过分强化"专业"意识、专业教育模式。医学生推崇的是专业知识深厚、技术精湛乃至待遇的丰厚，而少有人去领会医学的社会意义、人文精神。生命、人性、精神、心理等医学最应该关注的对象在医学学习和实践过程中被忽略了，导致医务工作者医学人文精神和医学伦理道德的缺失。而市场机制下收入差距的两极分化，又导致卫生资源的分配不公。由于经济与社会地位的差距产生的医疗消费悬殊日趋超出人们的心理承受能力，由此引发社会群体对社会公正信念的质疑。贫困阶层和弱势群体面对疾病、失业、贫困等社会问题，加之医疗机构存在的体制、机制弊端或不良经营的行为，使他们无力获得和占有医疗资源，价值趋向裂变，心态失衡，情绪处于一个负性状态，以致引发紧张的医患关系，导致医患冲突。同时，过多的医疗资源（人、财、物）集中在大型医院，也必然会忽视大多数人利益，导致看病难、看病贵的结果。

2. 权利分配的不对称也是导致医患冲突的原因之一　尽管在新的医学模式中一再强调患者的权利，但不可否认的是，在医学这个特殊的领域里，的确存在着权利分配的不对称。帕森斯在他的《社会系统》一书中就明确指出，医生在权利分配方面有明显优势，即在很多情况下，医生有明显的发言权。这种不对称关系在任何治疗关系中都是必需的，原因是医生承担着使患者恢复正常技能的责任。为了达到治疗的目的，医生必须主导其与患者的交往关系，保证患者遵照医嘱程序循序渐进地治疗。也就是说，虽然医生和患者双方都知道彼此角色和义务，并始终对结果承担共同责任，但是患者还是希望医生在整个交往中行使更大权利和权威。我国医方是拥有现代技术装备和医学科技人才的医院，实行的是单位管理制，医院处于高度组织化之中。由于医疗服务高技术和高垄断的特点，医院在一定程度上是可以对医疗资源和医疗价格进行控制的。也正是在这个意义上，我国把患者定义为"弱势群体"。

3. 双方都追求利益最大化冲突便难以避免　在医患交往的过程中，患者要求有治疗权、平等参与权、知情同意权，希望医生是天使、是亲人、是朋友，希望在医疗过程中得到更多的同情和关爱，相信医生能解决所有的疾病问题。患者对自身利益的追求有正当的，也有非正当的。而对于医方来说，医护人员要求要有治疗的决定权、相应的医疗报酬和待遇、一定的社会地位和应有的尊重；医院要求要有一定的经济利润，要保证医院的正常运转和医院的再发展。正如美国社会学家文森特指出的那样："尽管自称有拯救生灵的崇高目的，但医疗保健机制实际上是一种追求利润的商业活动"。在这个交换过程中，每一方都在强调自己的权利，追求最大的利益，再加上其他社会因素的影响，稍不注意，就不可避免的爆发冲突。

4. 医患冲突是我国现阶段社会发展的一种必然现象　从经济学角度来看，既然医患双方是一种社会交换，那么医患关系实际就是一个合同的关系，但这个合同和一般的合同不一样。一般的合同是相对比较完全的，合同双方基本可以预料后果。但医生的职业特点和他的行为特点都决定了这个后果是难以预料的，所以这个合同不可能写得很完全。而随着技术的发达和新病案的出现，医生永远不可能按照患者的要求来提供服务，所以这个合同也不会完全。这就很可能导致矛盾。从这个角度来说，我们只能弱化这个问题，而不可能完全解决这个问题。再有，任何一个人都希望有一个免费服务的要求，这时候的矛盾也会必然产生。而从大的社会背景来看,所有的政策改革和医疗改革也只能使我们的医患矛盾弱化,也不可能完全解决。从社会学角度来看,"冲突并不是社会的病态现象,在社会内部成员存在着基本利益、基本原则一致性的情况下,冲突的存在不但不会破坏而且还会促进社会的统一、稳定、平衡、整合。"所以,理想的医患关系不是医患关系的理想化,认为医患关系中不会或不应该出现任何问题是不现实的,相反,医患间的利益冲突恰恰说明,随着我国社会经济的发展,生活水平的提高,人们接受的卫生知识教育越来越多,人们的健康意识、维权意识在不断增强,对医学和健康的投入和关注超过了任何一个时期,从这个角度来说,我国现阶段医患关系中出现的诸多问题是社会转型时期的一种必然现象。

仇医:冲突目的是要医护人员的命;缺陷对抗:非患者死亡性医患暴力冲突比重;行为冲突:患者对医护人员行为不满引发冲突;语言冲突:患者对医护人员语言不满引发冲突。

第二节 医疗投诉中的沟通

医疗投诉,是指患者及其家属等有关人员对医院提供的医疗、护理服务及环境设施等不满意,以来信、来电、来访等方式向医院反映问题,提出意见和要求的行为。

随着社会的发展和科技的进步,人们对医院服务水平和医疗质量的期望值越来越高,人们的维权意识亦不断增强。因此,近年来医院中的医疗投诉越来越多。正确、快速地解决好医疗投诉,事关能否建立和谐医患关系、保障医患双方合法权益、维护正常医疗秩序。因此,正确处理医疗投诉具有重要意义。

一、医疗投诉的接待与处理原则

医疗投诉应防患于未然。医院应当提高管理水平,保障医疗质量和医疗安全,避免和减少不良事件的发生。要制定《重大医疗纠纷事件应急处置预案》,并组织开展相关的宣传和培训工作,及时、有效化解矛盾纠纷。在遇到医疗投诉时医疗机构应遵循以下接待与处理原则:

1. 认真接待,及时妥善处理。处理工作应当贯彻"以患者为中心"的理念,遵循合法、公正、及时、便民的原则。

2. 设立医患关系办公室或指定部,统一承担医疗投诉管理工作。二级以上医院的投诉管理部门,应当配备专职工作人员。

3. 建立与医疗质量安全管理相结合的投诉管理责任制度,健全投诉管理部门与临床、护理、医技和后勤等部门的沟通制度等。

4. 医院主要领导是医院投诉管理的第一责任人。医院各部门、各科室应当指定至少1名负责人配合投诉管理部门做好投诉处理工作。

5. 医院投诉接待实行"首诉负责制"。投诉人向有关部门、科室投诉的,被投诉部门、科室的工作人员应当予以热情接待,对于能够当场协调处理的,应当尽量当场协调解决;对于无法当场协调处理的,接待的部门或科室人员应当主动引导投诉人到投诉管理部门投诉。

6. 医院应当建立畅通、便捷的投诉渠道,在医院显著位置公布投诉管理部门、地点、接待时间及其联系方式。有条件的医院可设立网络投诉平台,并安排人员处理、回复患者投诉。

7. 各级卫生行政部门和医院应当做好医疗投诉管理工作和医疗纠纷人民调解工作的衔接。

二、医疗投诉的接待与处理过程

1. 热情耐心,善待投诉人。在接待患者或患者家属投诉时要保持热情的态度、冷静的情绪和清醒的头脑,善待每一位投诉人。以主动而诚恳的态度,消除疑虑和对抗,缩短彼此间的距离，为进一步沟通打好基础，创造条件。

2．详细记录，保留最原始资料。对患者及家属提出的要求、想法，想获得的帮助以及医疗争议的焦点等问题，要边听边记，如实填写《医院投诉登记表》。患者陈述后，要重复患者的观点，并征求患者有无补充意见等，通过以上方式既可以表达院方的重视和诚意，又可以缓和患者的怨气。做好翔实清楚的记录，以便向领导汇报，为领导做出正确的决策或为相关职能部门调查处理提供原始信息。

3．深入调查，掌握证据。要根据投诉反映的情况，深入走访被投诉科室、当事部门和相关人员，调查询问当事人和见证人，认真查看材料，查找问题焦点和矛盾之所在。把广泛收集的证据以及在此基础上形成处理建议的初步书面材料，提交医院"医疗安全管理委员会"、"行风建设领导小组"，进行专题分析、讨论、研究，并形成结论性书面材料。

4．反馈解释，妥善解决。要及时地将医院最终形成的调查处理意见向投诉人通报反馈，并耐心地向他们进行解释、说服和疏导。

5．协商处理，不留后患。对医院确实存在的问题，不隐瞒欺骗，敢于面对现实，勇于承担责任。协商解决时，一定要严格遵照程序，要坚持原则，以事实为依据，以法律为准绳，维护医患双方的合法权益。对重大事件要请第三方公证，即请律师见证或请司法部门公证，不留隐患。

6．明确责任，整改处罚。"明确责任"是处理投诉的基本原则。投诉处理完结后召集被投诉科室、当事人及相关部门进行深层次的讨论，查找分析原因，提出整改意见，并在全院通报。责任科室、当事人要结合工作实际深刻剖析发生问题的根源，限时制定整改提高方案，在工作中加以落实，并以书面材料形式报行风办备案，同时要严格按照规章制度接受处罚。涉及医疗事故争议的，应当告知投诉人按照《医疗事故处理条例》等法规，通过医疗事故技术鉴定、调解、诉讼等途径解决，并做好解释疏导工作。

7．建立档案，改进质量。医院将投诉管理纳入医院质量安全管理体系，逐步建立投诉信息上报系统及处理反馈机制：(1) 投诉管理部门定期对投诉情况进行归纳分类和分析研究，发现医院管理、医疗质量的薄弱环节，提出改进意见或建议，督促相关部门、科室及时整改。(2) 医院定期召开投诉分析会议，分析投诉产生的原因，针对突出问题提出改进方案，并加强督促落实。

三、医疗投诉中的沟通技巧

1．热情、真诚　前来投诉的患者或家属都处在医患冲突这一应激事件中，一般都处在焦虑或愤怒等非正常情绪状态中。因此，接待者要热情诚恳，冷静礼貌，把握分寸进行坦诚交流，无须即刻对投诉问题进行争论辩解，而是以平等、平和的心态接待，通过言行、目光等一举一动传递真诚，从而建立初步的信任感，构建良好的沟通氛围。信任感建立起来后，再关注患者的问题。这就是先处理情感，后处理事件。

2．倾听　让投诉者知道接待者在认真听其叙述。通过言语和非言语的反馈，让投诉者知道接待者真的在听他/她的诉说。接待者应通过身体语言传达兴趣和支持，如身体向前倾斜、双腿舒适的交叉或轻微的分开、友善的眼神接触、适当的面部表情等，对投诉者话语和思想做出及时的积极反应。投诉者进入接待室的第一心愿就是诉说，并且希望能够有人用心倾听，以求心理安慰。所以对接待人员而言，掌握倾听技术则显得尤为重要。当投诉者诉说时，接待人员不仅要耐心倾听，不能有左顾右盼等极其不尊重患者的表现，而且需要通过一些表情及肢体语言表达出对投诉者的理解与尊重，使对方感受到有公正解决问题的希望，并从中获得一定的精神安慰。倾听时要学会控制自己的情感，即使面对污言秽语也要保持冷静。当存在意见分歧时，不要轻易打断对方的谈话，无需进行解释，也不要盲目辩解，更不能使用讥讽、嘲笑的口吻激惹对方。要准确捕捉到投诉者的关键话语和投诉问题的关键环节，以便理清事情的来龙去脉，明确投诉的真实目的和要求。

3．共情　共情是接待者对投诉者思想和情感的认可和积极反应。要设身处地地为投诉者着想，学会换位思考，要理解投诉者的思想、情感等。要力求做到用投诉者的"眼睛"去看，用投诉者的"耳朵"去听。患者投诉原因有主观及客观之分，如有的患者对治疗抱有过高期望，有的患者对治疗方案不理解，有的患者对医疗服务不满等，很多时候投诉并不存在医疗差错事故，而是由于医患双方沟通不够，往往是医生疏于解释，言语不慎造成患者心理上的不平衡和伤害。接待者应该站在患者的立场上将心比心进行换位思考，诚心诚意地表示理解和同情，让患者感觉到你明白他的处境。因此，对所有的患者投诉，无论已经被证实，还是没被证实的，最重要的不是要先分清责任，而是要让患者觉得受到肯定，得到关怀。

4．赏识　赏识是以人性为基础、以人为本的具体体现，而被赏识则是一种被尊重的表现。赏识可以帮助解除信任危机，使医患双方能够坦诚沟通；可以使人与人之间多一份宽容和理解，少一分挑剔和苛求；可以改善医患沟通中出现的对峙、冷漠、置之不理等情况；可以使医患双方从对抗、对决走向对话协商，从胜负决斗走向双方双赢，它是文明进步以及和谐理念的人性回归。

5．善于对待不同情绪的患者

（1）对待有敌意的暴躁的投诉者：敌对暴躁的投诉者多是病患本人或其家属。他们来投诉时言行显得粗鲁、敌对，主要表现为说脏话粗话、声音高昂、面带愤怒、身体动作多。面对此类投诉者，首先不要直接回答、回应投诉者的提问或牢骚抱怨。因为投诉者在情绪激昂的时候往往缺乏理智处理问题的能力，这时接待者任何不理智或不礼貌的回应都有可能造成火上浇油的后果。在沉默对待投诉者的抱怨一段时间，待其情绪稍作平静后，让其就坐于位置较低处，而工作人员位于高处，这样往往给投诉者造成一种立竿见影的心理压力，让其觉得处于劣势，产生一些自卑感，从而降低其暴躁的情绪，有助于让其恢复冷静与理智，如此才好顺利有效地开展工作。另一种情况，如果暴躁的是患者家属，而患者本人因为疾病或者其他原因心情抑郁，呈沉默、呆坐等状态，这时工作人员可以避开家属的吵闹，转而关注患者。例如，给予患者关怀，询问患者感受，给患者倒杯热水等，当家属看到工作人员如此热情关心患者时，极有可能被打动，从而对工作人员产生好感或感激，暴躁激动的情绪就随之消失了，矛盾也得到了缓和，工作就可以顺利进行了。

（2）对待喋喋不休的投诉者：投诉者滔滔不绝，也是令接待者颇为头疼的事。这类投诉者往往说了许多与其来访目的无关的事情，包括个人私事、感受、遭遇等，以此来获得接待者的同情。这种情况若与之交流，则可能引发更多的话题，致使投诉者更加喋喋不休。如此，既影响了接待者的办事效率，也耽误其他投诉者的时间。面对此类投诉者，首先，不宜轻易与之搭话，而是避开其话题，直接询问其来访的目的。然后默默为之办理相关事宜，完毕即请其离开。不少投诉者只顾自己说话，往往对工作人员的询问充耳不闻，这时不妨大声提醒其几句。

（3）对待抑郁自卑的投诉者：首先给予投诉者热情的服务，如微笑、给其倒杯热水、请其坐在位置较高的椅子上，通过心理暗示，让投诉者感觉自己的地位及被尊重。接待者应以随和的态度，热情地和患者交谈，以此消除投诉者对工作人员的敌对情绪，获取投诉者的信任，以便得知其真实的心里想法，化解一些不必要的矛盾和纠纷。

（4）对多疑戒备的投诉者：首先要弄清楚投诉者投诉的原因，如通过询问，了解他的病情及所患疾病，初步判断投诉者投诉是否合理。当投诉者的投诉明显是对医学的无知或误解产生的，这时则可以向投诉者讲解其所患疾病的相关知识。接待者在讲解时，必须拥有足够的医学常识，如果对该疾病不够了解时，可电话咨询相关医生或专家，请专家代为讲解，并向投诉者说明情况。如果投诉者的投诉确有调查的必要，则要给予投诉者更多的支持和鼓励，同时严肃处理相关问题，并及时向上级领导汇报情况，向投诉者展示公平公正的工作作风，以此消除投诉者的多疑、戒备心理，避免投诉者产生更多的埋怨及其他消极的行为，如报复医护人员等。

第三节　医患纠纷中的医患沟通

医患矛盾激化有多种原因，其中，长期以来医患之间缺少有效的沟通是重要原因之一。据2000年中华医院管理学会对全国326家医院的调查统计表明，由于医方缺乏人文精神、服务态度与服务方式不当引发的纠纷占全部医患纠纷的49%。

一、医患纠纷的概念

医患纠纷，狭义上是指医患双方对医疗后果及其原因的认定存在分歧，引起争议并按法定程序解决的事件。广义上而言，凡是患者或家属对诊疗、护理过程不满意，认为在诊疗护理过程中患者的权益（如生命权、健康权、知情权、名誉权、隐私权、处分权等）受到侵害，要求医疗机构、卫生行政部门或司法机关追究责任或赔偿损失的事件，统称为医患纠纷。

医患纠纷的本质特点就是医患双方对医疗后果的认定有分歧，而分歧的焦点又在于不良后果产生的原因。由此可见，医患纠纷应具备以下特点：

（1）主体为医患双方：医患纠纷是产生于医患之间的纠纷，其他人不能成为医患纠纷的主体。如患者对医疗事故技术鉴定委员会的鉴定不服或卫生局的处理决定不服，是卫生行政机关及鉴定机构与患者的纠纷，矛盾不在医患之间，不属于医患纠纷的范畴。再如伤害案件的肇事者对医疗后果不满，要求医院与其共同承担赔偿责任的，严格地讲，也不是医患纠纷，若确实存在医疗过失并应该由医院承担责任，也必须为患者的名义提请处理。

（2）客体为患者的人身权，主要是生命权或健康权：一般医患纠纷都是以患方认为自己的生命权或健康受到了侵害为基础的。在实践中，通常表现为经诊疗护理过程，患者出现了不同程度的不良后果，或者感到埋下不良后果的隐患，并且这种不良后果的产生被患方认为是由医方的过失所造成。当上述两点同时具备时，便产生了医患纠纷。

（3）存在于诊疗护理过程中：医患纠纷必须是针对诊疗护理所产生的不良后果而提出，除此之外的不属于医患纠纷。

二、医患纠纷的分类

根据医患纠纷产生的原因将其分为医源性纠纷和非医源性纠纷。

1. **医源性纠纷**　是指由于医方的原因而引发的医患纠纷。医源性纠纷又可分为医疗过失引起的纠纷和服务缺陷引起的纠纷。

（1）医疗过失：医疗机构或医务人员在诊疗护理过程中存在医疗过失行为，如医疗事故、医疗差错等。这类纠纷多由于医务人员在诊疗工作中疏忽大意、过于自信、技术水平和经验不足或不严格执行医疗规章制度和诊疗操作规范而引发。

（2）服务缺陷：医方在医德医风、医患沟通、服务质量、医疗收费、医院管理等方面存在缺陷。如服务态度恶劣、医疗管理混乱等。这类纠纷多由于医护人员责任感不强、缺乏对患者的同情心、素质不高、医疗管理混乱等而引发。

2. **非医源性纠纷**　是由于患方缺乏医学常识，或对医方的规章制度不熟悉，理解不准确而认为医方侵害了自己的合法权益引起的医患纠纷，下列情况比较常见：

(1) 医疗无过失：医疗机构及其医务人员在医疗活动中不存在过失行为，但出现了医疗意外、难以防范或避免的不良后果、并发症、疾病自然转归等情况，患者发生了死亡、残废、组织器官损伤等不良后果。患者或亲属对这一结果的发生原因不能正确理解和接受。这类情况多由医务人员在诊疗工作前，就诊疗工作可能出现的风险情况与患者或其亲属沟通不够。不良后果发生后，患者及其亲属则误认为是医务人员不负责任造成或认为知情权受到侵犯而引发纠纷。

(2) 患者自身因素：由于患者不遵守医疗机构的规章制度，擅自离院，在院外发生病情变化或在诊治过程中不遵医嘱，不配合治疗而影响医疗效果或对治疗失去信心、担心经济承受能力而出现自杀、拒绝治疗等。对于这些情况，患者及其亲属往往以医院管理不善，未尽到监护责任等投诉医院。

(3) 患方不良动机：目前社会处于转型期，人们认知观念不同，思想觉悟参差不齐，部分患者或其亲属存在不良动机，企图通过吵闹等方式获得经济利益。

(4) 其他事件转嫁成医患纠纷：医疗机构经常接诊因各种事故所致的患者，这些患者的伤情诊治、处理后果的好与坏，直接关系到案件的处理。如车祸患者，医院出具的诊疗证明文件不利于肇事方或遭遇车祸方在法庭的判决，肇事方与遭遇车祸方的矛盾转化成同医院的矛盾，以致引起纠纷。

三、医患纠纷的处理程序

1．报告

(1) 发生或发现医患纠纷时，医护人员应立即向所在科室负责人报告。科室负责人接到报告后，应及时向本医疗机构的医疗主管部门（医务科或服务质量监控部门）报告。医疗主管部门接到报告后应立即进行调查、核实，并向医疗机构负责人报告。

(2) 对有可能导致医患矛盾激化，危及医疗机构、医务人员和患者安全，扰乱医疗机构工作秩序的重大事件，应立即向所在地的县级卫生行政部门报告，对于可能引发恶性事件的，还应及时向当地公安机关报告。

(3)《医疗事故处理条例》第十四条规定，发生下列重大医疗过失行为的，医疗机构应当在12小时内向所在地卫生行政部门报告：①导致患者死亡或者可能为二级以上的医疗事故；②导致3人以上人身损害后果；③国务院卫生部和省、自治区、直辖市人民政府卫生行政部门规定的其他情形。

2．调查处理

(1) 采取措施，减少损害：成立由相关临床专家组成的医疗救治小组，调集最强的医疗技术力量，采取积极有效的救治措施，避免或减轻对患者的损害，防止损害后果的扩大。

(2) 组织调查，查清事实

A．成立院、科两级调查处理小组，以2~3人为宜。对事件展开认真、细致的调查，包括患者意见及动机、事情经过、判定是否存在过失以及过失与不良后果之间是否存在因果关系等。

B．组织力量维持工作秩序，封存有关资料及相关物品，为处理医疗事故争议、进行医疗事故技术鉴定做相应准备。

C．对需要提交鉴定的医疗事件，按《医疗事故处理条例》的要求，交医学会鉴定。鉴定可由医患双方当事人共同委托，也可由卫生行政部门移交鉴定。

3．妥善处理，减少影响

(1) 医疗机构应及时向患方做耐心细致的解释工作，告知处理的程序。

(2) 医疗机构在调查基础上，提出初步处理意见，并向患方通报、解释，如事件调查情况、结论和处理意见等，解释事件发生的原因、已采取的补救措施及将会对患者造成的影响等。

(3) 寻求最佳的有效解决途径。解决医患纠纷的途径有：医患双方协商解决；不愿协商解决的或协商解决不成的，当事人可以向卫生行政部门提出调解，也可以向第三方提出调节或直接向人民法院提起民事诉讼。

4．病案、实物和尸解的处理

(1) 病案：发生医疗事故争议时，应妥善保管病历及相关原始资料，严禁涂改、伪造、隐匿、销毁病历资料。因抢救而未能及时书写病历的，应当在抢救结束后6小时内补记，并加以注明。患者有权复印其门诊病历、住院志、体温单、医嘱单、化验单（检验报告）、医学影像检查资料、特殊检查同意书、手术同意书、手术及麻醉记录单、病理资料、护理记录以及国务院卫生行政部门规定的其他病历资料。而病例讨论记录、查房记录、会诊记录、病程记录则患者无权复印，只能在医患双方在场的情况下封存和启封。封存的病历资料由医疗机构保管。

(2) 实物：医患双方应对疑似输液、输血、注射、药物等引起不良后果的实物进行封存和启封，封存的实物由医院保管；需要检验的，应由双方共同指定具有检验资格的机构进行检验；双方无法共同指定时，由卫生行政主管部门指定。

疑似输血引起不良后果，需要对血液进行封存保留的，应通知提供血液的采供血机构派人到场。

(3) 患者死亡：医患双方当事人不能确定死因或者对死因有异议的，应当经死者近亲属同意并签字后，在患者死亡后48小时内进行尸检。具备尸体冻存条件的，可以延长至7日。尸检由按照国家规定取得相应资格的机构和病理解剖专业技术人员进行。

5．处理相关责任人　医疗机构、卫生行政部门应当依照有关法律、法规的规定，对违规行为的有关当事人、责任部门进行处理。

四、医患纠纷的处理模式

《医疗事故处理条例》第四十六条规定"发生医疗事故等民事争议时，医患双方可以协商解决，不愿意协商解决或解决不成者，当事人可以向卫生行政部门申请调解，也可以直接向人民法院提出民事诉讼。"这三条模式可根据双方意愿自由选择，或根据具体情况选择。除此之外，目前我国医患纠纷主要靠以上三种途径解决的模式正在被打破，产生出一种新的解决机制，即医患纠纷第三方调解模式，并被医患双方越来越多地应用。

1．双方协商　医患纠纷发生后，医患双方可通过协商的形式，达成和解协议，自行解决纠纷。值得注意的是，这里所说的协商和平时人们所说的"私了"并不是一回事，协商解决具有法律效应。这一模式比较常用，而且可以快捷、有效地化解医患矛盾，解决纠纷。协商解决的基础是双方自愿和意愿表达一致，不失为医患双方共同选择的途径，它可以在医疗事故技术鉴定之前做出，也可以在医疗事故技术鉴定之后做出。在协商处理过程中，医疗机构必须坚持原则，实事求是，不能抱着息事宁人或花钱"买平安"的思想而放弃原则，双方协商应遵守真实自愿、诚实信用、平等、公平、合法的原则。需要注意的是，协商必须建立在双方当事人完全自愿的基础之上，任何一方或第三方均不得强迫另一方接受协商解决方式。同时，和解必须坚持合法性原则，即不得违反法律法规的有关规定，损害国家、集体或他人的合法权益，否则达成的协议将归于无效。

2．行政协调　医患双方当事人向卫生行政部门提出调解申请，请求卫生行政部门对纠纷处理和赔偿等问题进行调解。这一模式是在医患双方不同意协商或协商不能达成一致意见的基础上，双方当事人的选择。卫生行政部门的调解是行政调解，行政调解是在国家行政机关主持下，根据自愿和合法的原则，促使双方当事人友好协商、互谅互让而达成和解协议，是解决纠纷的一种诉讼外活动。卫生行政部门作为医患纠纷双方信任的第三者，依据法律和事实主持调解，促使双方达成一致意见。若双方当事人均未在规定的期限内提出异议，此决定即具有法律效力。

3．诉讼解决　医患纠纷诉讼俗称打医疗纠纷官司，往往是在协商、调解不能达成协议的情况下，当事人选择的最后解决医患纠纷的途径。诉讼与协商调解相比具有两面性，一方面，诉讼体现国家对民事活动的干预，具有强制性、终局性、权威性，是解决医患纠纷最有力的程序。另一方面，诉讼作为解决纠纷最严格的程序，也是一个最繁琐的程序，与协商调解相比耗时、耗钱、费力。所谓诉讼解决，是指通过人民法院的审理来解决医患纠纷。诉讼解决可分为民事诉讼解决、刑事诉讼解决和行政诉讼解决三种途径。

第一，民事诉讼解决。民事诉讼是指人民法院在当事人和全体诉讼参与人的参加下，依法审理和解决民事纠纷的活动。法律赋予每个公民向人民法院起诉、通过诉讼程序解决医疗事故纠纷的权利。医患双方发生医患纠纷后，一方依法向人民法院提起民事诉讼，人民法院将根据相关法律关于诉讼程序的规定依法对案件进行审理。

第二，刑事诉讼解决。1997年3月14日全国人大通过的修订后的《刑法》，增设了第三百三十五条医疗事故罪，即"医务人员由于严重不负责任，造成就诊人员死亡或者严重损害就诊人员身体健康的，处3年以下有期徒刑或者拘役"。

第三，行政诉讼解决。如果对上一级医疗事故技术鉴定和卫生行政部门的复议决定不服的，仍可对做出复议决定的卫生行政机关向人民法院提起行政诉讼。行政诉讼俗称为"民告官"，因此，行政诉讼的被告必须是行政机关，而不是公民、企业、事业单位或者社会团体，否则就不称其为行政诉讼。

4．第三方调解　医患纠纷第三方调解指第三人依据纠纷事实和社会规范（风俗、惯例、道德、法律规范等），在纠纷主体之间沟通信息、摆事实、讲明道理，促成纠纷主体相互谅解、相互妥协、达成解决纠纷的合意。广义上说，医患当事双方之外的任何力量介入医疗纠纷都属于第三方调解，因此第三方调解模式很多。我国现行医患纠纷第三方调解的主要方式有：行政调解；人民调解委员会调解；医疗责任保险公司指定机构调解；仲裁委员会调解；其他营利性、非营利性中介机构调解。第三方调解的出现，给医患纠纷设置了一个"缓冲带"，医患双方有了另一种更优的选择。第三方调解把纠纷转移到院外，并能得到专业化、相对公正合理的解决，让双方心服口服。近年来很多省市的经验证明，患者和医院诉求对立、地位不平等，对于有错还是无错、错大还是错小，很难达成一致。第三方调解能让医患纠纷及时处理率大幅增加，赔偿金额也更趋合理。第三方调解不失为解决医患纠纷的一种有效模式。

五、医患纠纷中的沟通策略

在沟通中，医患双方应本着尊重、理解、解决问题的态度，以事实为依据，以法律为准绳，坚持公正合理、适度可行、互谅互让的原则。

1．沉着冷静，避免躲避。发生医患纠纷时，患者及其亲属往往情绪激动或有过激行为。此时，沟通人员一方面切忌惊慌，要保持镇静的情绪和姿态；另一方面不要对患者及其亲属避而不见，避而不见易激化矛盾，刺激患方的情绪。一般来说，在患方情绪比较稳定时或双方能认真谈实质性问题时或医院有责任时，医院应采取积极接触的态度，以理、以情、以实际行动处理纠纷，帮助患者解决问题，满足患者合理要求。当患方情绪不稳，过激行为明显或升级时，应在安全保护措施下进行接触。

2. 耐心倾听，取得信任。在处理医患纠纷过程中，要体谅患方的心情，耐心倾听其意见，以取得信任，可以说耐心倾听是解决医患纠纷最重要的一步。在交谈中要尽可能让他们充分倾诉自己的意见和要求，理解、尊重对方，不计较患方的过激态度及谈话语气，更不急于辩论。要善于使用安慰、劝说等语言，听取并接受他们合理的建议，耐心做好解释工作。特别是双方意见相持不下或有分歧时，接待人员应采取换位思考的方法，站在他们的角度考虑、分析问题，使对方确信医疗机构有诚意妥善处理医患纠纷。

3. 谨慎解释，科学引导。由于患方缺乏医学知识，对医学的高风险、意外和未知领域没有充分认识，在诊治过程中，治疗、康复目标受挫，就会片面地联想、推论、断定。对此，要用充分的科学知识作谨慎的解释，不说过头、绝对的话，不作无原则的承诺，特别是赔偿问题。对患方不能接受的客观事实要用简单、通俗易懂的医学知识给予说明。对患方不理智的行为要耐心加以制止，并告知处理医患纠纷的正确方法。

在此过程中，院方的语言得体、严谨是非常重要的。一是要使自己的语言力求准确；二是与患方谈话之前，要做充分的资料和谈话内容准备，特别是患方最关注、最敏感的问题。如：事件发生的原因、院方有无过失、过失的性质及赔偿问题等；三是不断提高语言引导能力，即具有将事件引向合理、正确方向的本领；四是必须熟悉各项法律法规，只有依法陈述才会有说服力。

在赔偿谈判时应注意以下两个方面：一是接待患方时，医院要有相对固定人员，避免调换，非接待人员不能随意答复患方，医院和科室的意见必须充分讨论，达成一致，不能出现两种意见，以免拖延并干扰医患双方的协商处理；二是医院赔偿要有充分的法律法规依据和标准，在事实不清、缺乏法律依据的情况下不宜轻易答复赔偿。

在这中间，医院与患方沟通时统一处理意见非常重要。在医疗实践中，医师之间、科室之间、医院之间对某一患者的发病原因、诊治意见不一致是很常见的情况，尤其是疑难、危重疾病。当存在不一致时，尤其是发生纠纷的病例，医院应特别注意：一是不一致的意见只能在内部病例讨论或会诊时发表，只能在医院组织的调查中反映，不能在此外的场合议论；二是切忌将不同意见告知患方；三是在救治过程中，各科室、各位专家之间要密切合作，相互交流，统一治疗方案，一般情况下由组长负责组织讨论，指挥救治和向患方交代病情及治疗情况；四是在调查过程中职能科室与临床科室之间、调查处理小组成员之间必须做好沟通，对调查过程中发现的情况要共同讨论，形成统一意见，科室和医院必须获得共识才能正式接待患方，绝不能在接待中出现两种意见。否则，只能使纠纷升级，问题更难处理。

4. 依法处理，合理维权。患方的身份广泛，成分复杂，知识水平不同，法律意识也不同，其中大多数投诉者能遵循法律程序，理智地与医疗机构协商解决有关问题。但谩骂、殴打医务人员、聚众闹事、打砸医院、抢夺病历、停尸闹事等现象时有发生。当遇到上述情况时，应保持冷静、克制，迅速报告当地公安部门和上级行政部门，在有安全保障的前提下，在上级卫生行政部门指导下，继续做好患方的工作，努力劝说患方只有按法律程序办事，才能妥善处理有关问题。对有严重过激行为的人，医院应按法律程序追究其法律责任。在处理此类事件时，医疗机构应当做好与上级行政主管部门、公安部门、患方所在单位的联系和沟通，请求支持和帮助，及时报告有关情况和动向，同时向患方讲明医患纠纷的处理程序和具体办法。

复习思考题

1. 医患冲突、医疗投诉、医患纠纷的含义是什么？
2. 医患冲突的原因有哪些？你认为如何才能更好地防止医患冲突的发生？
3. 依据医疗投诉的处理原则及沟通技巧，请同学间做医疗投诉情景模拟。
4. 医患纠纷有几种处理模式？请你分析第三方调解模式的利与弊。

【课外阅读】

1. 《临床典型案例分析》《医疗事故处理条例》
2. 刘振华,等. 医患纠纷预防处理学. 北京:人民法院出版社,2005
3. 王锦帆,等. 医患沟通学. 第2版. 北京:人民卫生出版社,2006
4. 袁国桢,等. 医患沟通实践指导手册. 南京:东南大学出版社,2008

(李功迎)

第十章 人文修养与成功沟通

> 对别人述说自己，这是一种天性；认真对待别人向你述说他自己的事，这是一种教养。
> ——歌德

【临床案例】

患者孙某，女，9岁，因颈部包块来院就诊，经认真检查确诊为甲状腺癌，并有颈淋巴结转移。经周密考虑，医生同孙母谈了如下内容：

①根据患者所患癌症的病理类型分析，患者对化疗、放疗不敏感。放疗、化疗只能起到短期维持作用，几乎没有根治作用。

②常规甲状腺癌根治术有较高的五年存活率，手术的成功希望较大，但术后不可避免会造成颈部塌陷变形，肩下垂，身体外观和功能都要受到一定损害。

③改进型甲状腺根治术的五年存活率无明确定论，有文献报道效果较好，术后不会出现身体外观的明显改变。但本院只有2名医生学习过该手术，本院尚未开展此手术，手术成功的把握较小。

根据医生谈的情况，孙母提出采用改进型手术，医生答应了孙母的选择。医务人员进行了认真的手术前准备，并请上级医院的专家来指导，但孙母手术前突然拒绝手术，医生从患者利益出发，通过耐心地分析利弊和良好沟通，使孙母还是同意了医生的意见和决定，按原计划进行了手术，结果手术很成功。

【案例分析】

1. 医务人员一开始确定手术时，主动征询孙母意见，尊重患儿家长的选择，是符合诊疗医德的。患者9岁，属发育期无自主选择能力，医务人员听取孙母对手术选择的意见，符合"自主"医德准则；医务人员在手术前，向患儿家属说明各种治疗方法的利弊，"为患者的自主选择提供充分条件"，是对患方"知情同意"权利的尊重。

2. 医务人员采用改进型手术，符合人体实验的医德要求。改进型手术因疗效不确定，属临床实验性疗法，对其加以运用具有人体实验的性质。本例中医务人员采用该术，是为了患者的利益，"实验目的纯洁高尚"；而且医务人员术前认真准备，请专家指导，符合"保障安全讲求科学"的医德要求。

【案例点评】

本案例中的医生和全体医务人员具有较高的人文修养，不仅能够按照医德要求进行诊疗方案的制订，而且对待患者耐心细心关心，如果沟通不畅，思想工作不到位，即使是从患者利益出发，这样的案例也很容易出现问题甚至是出现医患矛盾和纠纷；因此说，医务人员的人文修养、沟通能力和医疗机构的医德医风在现代医患关系中尤为重要，加强医学伦理学和医德规范教育，进一步提高医务工作者的医德认识水平和人文修养以及沟通能力，已是当务之急。我们要继承古代医家优良的医德传统，自觉进行人文修养。

孙思邈说："患者如至亲，同行勿相轻。"唐代名医药王孙思邈不但热爱中医，而且喜好经史佛老之学。他认为"若有疾厄来求救者，不得问其贵贱贫富，长幼妍媸，冤亲善友，华夷愚智，普同一等，皆如至亲之想"，这是何等高尚的医德，何等景仰的修为。在孙思邈所言中，我们明显地感受到他视患者如至亲的接诊态度。我想这里面有两个重要的原因：第一，医学是一门救人的学问，医生是一个救人的职业，如果你不把患者视为至亲，那么你何以会竭尽全力地去进行救治而心底无私呢？其二，我们的收入来源于患者，从这个层面上理解，患者无疑堪称我们医务工作者的衣食父母。

第一节 人文修养概述

科学是根据事物的普遍性处理事物的特殊性，而艺术则是根据事物的特殊性去处理事物的普遍性。人文的含义却既有深刻的理性思考，又有深厚的情感魅力。人类的世界，不能没有科学，也不能没有艺术，更不能没有人文。所以，我们也可以把人类的修养概括为科学修养、艺术修养和人文修养。其中最重要的人文修养是包涵美术、音乐、设计、戏剧、舞蹈、文学等方面综合性的内容。其不仅仅是指人文专业知识的培养，更侧重于各方面综合能力的提高，进而达到科学素质和人文素质的平衡发展，培养和提高人的全面素质，实现个性的完善化。通过人文修养可以普及艺术知识，拓宽知识面，提高艺术修养，陶冶情操，还可以在认识人文美、自然美的同时，认识社会、了解自然和历史，从而开发感知力、理解力、想象力和创造力，激发创新意识和创新精神。

我们知道科学分为两大类：一类叫自然科学，另一类叫社会科学。然而医学并不完全是自然科学，也不完全是社会科学，甚至也不完全是人文科学。医学实际上是一种自然科学、人文科学、社会科学相结合的综合性学科，或者叫做边缘性学科、交叉学科。由此看来医学不是纯粹的科学，它是人类情感或者人性的一种表达方式。医学是科学中的一个"弱项"，它总是在其他学科的前拉后推下"爬行"，是永远的"落伍者"。我们现在所有医学的发展，都是在其他学科的推动下前行的。如分子生物学、内窥镜学、影像诊断学、药物治疗学等，都是从其他的学科开始的。我们可以认为医学是人类情感的一种表达，是维系人类自身价值，并保护其生存、生产能力的重要手段。自从有人类开始，便有了医学。如果把医学当做一个纯科学，那就很危险。因为大家都知道，纯科学、纯自然观念将导致机械唯物论、存在主义。解剖有变异，生理有动态，同病有差别，不可以完全用各种数据和结果去解释患者的病症或"生活体验"。患者是按照其生活和自身体验看待功能障碍或问题的，这和医生的思路不相符。所以医生必须要理解患者，要体察患者的体验。

有这样一幅画，在一个风雪之夜，一位助产士出诊接生。产妇的家属非常惊恐，不知所措。但是我们看到助产婆非常的稳健、沉着，她的右手提着马灯，左臂挎着接生用的器具，手里拿一个酒瓶。酒是为产妇准备的，必要时让产妇清醒一点，好有劲生孩子。这是人情感、善良的一种表达。100年过去了，社会发生了很大的改变，医学也有了很大的进步。但是在一些国家、一些地区，没有基本的生活条件和水源，没有输血、没有抗生素，这样的画面依然存在着。所以医学不是一个纯科学，是和社会经济、文化、政治都是紧密联系在一起的。鉴于医学的学科特点，作为一名医生，在疾病的诊断和治疗过程中，要遵循两个原则，即科学原则和人文原则。

遵循科学原则，就是要针对病情——疾病的病理、生理等技术路线来做判断、做决策，确定治疗方法；遵循人文原则，就是要讲人情。这里所说的人情，不是我们讲的一般人情，而是患者的心理、意愿、生活质量，个人与家人需求。这两个原则都考虑到了，才是一名好的医生，才是正确理解了医学的真谛。科学赋予人类理智，艺术赋予人类感情，而在医疗领域则要求医务工作者必须集冷静的理智和热烈的感情于一身，献身于医学事业。

第十章　人文修养与成功沟通

一、人文修养的内容及意义

"人文"即是"人文科学"（包括政治学、经济学、历史、哲学、文学、法学等）；而"修养"则是由能力要素和精神要素组合而成。人文修养可以理解为：人文科学的研究能力、知识水平和人文科学体现出来的以人为对象、以人为中心的精神——人的内在品质。

著名教育学者肖川教授曾对"人文修养"的内涵进行过界定。他认为这一术语可能包括以下几项内容：

1．对于古典文化有相当的积累，理解传统，并具有历史意识。能够"审经答变，返本开新"。

2．对于人的命运，人存在的意义、价值和尊严，人的自由与解放，人的发展与幸福有着深切的关注。

3．珍视人的完整性，反对对人的生命和心灵的肢解与割裂；承认并自觉审护人的精神神秘性和不可言说性，拒斥对人的物化与兽化，否弃将人简单化、机械化。

4．尊重个人的价值，追求自我实现，重视人的超越性向度；崇尚"自由意志和独立人格"，并对个体与人类之间的关联有相当的体认，从而形成人类意识。

5．对于人的心灵、需要、渴望与梦想、直觉与灵性给予深切的关注；内心感受明敏、丰富、细腻与独特，并能以个性化的方式表达出来。

6．重视德性修养，具有叩问心灵、反身而诚的自我反思的意识和能力。

7．具有超功利的价值取向，乐于用审美的眼光看待事物。

8．具有理想主义的倾向，追求完美。

9．具有终极关切和宗教情怀，能对于"我是谁，我们从哪里来，又要到哪里去"一类问题作严肃追问。

10．承认并尊重文化的多样性，对于差异、不同、另类，甚至异端，能够抱以宽容的态度。

11．能够自觉地审护和践履社会的核心价值，诸如公平与正义。

因此，我们现在所说的人文，或人文精神，或人文思想，重视人文教育，这里的人文，显然是指人类文化中的先进的、科学的、优秀的、健康的部分。而且，其核心是指先进的价值观，其主要内容则是指先进的规范，对于社会而言，尤其是先进的法律和制度规范，对于社会成员而言尤其是先进的道德和习惯规范，对于青少年来说，首先体现在养成良好的习惯规范。从文艺复兴的历史看，人文应该是重视人的文化。

二、人文修养与沟通

人文修养的本质是人文知识和人文精神的外在表现，涉及如何处理人与自然、人与社会、人与他人的关系以及人自身的理性、情感、意志等社会属性方面的问题，是通过观念意识、品德情操、心理性格、价值取向和文化修养的外现而展示个人的特质。人文修养是良好沟通的基础，良好沟通是人文修养的体现。

医患沟通是一门学问，是一门艺术。医生不但要有责任心、同情心和爱心，还要有深厚的人文知识、良好的语言艺术和沟通能力。有情感的患者，将生命交给医生时，医生的一句解释，一句鼓励，一个点头，甚至一个微笑对患者都非常重要。医生高超的语言能力能给患者增加信心、希望和力量，表现在使患者的全身免疫能力、代偿能力、康复能力和各系统协调能力等大大增强，病情可立见起色；相反，一句泄气的话，也可以使患者抑郁焦虑，卧床不起，甚至不治而亡。在工作中医生应注意自己的言行举止和职业素养，力求做到医德高尚、医术精湛、充分理解、尊重和同情患者，对患者多安慰、多鼓励，与患者沟通时，应牢记"清晰、倾听、鼓励、感激"8个字：即与患者交谈时，语言要简明清晰，使用对方能理解的词汇；耐心倾听患者的叙述，在交流中恰当运用表扬与鼓励的技巧，以有效地帮助患者认识问题，并提出解决问题的方法；语言文明，交谈开始要向患者问好，交谈后要感谢患者合作。

医生和患者的交流沟通已经成为21世纪一个必备的技能，如果你不善于和患者交流，就像你不懂技术，或者技术不够一样。要特别会细心地观察、耐心地倾听和敏锐地交谈。要尊重患者、要注意听患者的诉说，要有耐心，接受他的说法。要坦诚地沟通，肯定他正确的一面，澄清他有误的一面。要善于引导，最后要明确地总结。这都需要人文修养作为基础。

第二节 医者应具有的人文修养

医者的人文修养指的是在医学领域中的人文综合品质，医学人文素质坚持以人为本的精神，强调关注人的生命、倡导保护个人的权利，重视人的自身价值，强调生命价值优先的人道主义原则和人本主义原则；在人与人的关系中，强调相互尊重对方的人格尊严，突出人人平等的原则。医学发展已经并将继续证明，只有具有医学人文精神的本质内涵，医学才能成为人的医学。

自古以来，医家都强调"医者仁心"、"医乃仁术"，医学是以拯救生命为使命的职业，医学的研究对象和服务对象决定了医学具有浓厚的人文社会科学色彩，医生这一职业应是最富人情味的职业，医学应是最具人文精神的学科。著名生命伦理学家佩雷格里诺（E. D. Pellegrino）认为：作为医学基础的人文学科包括文学、哲学、历史、艺术、音乐、法律、经济、政治学、神学和人类学等。这些人文学科在医学中具有正当合理的位置，它不应只是一种绅士的品质，不是作为医疗技艺的彬彬有礼的装饰，也不是为了显示医生的教养，而是临床医生在做出谨慎和正确决策中必备的基本素质，如同作为医学基础的科学知识和技能一样。世界卫生组织明确要求：21世纪的医生，应是优秀的卫生管理人才，患者的社区代言人，出色的交际家，有创见的思想家，信息家，掌握社会科学和行为科学知识的专业医师和努力终身学习的学者。在医疗服务过程中，良好的人文素质、适度的人性关怀是化解医患矛盾的良药。

医学有两大特点，即医学的局限性和风险性。医学的局限性就是医学研究的是人类自身，而人类自身的未知数最多；另外医学有很大的风险性，即医疗行为是在活的人体上施行诊断和治疗。医学的局限在于对人、对疾病认识的局限，方法的局限。例如，当一个受精卵形成以后，就开始一个新的生命，几周以后就有一个心脏"跳"出来，这个能量是谁给的呢？如果没有什么问题，这个心脏会有规律地跳动七八十多年。这是怎么回事呢？一个杂技演员可以把身体弯成一个圈，嘴里叼着花，这是怎么样的力学？又比如说解剖学，达芬奇解剖了尸体，他从美术学、从一个艺术家的角度来看人体。在达芬奇之前，清朝中医王清任也曾做尸体解剖，并且写了一本《医林改错》。真正的医学发展是在近100年，是很慢的。这恰恰说明了我们对人、对疾病的认识是很有限的，我们可能治好一个病，但是我们对整个疾病还不认识。从宏观上看，疾病不可能被人类完全征服，它们总是伺机反扑，或者"提升水平"，把人类推入陷阱。

1981年医学家发现艾滋病，2003年又出现了"非典"，也许明年会出现一个什么病，可能会以更新的形式、更疯狂地向人类反扑。这是我们在认知方面的局限。认知是相对的，也许是片面的，甚至可能是错误的。医学原理也会如此。科学并不说"我什么都知道"，科学只知道一部分。"包治百病"肯定是谎言。因此，医生对患者说话要留有余地。什么都能治，就意味着什么都不能治；没有任何副作用，就意味着没有作用。列宁说过"从来没有包治百病的药方"。我们要认识到医学的局限，在诊治过程中不要以为什么病我们都会治好，我们更多的是帮助患者减轻痛苦，从情感上给他以关怀。治疗并不总意味着治愈某种疾病，有时候意味着体恤、减轻痛苦。医生的注意力要集中到患者的体验上，而不仅仅集中到疾病的过程本身。奥地利哲学家维特根斯坦关于鸭子与兔子的著名图解就说明，仅仅是因为我们看问题的角度不同，可能会得出一个完全相反的结果来。"人的感知有时是不确切的。同样的事物，由于看问题的角度不同，其结果可以大相径庭。"我们在追求真理、探索真理的时候，实际上受到很多的限制。真理实际上就是关于什么是"真"的一种共识，就是大家都认为是这样的。关于什么是真的共识？不过是一种社会和历史的状态，而并非是科学和客观的准确性。这是美国哲学家罗蒂说的。

2004年4月《英国医学杂志》刊登过一篇文章，说有些病没有必要采取什么方法治疗，没有确凿的证据说明有什么方法有效，也许不治疗比用什么方法去治疗更好，也许最好的方法就是不去治疗。医生要有勇气说出这样的话，要对一般的方法、期望或要求有正视和颠覆的襟怀和胆识。有些"病"，或者有些"症状"可能是常态的、生理性的、应激性的、反应性的、保护性的……尤其是某些精神心理相关行为。比如说同性恋是什么？癫狂是什么？我们可以认为这些人有些怪异，但他们都是伟大的人，比如说凯撒、达·芬奇、安徒生、海明威、马克·吐温、托尔斯泰、普希金、拜伦、凡高、陈景润等……还有一些很典型的例子也可以说明医学的局限。如1949年诺贝尔医学奖获得者莫理茨，他提出来用前额叶脑白质切除术治疗躁狂症。1942—1952年，美国有万余例患者接受手术后，出现了严重的并发症。妇产科有两个突出事件，发生在20世纪60年代。其一是运用乙烯雌酚对一些患有相关妇科病的患者进行治疗，结果这些妇女分娩的女孩到了十六七岁的时候，有相当多数患阴道腺病，后来又发展为透明细胞癌。其二是使用沙利度胺治疗妊娠呕吐的妇女，结果分娩了短肢畸形儿（海豹胎）。正是我们对医学认识的局限，一些在当时认为没有问题的方法、手段，后来被发现有问题，而且对人体有很大的伤害。现在医学有了很大的发展，我们已经把人类的基因图谱绘制出来；用人乳头状瘤病毒疫苗预防宫颈癌，保护率达到70%。我们也研制了很多有效的药物。但是作为一个医生，你最好宁愿怀疑，切勿允诺。

最近一些年我们在临床诊治中引入循证医学的概念，因为人们发现凭几个人的经验是不可以解决根本问题的。相比经验医学，我们更提倡多中心、大样本对照的前瞻性研究和荟萃分析。我们要珍视自然的每一种状态，要尊重科学，要客观地看待科学。科学不是万能的。认识无限，而我们认知的程度和探索的范围总是十分有限。《昆虫记》的作者法布尔说："不管我们的照明灯烛把光线投射多远，照明圈外依然死死围挡着黑暗。我们的四周都是未知事物的深渊黑洞……"。"我们都是求索之人，求知欲牵着我们的神魂。就让我们从一个点到另一个点移动我们的提灯吧。随着一小片一小片的面目被认识清楚，人们最终也许能将整个画面的某个局部拼制出来……"。医生应该这么看，我也希望公众也这么看，不能要求医生都能把病治好，因为医学是有局限的。

医学有很大的风险性，诊断有风险，比如说误诊、创伤；用药有风险，有毒副作用，剂量耐受差异，过敏；手术有风险，麻醉、出血、损伤以及感染。医学的风险在于疾病复杂、认识局限，也包括我们的技能不够，也有责任心和经验不足。所以医疗服务是一个很特殊的服务，是一个有很大风险性的服务。我们不主张把医疗和"消费"混在一起。因为到医院消费什么呢？消费健康？消费生命？当然，医院是要花钱买药、做化验，但那是另外一回事。整个社会实际上都在互相服务，整个社会的各个行业全都是平等的，没有什么高低贵贱。

一、医生和护士的人文修养与沟通

医生和护士的人文修养应该是这样的：怎么看待自己？怎么处理自己和患者的关系？怎么处理医生和医生、医生和护士的关系？医生和护士自身的素质、品格不仅是具备技术能力，也应该有人格魅力。医生不应该把患者当上帝，因为整个社会都是在互相服务，互相关爱的。患者是人，医生和护士也是人，所以要一视同仁。对医生而言，课本是老师，年资高的医生是老师，但真正的老师是患者。患者是病理现象的展现者，医生和护士的双眼只有在患者面前才能焕发智慧之光，而不是在书本上。真正使医生和护士能力提高的是患者。

因此我们要敬畏生命，生命属于每个人，且只有一次。我们要敬畏患者，因为他把生命交给你。我们要敬畏医学，因为医学是一个未知数最多的"瀚海"。我们要尊重患者，因为他把生命和健康交给了我们，因为他教我们做医生和护士。对"我的患者"负责，是一种神圣的责任，不必苛求患者的感谢。

因为，服务本身就是互相的。我去买东西，服务员不错，我谢谢他，是出于礼貌。对患者我们不必要求感谢，这是我们的工作。比如毛泽东说白求恩同志，对工作极端的负责任，对同志极端的热忱。我们要将患者看成自己的亲人，因为这不困难，而且很自然。如今天你做了大手术，你走之前一定要看患者，你今天晚上一定会想着他，你回家以后打电话问这个患者的情况也很正常。为什么呢？责任心使然。当天晚上，或者你太太、你的孩子有点不舒服了，你甚至可以稍微地敷衍一下，"没有关系吧，明天再说吧"。如果病房来电话了，你会马上去病房。为什么？因为责任。也许我们并不认为这是多么高尚的事，会很自然地对患者负责。医生并不要求患者感谢，实际上只要他能康复出院，哪怕出院的时候对你笑一笑，就已经足够了。

一个医生要体现自己的美德和价值，大概表现在这么几个方面：克己，暂时撇开单纯的个人利益；利人，维护和促进患者的利益；同情，要体察患者的痛苦，并减轻或解除痛苦；正直，要一视同仁，要终身献身于医学事业。

医生与医生的相互理解与配合，是医德的另一个重要方面，却常常被忽略。有时候医生说自己的医术高明，而指责别人，这不是好习惯。不要随意指责别人，至少不应该当着患者的面指责其他医生。在临床上常可听人说："这个手术怎么做的？一塌糊涂。"（患者知道什么是一塌糊涂吗？）"根本不应该用这个药？"（用什么药？）"他们把病给耽误了"。这些话会给患者带来非常恶性的刺激，给患者造成的痛苦更多。当时的情况是怎样的？当时的病情怎么样？当时的医疗条件怎么样？当时的医生经验怎么样？都会有具体问题。我们应该懂得尊重别人也是尊重自己、尊重实际。尊重别人不是意味着为谁隐瞒什么，而是为了弥补缺陷。

关于上级医师与下级医师之间的关系。上级对下级是爱护、提携的，下级医师对上级医师是尊重、虚心的。同级医师是友爱、合作的，这样才能组成一个和谐的团队。

同事间、同道间的友爱合作至关重要。别人如果很聪明，别人如果很智慧、很成功，我们去欣赏他，不要嫉妒他。别人可能愚钝、别人可能有过失，我们要理解他、原谅他，这样才能真正的和谐。

关于诊治中的哲学。诊治方案的正确与错误，涉及医者的责任心、技术水平、临床经验，以及思维能力和方法，后者便是哲学。如一个完美的手术，技巧固然重要，但只占25%，而决策要占75%。什么是决策？很好的病历采集、诊断与鉴别诊断、手术设计、术中的应急措施与方案、术后处理与随访等，都是决策。专业知识和技能的学习当然很重要，但是人文修养和哲学思维具有根本性、终身性。

医者也是人，人之立人、立世、立业有三个条件：才——能力、爱好、兴趣、灵性，多为天赋，一般学不来，不可学。知——技能、阅历、经验，是通过实践可以学来的，可以积累的、可以增加的。德——品格、操守、理念、信仰，要靠省悟思辨来完成。他们之间是可以互补的。才、知是可以互补、互相作用的。你这个人不够聪明，但是很勤奋；你很聪明，稍许懒惰一点，都过得去。如果你又聪明、又勤奋，那就不得了啦。如果你又不聪明又懒惰，那么这个人就没出息了。德是根本的，德是要靠修养、靠省悟来修炼出来的，这是根本性的。威廉·奥斯勒讲到知识和智慧时说："知识是在自家脑海塞进别人的想法，而智慧是在心灵深处聆听自己的脚步。"智慧是升华出来的东西。你是一个很好的手术者，你也可能是一个手术匠人，缺乏其中的智慧。但是如果你能从中升华出来智慧，那就是大家。也许我们不缺乏相应的知识和技术，或者我们太看重知识和技术，而对职业的洞察、对职业的智慧、职业的精神，显得有点空洞和苍白，所以我们要予以弥补。

医生的职业基线准则是"人的价值实际上大于技术价值"。医学的本质是人学。医学职业精神的逻辑和价值全在于人学、仁学。强调医学的本质是一种人文主义、人道主义、伦理学向度的掘进。我们每天看患者、做手术，什么是核心呢？就是我们的人文主义和人道主义。其后才是职业操守，行业制度，规则约束以及具体的技能。

医者的人文修养包括很多方面，而且需要积累，要学点文学、艺术、哲学。科学求真、艺术求美、医疗求善。其实医学把真、善、美都结合起来了，所以医生不容易，要学点文学、学点艺术、学点哲学。真善美是做人的追求，更是一个医生的义务。文学的情感、艺术的美感、音乐的梦幻、书画的神韵，常常会给医生疲惫的头脑及枯燥的生活带来清醒和灵性。哲学始于医学，医学最终要归隐于哲学。

培根说："阅读使人充实、会谈使人敏捷、写作与笔记使人精确、文鉴使人明智、诗歌使人巧慧……数学使人精细、博物使人深沉、伦理使人庄重、逻辑与修辞使人善辩"。所以我们要学习。文学，可以弥补人生经历之不足，增加对人与社会的体察。艺术，可以激发人的想象、心境的和谐和美的熏陶。理论与法律，可以给我们划出各种关系、语言和行为的界定。毕加索说，其实绘画不需要理解，而是要人们为之动情。科学，不需要人们为之动情，而需要理解。医学，既需要人们的理解，也需要人们动情。

科学家更多地诉诸理智，艺术家更多地倾注感情，而医生则要把热烈的感情和冷静的理智集于一身。郎景和总结了下面32个字，认为做医生要有：仁性：仁心、仁术；爱人、爱业。悟性：反省、思索；推论、演绎。理性：冷静、沉稳；客观、循证。灵性：随机、应变；技巧、创新。

关于医患沟通，君不见那些伶牙利齿的"巧舌媳妇"，尽管能说会道，但却登不了"大雅之堂"。出色的口头表达能力，其实是由多种内在素质综合决定的，它需要冷静的头脑、敏捷的思维、超人的智慧、渊博的知识及深厚的文化修养。其实从另外一个角度来说，医者与患者沟通时应该时刻记住这一点，这也可以说是一种新理念。我们是从患者的需求中获得回报，只要能让患者满意，那就是尽了自己的职责。放下自尊，就是一种对自己职业道德的遵守，反而是令人尊敬的。

【相关链接】

关于修身修养

相由心生，改变内在，才能改变面容。一颗阴暗的心托不起一张灿烂的脸。有爱心必有和气；有和气必有愉色；有愉色必有婉容。

口乃心之门户。口里说出的话，代表心里想的事。心和口是一致的。

关于团队

什么是团队，看这两个字就知道，有口才的人对着一群有耳朵的人说话，这就是团队。

关于沟通

沟通必须从正见、正思维、正语、正精进、正念出发，才能取得一致有效的合作。中国人的沟通总是从家里开始的。

高品质的沟通，应把注意力放在结果上，而不是情绪上，沟通从心开始。

第十章 人文修养与成功沟通

> 沟通有3个要素：文字语言、声音语言、肢体语言。文字语言传达信息，声音语言传达感觉，肢体语言传达态度。
>
> 影响沟通效果有3个要素：场合、气氛和情绪。
>
> 沟通的3个特征：行为的主动性，过程的互动性，对象的多样性。
>
> 沟通的5个基本步骤：点头、微笑、倾听、回应、做笔记。
>
> 沟通的5个心：喜悦心、包容心、同理心、赞美心、爱心。
>
> 沟通是情绪的转移，信息的转移，感情的互动。沟通没有对错，只有立场。
>
> 人际沟通，最忌讳的就是一脸死相。要学习《亮剑》中李云龙的笑。笑能改变自己，笑能给人以力量，笑能创造良好气氛，笑能带给他人愉悦，笑是成功的阶梯。

二、医院管理者的人文素养与沟通

在任何一个社会中，总有一部分人，例如医生、会计师、律师或政治家，因他们掌握了知识或特殊的权力，他们的行为对他人、对社会带来的影响会比其他人更大，因此他们需要有自己行业的职业精神，需要有特殊的行规来约束。医生的职业精神是医学与社会达成承诺的基础，，是医学科学精神与医学人文精神的统一。因为医生是救人活命的职业，因而对从事诊治工作的医生提出了较高的从业素质要求、医业道德规范。

> 【知识链接】
>
> "西方医学之父"，古希腊医学家希波克拉底在他的著名医德文献《誓言》中写道："我要遵守誓约，矢忠不渝。对传授我医术的老师，我要像父母一样敬重。我要竭尽全力，采取我认为有利于患者的医疗措施，不能给患者带来痛苦与危害。我不把毒药给任何人，也决不授意别人使用它。我要清清白白地行医和生活。无论进入谁家，只是为了治病，不为所欲为，不接受贿赂，不勾引异性。对看到或听到不应外传的私生活，我绝不泄露"。

这篇《誓言》被各国医学界奉为信条，作为西方医学的道德标准沿用了两千多年，而且现在不仅仅在医学界，在其他领域里，如律师、证券商、会计师、审计师、评估师、推销员等等，都拿希波克拉底誓言作为行业道德的要求。新千年《医师宣言》中提出：医师职业精神的10项职业责任是："提高业务能力的责任；对患者诚实的责任；为患者保密的责任；和患者保持适当关系的责任；提高医疗质量的责任；促进享有医疗的责任；对有限的资源进行公平分配的责任；对科学知识负有责任；通过解决利益冲突而维护信任的责任；对职责负有责任"。作为一个以拯救生命为天职的医学职业，目前承载着社会道德最厚重的部分。医者的人文修养对整个社会具有更重要的意义。

第三节 患者和家属应具有的人文修养

一、患者和家属应具有的人文修养

患者和家属来自于不同的社会阶层，因为家庭环境、生活方式，家庭成员的职业、文化修养、兴趣、爱好、教育背景的不同，人文修养可能差异较大。这里只提一些基本要求：

第十章 人文修养与成功沟通

1. **排队规则** 最低限度的准则，基于大多数人所要求的伦理行为规范。对自己的责任、权利和义务能够认识，学会"服从"，有群体与个体关系的意识。遵守法律、法规，遵守伦理和道德规则。

2. **宽容** 以宽容待人，原谅别人无心的过失，就会拥有许多真诚的笑容；学会了宽容，就得到了快乐；学会了宽容，就会觉得心与心其实靠得很近，沟通不再障碍。

3. **应该摒弃的人文修养缺陷** 自我中心；不稳定的价值取向；依赖性；缺乏羞耻、内疚或过分的羞耻感和内疚。

4. **角色运用** 与医者沟通时，必须懂得两个方面的角色运用：一是角色互换，二是角色创造。角色互换：大多患者不懂得把握角色互换的原理，因此常常习惯于从自己的角色出发来看待自己和别人的行为。美国总统罗斯福在一次打猎时，惊走了一只梅花鹿，被一位老猎人狠狠地骂了一顿，而那个老猎人只是一个伐木工。罗斯福老老实实地低着头，因为他知道，他现在的身份只是一个新猎手，只是一个新人，并不是总统。而一些患者及其家属在与医生沟通时也应该明白自己的角色——我们是患者，而并不是其他什么很重要的大人物。所以，在与医者沟通，特别是在介绍病情时，必须放下架子和没用的自尊。

【相关链接】

已故的哈佛大学心理学权威威廉·詹姆斯是一位名教授，他曾说过下面的一段话："一个人的心情，固然能够影响一个人的行为。但是，行为也可以用来调整一个人的心情。所以，一个心中烦恼的人，如果要变得愉快，最好的办法，就是努力在谈话和动作之中，表现出一种愉快的态度来。那么，这种态度自然会影响你的心境，使你变得真正的快乐。"

心情的好坏很多时候是受行动影响的。可以想象得出，患者及家属在心情不好的时候与人沟通是一件多么糟糕的事情，我们会心浮气躁，思维紊乱。记住一句话"不是由于悲哀而哭泣，而是由于哭泣而悲哀。"当心情不好时，不妨在进入医生办公室前做一下深呼吸，这样心情会好得多。

二、创设人文环境，提升医患整体素养

威廉·奥斯勒说："行医，是一种以科学为基础的艺术。它是一种专业、而非一种交易；它是一种使命，而非一种行业；从本质来讲，医学是一种使命、一种社会使命、一种人性和情感的表达。"

未来的医学、医生和公众要接受以下三项可以认为是乐观的指标：承认生命质量的重要性；"自助"或自我保健意识，预防为主，全社会关注；宽容与和谐，人道与公平。要避免知识傲慢、技术傲慢、金钱傲慢、权利傲慢，做一名正直的医生。医生载负、体现着社会的精神道德底线，医生、公众与社会都应该维护它。我们要保持对医学人文的眷顾，营建医学活动的理性境界，完美天使的形象，赎救仁爱的诺亚方舟。

创设人文环境，提升医患整体素养，应提高医学人文素质，加强人文关怀，就是要坚守医务工作者的职业道德，坚持将患者的利益放在首位的原则，让患者有尊严的就医，在生老病死、人性最脆弱的时候，在医院里感受到人性的温暖，体会到态度友善、非常到位的医疗服务。随着我国医疗体制改革的进行，医务人员的医学人文素质已越来越受到人们的重视和关注，实践已经证明没有医学人文素质，便不会有和谐的医患关系。

复习思考题

1. 什么是人文修养？人文修养的内容有哪些？
2. 人文修养与医患沟通是什么关系？
3. 医生和护士应具有怎样的人文修养？
4. 患者和家属应具有怎样的人文修养？
5. 人文修养在沟通中的重要作用有哪些？

【课外阅读】

1. 房龙的《宽容》《人类的故事》等
2. 茨威格的人物传记《良心反对暴力》《断头皇后》等
3. 史怀哲的《敬畏生命》
4. 余秋雨的《文化苦旅》

（郭晏同）

第十一章 文化与沟通

> 我们沟通得很好,并非决定于我们对事情述说得很好,而是决定于我们被了解得有多好。
>
> ——安得鲁·S.葛洛夫

【临床案例】

飞利浦照明公司某区人力资源的一名美国籍副总裁与一位被认为具有发展潜力的中国员工交谈。他很想听听这位员工对自己今后五年的职业发展规划以及期望达到的位置。中国员工并没有正面回答问题,而是开始谈起公司未来的发展方向、公司的晋升体系,以及目前他本人在组织中的位置等,说了半天也没有正面回答副总裁的问题。副总裁有些疑惑不解,没等他说完已经不耐烦了。同样的事情之前已经发生了好几次。谈话结束后,副总裁忍不住向人力资源总监抱怨道:"我不过是想知道这位员工对于自己未来五年发展的打算,想要在飞利浦做到什么样的职位而已,可为什么就不能得到明确的回答呢?""这位老外总裁怎么这样咄咄逼人?"谈话中受到压力的员工也向人力资源总监诉苦。

【案例分析】

在该案例中,副总裁是美国籍人,而那位员工则是中国籍。显然,对于出生于两个不同的国度的人,思维方式、生活习惯、文化背景、教育程度、文化差异等多个方面都存在着显著的差异。正是由于这些文化差异的存在,才使得双方在沟通交流的过程中产生一系列障碍。

(1)语言障碍:没有理解透彻美国副总裁所说话语的原意。中文和英文之间存在很大的差异,中国人,要完全体会英文背后的文化是很困难的一件事。例如"pull ones leg"本意是"开玩笑",但我们很容易就理解成"拉后腿"的意思。

(2)思维方式不同:假设这位中国员工从正面直接回答了副总的问题:"想在五年之内做到营销部经理的职位。"很显然,按照中国人的传统心理,这样的回答违反了中国人一向谦虚、委婉的心理习惯,暴露出自己很有野心,高傲自大的缺陷。谦虚可以给自己留有后路,不至于丢面子。

恰恰相反,美国人的思维方式一向简单明了,美籍副总裁询问这位员工对于自己未来五年发展的打算,及想要在飞利浦做到什么样的职位,这与美国一贯重视个人发展和个人利益有着很大的关系,而从中国员工的回答来看,基本上是"从集体到个人"。

(3)中国员工有意回避从正面回答。这可能是由于员工根本不知道自己希望达到什么位置。大部分中国人似乎没有一个明确的奋斗目标或规划,而美国人则做某一件事总是事先作好精心策划,然后在一个明确的目标下去采取行动。

【案例点评】

文化的差异对沟通产生的影响是巨大的。文化沟通不良很可能会造成不良结果。如案例中副总裁的"不耐烦"、中国员工说副总"咄咄逼人",这些很容易造成冲突双方的怀恨心理;文化冲突严重影响企业领导与员工之间的关系和谐,所以,借鉴上述案例,在医患沟通中医者也要特别注意到与患者的文化差异,高度重视文化对沟通的影响,尽量用通俗的、百姓都能听懂的语言和方式进行沟通。

第一节 文化与沟通

一、文化及其功能

（一）文化概述

文化的定义根据不同的学科，定义的内容也不同，因此很难给文化一个确切的定义，《辞海》对文化的解释是：从广义上来说，文化指人类社会历史实践过程中所创造的精神财富的总和，从狭义上来说，指社会意识形态以及与之相适应的制度和组织机构。文化是一种历史现象，它是人类发展进化过程中逐步掌握的能改善人类生活的知识、能力、习惯的总称，它包括了价值观念、心理和行为模式，提供道德和理智的规范。文化又分为物质文化、制度文化、行为文化、精神文化，但是这些不同层次的文化相互间既有区别又有联系，相互依存、相互渗透、相互制约又相互推动。

（二）文化的特征

从一般意义上说，文化至少具有以下五个特征：

1．时代性　文化是特定社会和特定时代的产物，是一个历史概念，不同的社会发展阶段必然有不同的时代文化。人类的一切活动，都是在特定的历史条件下进行的。文化的时代性反映了人们对文化的需求状况。文化的创造源于时代，文化的传承和淘汰也决定于时代。因此，也只有与一定的历史条件相结合，不同文化特征的人们才能更好地相互理解与沟通。

2．地域性　人类活动必须借助一定的空间条件才能进行，不同地域的自然条件、历史传统和人的思维方式各不相同，自然就会产生不同的文化。因此，有东方文化、西方文化之分，我们中国有中原文化、关中文化、齐鲁文化、巴蜀文化等。

3．民族性和世界性　民族性是文化最重要也是最基本的属性。人类在原始部落时期就出现了文化差异，民族出现以后，文化差异更为明显。文化所表现的民族特征，比人类皮肤的颜色或其他生理现象更有意义、更为深刻。同一个民族的人们，由于共同的生活环境、生存条件，有了共同的文字、语言、服饰、习俗、风度甚至思维方式，形成了一些共同的心理状态。民族性决定了文化的特色。但是从目前的世界文化格局来看，经济全球化趋势强化了各国各地区之间的社会联系，各民族的文化交汇，不断相互认同、相互影响，跨文化沟通不断深入，文化越来越表现出世界性特征。

4．继承性　人类繁衍生息，向前发展，文化也连绵不断，世代相传。继承性是文化的基础，如果没有继承性，也就没有文化可言。在文化的历史发展进程中，每一个新的阶段在否定前一个阶段的同时，必须吸收它的所有进步内容，以及人类此前所取得的优秀成果。

5．发展性　文化就其本质而言是不断发展变化的。从早期的茹毛饮血，到今天的时尚生活，从早期的刀耕火种，到今天的自动化、信息化，这些都是文化发展的结果。

正是文化的以上特征导致了文化既具有普同性，又表现出多样性。

（三）文化的功能

文化作为一个复杂的聚合体和一种绵延持续的社会现象，在满足人类生存需要和社会发展的过程中，发挥着自己独特的重要功能。

1．满足需要的功能　文化的功能首先是满足需要的功能，人类有多种需要，马斯洛人文主义人格理论中指出人的需要分为五个层次：生理的需要、安全的需要、爱与归属感的需要、尊重的需要、自我实现的需要，无论哪个层次的需要，都会随着岁月的变迁日益获得文化的内涵，形成特定民族所需要的各种文化形式，例如：茶文化、服饰文化、饮食文化等，但同时，文化也会随着这些需要传承和发展。

2. 认知的功能　文化本身就是人类认识外界环境而产生的，文化的形成过程，也就是人类对自然、社会和自身的认识过程。文化的认知表现为人类所具有的一种知识能力和创造能力。对于一种事物的了解，是文化认知的结束，同时又是文化新认知的开始。随着文化的进步和发展、认知的不断深入，人类对自然、社会和自身也就越了解。借助文化的积累，人类不断一步步探索世界。

3. 规范的功能　在社会群体中，为了共同生存与发展的需要，其成员在生活实践中形成某些共识或价值观，共同遵守某些行为准则和道德标准，这就是社会规范。文化被人类创造之后，就成为人们生活环境中的有机组成部分。这种文化环境一旦产生，就反作用于人，影响人、约束人，尤其是其中的制度文化、行为文化本身就具有规范性。同时，文化体系中的价值观、道德观等规范着人们的思想行为，提供人们辨别是非的标准，使人类社会在一定秩序中发展，每一个生活其间的人都必须遵守这种标准。

4. 育人功能　"文化"本身就是"以文化人"，"以文育人"是文化的重要功能。人类创造了文化，文化反过来又教化人、培育人、陶冶人、塑造人，促使人的思想素质和知识素质不断提高。文化培养人的精神，丰富人的知识，化无知为有知，化平庸为智慧，每个人只有接受文化的教育和熏陶，才能不断丰富自己的内涵，养成具有高尚文化情操的人，促使人们成为有理想、有信念的人，进一步为社会进步与发展积累新的文化内涵。

5. 凝聚的功能　每个民族都是一个文化的共同体，长期历史积淀下来的对民族文化认同感把人们联系在一起，因为文化认同中的相同的思维方式、相同的道德规范、相同的价值观念、相同的语音与风俗习惯形成强大的凝聚力，在这种文化凝聚力的基础上，民族成员紧密团结，产生出一种巨大的民族凝聚力。

6. 娱乐功能　娱乐功能是文化的基本功能之一。各种文化中均有一些愉悦身心的文化成分，如成语故事、字谜及赏心悦目的诗词等。

中国学者庞朴提出文化有三个层次：第一个层面是物质层面，不是任何天然的自然物，而是经过了加工的劳动；第二个层面就是物质组织起来形成的模式、制度或章程，包括隐藏在物质里的思想和意志，如图纹的含义、机器的原理等，或是不能体现在物质里的非物质形式，如教育制度，各种组织等；第三个层面是精神的层面，包括了价值观念、思维模式、宗教信仰、道德情操等，这也是文化最核心的部分。这三部分有机结合恰与环境、组织与个体相关联，形成人与环境、人与集体、人与人之间的有机联合体，而文化是联系的枢纽。

二、文化对沟通的影响

文化最令人感兴趣的特征是引发导致行动无意识的价值观念，具有共同文化特征的人群或个体间相互理解、彼此对一些价值观念的认同会促进彼此的沟通与理解，但同时，不同文化特征的人群或个体则可能出现价值取向的不同，行为模式等的不同而出现沟通障碍。如此看来，文化在沟通的过程中起着重要的作用。如果人们期待外来者或沟通的对象遵从他们固有的文化规则，沟通就会出现障碍。如果求同存异而又相互促进的前提下，文化就会对沟通起到积极的影响，从而可能促进文化进一步繁荣发展，因此文化对沟通的影响也分为阻碍作用和促进作用。

（一）文化对沟通的促进作用

1. 促进认同感建立　认同感是有效双向沟通的前提和基础。认同感是指群体内的每位成员对外界的一些重大事件与原则问题通常能有共同的认识与评价。认同还包含着信任，是双向的、互动的而平等的。认同包括种族认同、民族认同、社会（群体）认同、自我认同、文化认同等多种类型，但核心的认同是文化认同。在很多情况下，文化背景、文化层次及价值观念和价值取向影响着一个人的观点和看法乃至行为模式。正是文化的力量，使相同和相似文化特征的人们认同感自然形成，提供了沟通的前提和基础。

2. 提高沟通效能　文化是一个人或组织的软实力的重要组成部分，也就决定了其与他人沟通的软实力，决定了一个人的沟通能力。丰富的文化背景，丰富的文化相关知识，可以提供丰富的沟通层次和内容，也可以及时有效地消除因文化层次差异所带来的沟通障碍，增加与不同文化层次的个体的认同的切入点，提高沟通效能。

3. 丰富沟通技巧　文化本身就包含有多种形式，分为语言文化和非言语文化，语言文化中可以通过文字、书信等进行交流，非言语文化中沟通双方通过一些肢体动作、体态、语气语调、空间距离等方式交流信息、进行沟通，甚至在一定文化背景下，沉默也会成为一种有效的沟通手段。当语言与非言语行为之间表现出不一致时，一般而言，非言语行为传达的信息更为可靠。比如，在医患沟通中，当询问一个人心境如何时，患者回答"好，没什么。"但却是一副忧郁的面容，无神的双眼。那么低落的情绪才是更适切的信息。

（二）文化对沟通的阻碍作用

1. 语言障碍影响沟通　语言是一个意义产生系统，它是使用词汇来传递意义的，全世界有 20 多种大语系，其中较大的有印欧语系、汉藏语系、日韩语系、阿拉伯语系和太平洋语系。不同语系词汇表述不同，不同的文化所习惯的表达方式，常用的成语、谚语和格言，所熟悉的语调、语速等均不同，而不同语言的使用，会下意识地影响到人的行为和思维方式，彼此语言障碍必定影响到欲表达意义的表达与理解，影响沟通的流畅性。

2. 非言语行为的差异　言语文化在人际沟通中只占 30% 的信息交换量，70% 是通过沟通者双方的表情、动作、语气、姿势、穿着打扮及其变化等表现出来的。对于人际沟通中除了语言之外的这类表达方式，称为非言语行为。从非言语行为的构成看，其最基本的成分之一是动作与姿势。同一行为动作或姿势，在不同的文化背景中表示不同的意义。例如，竖起大拇指的手势，在北美以及许多别的国家里非常普遍的手势常被用来表示支持和赞同："干得好！"，但在日本竖起的大拇指用来计数，表示"5"。不知晓这些非言语行为的差别，就有可能产生理解误差而影响沟通效能。

3. 文化水平与职业状况的差异　这往往是同一文化背景下沟通障碍的常见原因。一个基础研究的科学家试图让文化水平较低的农民伯伯明白其研究内容的价值是非常困难的。一个医生与一个宇航员讨论航天卫星发射问题，对医生来讲，是"弱势群体"，这种信息不对等性也会导致沟通困难。文化水平与职业状况的差异会导致沟通切入点困难、沟通信息不对等，彼此认同点建立困难，导致双方平等而有效地沟通困难。

4. 价值取向差异　文化差异的影响使我们每个个体生长环境与生活年代不同会表现出不同的思想观念与价值取向，不同的生活方式与习惯，会有不同的认识问题的方法和角度，因此不可避免影响沟通双方对沟通问题的价值判断。因此沟通的方式和途径也需要随其文化背景而适时调整，否则可能导致沟通障碍。

5. 不同沟通风格的影响　文化在沟通方式本身的差异往往会影响沟通的方式和效果。例如，有的文化强调直截了当，有些文化则强调含蓄、间接表达。例如，在回答别人的称赞时，中国人往往过于谦虚，当人家称赞说你的外语说得很好时，中国人往往回答："哪里哪里，说得不好。"或者说："不敢当，还差得很远。"而英美人则用"谢谢"来回答。如果按照中文的方式来回答，对方就会感到你认为他刚才说了假话，是虚伪的奉承。而中国人之间谈话若用英美方式来回答就会让人感到不谦虚。

（三）减少文化差异对沟通的影响策略

1. 增强文化差异意识　首先应该承认文化差异的客观存在，不同文化背景的人的行为都受其文化的影响与支配，正是因为人们习惯了在本民族文化熏陶下的文化准则、行为规范与模式、价值观念等，当人们看待差异文化现象时，便总是不自觉把自身文化作为参照标准去理解、评价或选择吸收他人的文化，甚至在同一大文化背景下，受地域文化的影响，个体受文化影响的程度差异，各种亚文化和非主流文化的存在，个体文化背景差异也是存在的。法国著名的科学家和哲学家帕斯卡在其《思想录》中曾经写道："人们更容易相信他们自己发现的理由，而不是别人告诉他的理由"。在接受文化差异的前提意识下，人们才能求同存异，更有效地进行沟通。

2．培养不同文化的理解力　文化在大多数情况使行为可以预期，一种文化的人们可以试着去了解另一种文化，对沟通对象的文化背景、文化特征、价值观念、沟通风格预前了解，对不同文化及亚文化内涵预前知晓，加强不同文化间沟通和交流，可以增加彼此对对方文化理解力，提高沟通效能。另外，文化除了受历史、地域、教育程度等多种因素限制，在沟通中又受沟通情景的限制，所以对沟通过程中文化差异的理解也应结合沟通情景理解。

3．建立相互尊重沟通原则　沟通归根结底是人与人之间的沟通，相互尊重的原则在任何情况下都是有效沟通的必备原则。尊重本身就是优秀文化的标志之一，没有尊重，文化的影响就无从谈起，当然有效的沟通也不可能存在。不同文化背景的人们只有通过一定的方式和途径进行文化有机地整合才能创造并产生整合效应，建立友好平等互助的沟通关系。

（四）文化与医患沟通

医患沟通属于人际沟通，是沟通的特殊领域，也是人际沟通中最为复杂的部分。医患沟通的需要性、目的性、沟通问题的多样性及沟通结果的重要性导致医患沟通更加复杂化。现代医患关系已经广泛涉及伦理、经济、法规、政治文化等方面，医患关系更加复杂，医患沟通显得更为重要。

在医患双方中，医患信息的不对称性较为突出。医生文化层次相对较高，受过系统的医学教育和诊疗技能训练，又有医疗实践的经验，对治愈疾病、维护健康的知识和经验有着得天独厚的优势，而医学本身的专业性很强，复杂程度高，广大非医务人员很难达到的医生的水平，使患者成为医患沟通层面上的弱势群体。加上患者来源的复杂性和患者文化层次的参差性，文化水平与专业技术水平的差异因素成为影响医患沟通中的重要因素，一定程度上增加了医患沟通的难度。

人文服务理念和医学伦理道德是医患服务文化中的重要部分，也是诚信建立的基础，而诚信是沟通的前提，不可否认，目前，诚信缺失是医患沟通中最核心的障碍。因为医保体制、医院经营模式等因素，使得原本医患关系中双方的目标一致，但却成为一对矛盾体。普遍存在的过度医疗现象使得患者把合理的巩固治疗认为是医院拓展盈利的手段；而医生每日忙于应付潜在的投诉，甚至还要承担因药费比例问题患者拒付的医疗费用。沟通的人文因素令人担忧，失去情感投入的医患沟通，则显得苍白无力。医患双方人文服务与伦理道德和谐化还受很多因素的限制。

美国著名社会心理学家约瑟夫和哈里，对如何提高人际交往获得成功的效率，提出的"约哈里窗户"理论。他把各种信息，就是别人和自己，如下图所示：

别人＼自己	知道	不知道
知道	开放区	盲目区
不知道	隐藏区	未知区

对于开放区，即大家都知道的，共同交流、相互尊重；对于盲区，就是"我"不知道"你"知道的，要虚心听取，认真回应；对于隐藏区，就是"我"知道"你"不知道的，要开诚布公，实话实说；对于未知区，就是大家都不知道的，要相互尊重，共同探讨。在医患

关系中，从专业技术服务本身的特点看，医患沟通过程中，医生知道而患者不知道的领域相对比重较大，因此相对而言患者处于弱势地位，站在医生的角度，在医患沟通过程中相对较多的问题处于"隐藏区"，那么医生的人格、职业道德、工作态度就极为重要。当然，沟通是双方的，彼此都能遵循社会伦理道德站在对方的角度去为对方着想，和谐沟通就成为可能。

第二节　中国传统文化与沟通

一、中国传统文化概述

中国传统文化就是文明演化而汇集成的一种反映民族特质和风貌的民族文化，是民族历史上各种思想文化、观念形态的总体表征。是指居住在中国地域内的中华民族及其祖先所创造的、为中华民族世世代代所继承发展的、具有鲜明民族特色的、传统的优良文化。它是中华民族几千年文明的结晶、历史悠久、博大精深。中国传统文化是世界文化的重要组成部分。

首先，中国文化是科学的。它从哲学、科学的角度上揭示宇宙、社会、人生的本质和意义的。体现了朴素的辩证思想，认为事物具有变化性、矛盾性和整体性的。如"祸兮，福之所依；福兮，祸之所伏"、"塞翁失马，焉知祸福"、"阴阳理论"、"天干地支"等。

中国传统文化是理性的、民主的。它的传播和影响是大多数人选择和继承的，它不是根据帝王或者某一个人物的喜好来决定的，中国的传统文化在任何朝代，从来都没有像《圣经》文化和《古兰经》文化那样，左右一个国家的政治、经济命运。因此，它是民主的产物，是自然选择的结果。

中国文化是实用的：至今为止，它对人生的启迪、生活的帮助和行为的指导作用仍然是如此清晰而有意义。

二、中国传统文化与沟通

在中国几千年浩海如烟的历史长河中，中国传统文化形成了几个较大的文化体系，包括了儒家文化、道家文化和佛教文化等。而中国传统文化也蕴藏着极为丰富的思想内涵，注重和谐，把个人与他人、个人与群体、人与自然有机地联系起来，形成一种文化关系，支撑并影响着中华民族的精神与健康；渗透在我们的生活中，影响着价值观念和行为模式，在人际沟通中也起着极为重要的作用。

在当前医疗体制变革的时代，医患沟通是人际沟通的组成部分，是医疗活动中的重要内容，深受中国传统文化影响的医患双方，同样也会在沟通中获益、受制。本节中探讨我国传统文化对沟通的影响有：儒家文化、道家文化、佛教教义、格言警句与俗语对沟通的影响。

（一）儒家思想对沟通的影响

1. 儒家思想的沟通理念　儒家创始人为孔子。在长达两千多年的中国封建社会里，儒家思想对中国文化产生和发展有着广泛而深刻的影响，可以说，儒学仍是中国传统文化的思想主流。扬雄在《法言》中说："通天地人曰儒"，这里的"通"就是没有障碍，"天地"指自然界，"人"就是指人类社会，也就是说儒家思想是教人学习和谐沟通之道，人类与社会及自然界和谐相处，所做的一切事情便通行无阻，没有障碍。

儒家所讲的人际沟通体现了上下级间的沟通，家庭间的沟通及朋友间的沟通。上下级间的沟通主张"君臣有义"，孟子说："君之视臣如手足，则臣视君如腹心；君之视臣如犬马，则臣视君如国人；君之视臣如土芥，则臣视君如寇雠。"上下级沟通时的态度很重要。对于领导

"道千乘之国，敬事而信，节用而爱人，使民以时"，意思是严肃认真做事，言而有信，珍惜财力物力，倾心关爱人民，合理调度人力。体现了现代组织行为学对领导要"坚持原则、勤俭节约、爱惜人才、才尽其用"的要求；家庭沟通主张"父子有亲（师徒有亲），夫妻有别，长幼有序"，朋友间的沟通要求"朋友有信"，而"益者三友，损者三友。友直，友谅，友多闻，益矣。友便辟，友善柔，友便佞，损矣。"则明确了好朋友间提倡和忌讳的沟通模式。

儒家文化中的沟通理念既考虑人际间的沟通，人与自然的沟通，也提倡自省的内沟通。《礼记·大学》中提到"大学之道，在明明德，在亲民，在止于至善"。"明明德"就是要破除恶习私心，开发自己本有的德，成就圣人，做利益天下的事情，而后"亲民"，教化别人，提倡"欲明明德于天下者，先治其国；欲治其国者，先齐其家；欲齐其家者，先修其身；欲修其身者，先正其心；欲正其心者，先诚其意；欲诚其意者，先致其知；致知在格物。"以身作则，"推己及人"，"将加人，先问己，己不欲，即速已"。儒学的宗旨在于"塑造人和塑造社会人群"的统一，亦即"内圣外王"的统一。

它以究天人际为出发点，落脚点是"修身、齐家、治国、平天下"的人生价值理念，讲求在现实社会中实现其价值。修身就是在"想法、看法、说法、做法"当中时时提醒自己去修正。因此，儒家思想在医患沟通中有重要作用。

2．儒家文化与医患沟通

（1）规范医患双方伦理道德：对医生来讲，"作为医者，仁术之人"，而"仁"是两人合而为一，亲如一体。医患双方密不可分，相互依存，目标一致，应是抗病过程中的最稳固的"战略联盟"。当医生对患者进行施治时，先"修身、正心"，提升医者专业技术水平，提升"以患者为中心"的医疗服务理念，这是对医者最基本的职业道德要求。孔子说："躬自厚而薄责于人，则远怨矣。"就是说"严格要求自己，少责备别人，怨恨就会远离了。"这不就是"严于律己，宽以待人"吗？"泛爱众，而亲仁"，则教会医患双方学会爱人，这是医患沟通的基础。

（2）促进同理心的建立：同理心是沟通的灵魂，规范医患沟通中双方的行为，建立和谐医患关系。在儒家文化中对人性的看法中提到："恻隐之心，人皆有之；善恶之心，人皆有之；恭敬之心，人皆有之；是非之心，人皆有之。"是对人性的描述，也是对我们人性的规范，更应该有同理心、是非心，并能恭敬相待。"己所不欲，勿施于人"、"老吾老，以及人之老；幼吾幼，以及人之幼"则可以令我们医患双方明白彼此站到对方的角度，善待别人，彼此能够善待，能够理解。

（3）提供平等和谐的医患关系建立的文化基础：儒家文化强调"与国人交，止于信"则讲究人与人交往，要归宿到讲信用。而"夫人者，己欲立而立人，己欲达而达人"，也只有这样才能形成和谐的人际关系，和谐的医患关系。

（二）道家文化与医患沟通

1．道家文化的核心理念 道家，在先秦时期以老子、庄子为主要代表。最初汉代司马谈在《论六家要旨》中说："道家使人精神专一，动合无形，赡足万物，其为术也，因阴阳之大顺，采儒墨之善、撮名法之要，与时迁移，应物变化，立俗施事，无所不宜，指约而易操，事少而功多"。"知变，因变，应变"谓道家之特长。中南大学杨德森教授把道家处世养生原则总结为32个字"利而不害，为而不争，少私寡欲，知足知止，知和处下，以柔胜刚。"杨德森教授与他的学生们已经将道家理论发展成一套较为成熟的心理治疗方法——道家认知疗法，可见其在医患沟通中的作用。

道家主张"利而不害，为而不争；少私寡欲，知足知止"。只做利己、利人、利社会之事，不做害己、害人、害社会的事。不幸灾乐祸、不嫉妒别人、不和别人过不去、不和自己过不去、不强求、不攀比、不贪欲、不争强，道家坚信"唯其不争则天下莫能与之争"。

与人相处，道家强调"知和处下，以柔胜刚"，道家教导人"处下"，就是不高高在上，不盛气凌人，不自作聪明，自以为是，不指手划脚，操纵别人。保持良好的人际关系。"知白守黑，知雄守雌，知荣守辱"，与众人和谐相处而不自傲，"为天下式，为天下溪，为天下谷"，胸怀坦荡，为天下人的榜样。教人为善，"居善地，心善渊，与善仁，言善信，政善治，事善能，动善时"。

道家强调"返璞归真，顺其自然"。道家的思想崇尚自然，以"无为而无不为"的为人处世之道。遵循自然规律，顺其自然，效法自然，提倡自然无为，提倡与自然和谐相处。以其独有的宇宙、社会和人生领悟，立足现实，为人处事不做作，不装腔作势，不捕风捉影，不飞短流长，不在意别人议论，做实在人，实在事，实事求是，以诚信为本。

2. 道家文化与医患沟通

（1）提供防病养生沟通的文化基础：防病养生、疾病治疗是医患沟通的重要内容。道家文化中蕴含着朴素的辩证法及中医理论，丰富的养生理论，而中医理论是中国人所信赖的医学理论。道家养生以收心求静为基础，这叫做修性；以养精固本为归宿，这叫做养命。修性必须落实到养命之上，故此称为性命双修养生功。成为养心、修身、养性、防病以维护心身健康的文化基础。

（2）提供和谐医患关系的文化基础：从前已知道家讲求与人相处的原则，道家的为人世事的原则利于每一个个体的自我觉醒和成长，道家文化以利于每一个个体利益为出发点，讲究一个个体的"自觉"，如果医生能够自觉以"患者为中心"，面对每一位患者"和"而"坦荡"，又能以"纳百川"的气度面对患者，而患者能以"返璞归真"的信任感寄予医生，勿以"上帝"而居，把医生当朋友而不是为自己服务的提供者，把医生当"人"而不是"神"，那么和谐的医患关系也顺其自然而形成了。

（3）是改善对已病认知的文化基础：顺其自然，接受现实，调整生活目标，注重养生，注重防病，并通过心理干预提高医患沟通的效能，从而贯彻"以人为本"的现代"生物-心理-社会医学模式"的精神，更好地进行人文服务，改善医患关系。同时，大多数疾病的在院治疗仅仅是疾病治疗的一个环节，出院后的随访与延伸医患沟通是疾病治疗更为积极与主动的环节，也是在院医患关系的延伸，而道家的养生之道，对已病现实的接受理念将为患者院外健康教育提供基础，也将大大促进和谐医患关系的建立和发展。

（三）佛教文化与医患沟通

1. 佛教文化的沟通启示　佛教于两汉之际传入中国，在中国的历史条件下，开始生根、发展，成为中国传统文化的一部分。佛教是一种伦理道德色彩相当浓厚的宗教。佛教以人生为苦，因而它就把追求人生的解脱作为自己的最高理想，为了实现理想便提出了一套去恶从善的理论学说和伦理道德准则，形成了有关宗教伦理道德的思想体系。

佛教认为"世间无常，人生是苦"，"多欲为苦，少欲知足"。意思是世间的一切事物都是无常的，没有永恒的存在，现在存在的事物不过是因缘和合而成，自然界的事物有沧海桑田的变迁，朝代有盛衰的更替，人有生老病死的变化。人生不仅无常，而且充满痛苦，且"心是恶源"，"常念知足"，"惟慧是业"，只有开启人的智慧是应该做的。主张变化是无时不在的，是不可避免的，人要少欲、知足、从善。

佛教教人"等念怨亲，不念旧恶，不憎恶人"。与人相处，做到怨、亲等施，不记恨既往的不好，不憎恨认为不好的人。佛教认为一般的贫苦之人，在生活中会遇到诸多不如意的事情，而自己的财力又无法满足自己的需求，因而往往会对世事心怀抱怨，怨恨心的生起，就会与人结怨。只有用怨亲平等的心态来对待别人——有恩于我们的人，我们要感恩；有怨于我们的人，我们应当以忍辱宽容的心态来对待他们。只有当我们"不念旧恶，不憎恶人"之时，我们才能消除与人的怨恨，建立友好的关系。

2. 佛学与医患沟通

（1）教人学会快乐：在医患沟通中，如何使我们的患者保持愉悦的心境，以利于他们心身健康是医患沟通人文内容的重要体现，同时如何使医者保持愉快的状态也是医患沟通的重要因素。佛学文化告诉人们"无欲"、"知足"，如《佛遗教经》云："知足之法，即是福乐安稳之处。知足之人，虽卧地上，犹为安乐；不知足者，虽处天堂，亦不称意。不知足者，虽富而贫；知足之人，虽贫而富。"佛教教义很多耳熟能详，在沟通中更容易为患者所接受。如果医生以"惟健康所系，生命相托"是业的心态为医，而患者能以"健康所系，有医可托"为乐的心态求医，那么医患关系也就和谐丛生了。

（2）平等待人：佛教主张"无我大悲，积极救世，普度众生"。"等念怨亲不念旧恶，不憎恶人"，一律平等，抱怨的人和亲近的人同样对待，不计较前嫌，不怀恨在心，不使手段伺机报复。每一个医生都深悉日内瓦宣言："我将不容许任何的宗教、国籍、种族、政治和地位的考虑介入我的职责和患者之间"，在医患关系中不论贫富、不论职位，不论是否心存抱怨，在医生的职业道德要求中，都应该平等施治，这不是对此最好的诠释吗？

（3）学会包容：佛教讲求"以德报怨"、"包容宏厚"，不念旧恶，不憎恶人，宽宏大量。所以说"水至清则无鱼，人至察则无徒无朋"。教化道德人心，维系安定和谐是佛教文化的重要理念。而相互包容是医患双方和谐关系的法宝。

因此，佛教文化在许多地方已成为人们放松自我、调节心身的一种技术与手段，把佛教与心理治疗技术相结合起来会起到很好的医患沟通的作用。

（四）格言、警句、俗语及寓言故事与医患沟通

格言、警句是语言中富有生命力、含有教育意义并可一定程度上作为准则的话，是人民群众实践和经验之谈；俗语是人民群众在日常生活中创造的口头词汇，具有题材广泛而形式凝练的特点，通俗易懂、容易体会，易于被世人所接受并充满了真知灼见。

寓言故事通过简短的小故事来说明深刻的道理，它是人们在日常生活过程中，提炼出来的具有现实意义的经典故事，能够说明和体现现实生活意义和行为规律。这些文化表现形式应用在沟通中发挥着感染力，因此会大大提升医患沟通效能。

三、中国传统文化在沟通中的局限性

本节中着重阐述了中国传统文化的一些理念及其对人际沟通的积极思想，目的是我们可以选择性撷取，并不代表否定其局限性，全盘吸收。国学大师南怀瑾先生打比方说："儒家是米粮店，日用离不开；道家是药店，生病离不开；佛家是百货公司，是奢侈品店，有更高需求可以进去逛逛，总有你喜欢的东西"。在当今的社会中，更高要求的人越来越多了。米粮店虽然离不开，也不是代表我们需要所有的米粮，每个人可以选择性购买。何时何地何种场合，我们可以跟自己的需要在这些"店铺"中吸纳对我们有用的东西。

中国传统文化行文理解困难，在医患沟通中，相当一部分患者文化程度不是很高，促进中国文化在沟通中的作用，还要有悟、有感、有体味后提炼成通俗易懂的现代语言，才能达到其促进沟通的目的。

中国传统文化中的理念也存在一些局限性，如儒家文化的"三纲五常"，父母对儿女的绝对权威、女性的从属地位的理念；道家的和谐中对"人"的主观能动性开发的阻碍作用，以及佛教中的"因果"与"轮回"等思想一定程度上不利于人的自我实现。但是，文化毕竟有它的时代特征，在社会进步的今天，摒弃其不合理的成分，吸纳其合理的成分正是文化传承的核心所在。

第三节 先进文化理念与和谐医患关系

一、先进文化理念内容与特征

（一）先进文化理念内容

先进文化理念内容是指面向现代化、面向世界、面向未来的，民族的、科学的、大众的社会主义文化。其价值取向是有利于个人、家庭、国家、全人类的和谐与全面协调可持续发展，使人们在心灵自由、身体健康、财富自由等方面获得最大满足，全球一体，最终实现多民族、多文化相互尊重、并存而共荣。先进文化是人类文明进步的结晶，是能够顺应人类社会发展规律，揭示人类社会未来发展方向，为人类社会文明进步提供强有力的思想保证、精神动力和智力支持的文化。是融入了现代科学民主精神和借鉴了其他民族优秀文化的文化。

（二）先进文化的特征

1．具有先进性　先进文化站在时代的前列，判断先进文化的首要标准主要是看它是否适应和推进中国社会生产力的发展，先进文化应该是能适应和推动社会生产力发展的，阻碍社会进步和社会生产力发展的文化就是不符合时代的文化，就不能称为先进文化。先进文化是有利于发扬爱国主义、集体主义、社会主义的思想和精神，增强凝聚力，有利于改革开放和现代化建设的文化，因此，是具有先进性特征的。

2．科学性和实践性　先进文化是科学的文化，都有其严格的科学精神、科学内涵和科学方法，都能经得起历史的沉淀和实践的检验。但是它与高新科学技术不同，高新科学技术是生产力发展的一种体现，是文化的一种载体，高新科学技术的发展对先进文化的发展有一定地推动和促进作用。当然，先进文化背景也促进高新科学技术的进步，但是文化是一种意识形态，文化作为观念形态和精神灵魂的东西在特定情况下是可以相对超越经济、政治而发展前进的。这种观念接受实践的检验，也经得起实践的检验，引领生产力发展，方称为先进文化。因此，先进文化一定具有科学性和实践性的特征。

3．发展性　先进文化的形成是接受时代检验的，它在时代不断发展的过程中，要适应时代的变化，必将不断地修正自己，不断更新和完善自身，先进文化会继承和发展传统文化，会接受和吸纳外来文化，面向世界、面向未来、面向现代的文化，与时俱进，导向未来。

4．群众性　先进文化是代表广大人民群众利益的文化，反映人民群众的意志和愿望，表达人民群众心声的文化。人民群众是历史的创造者，是物质财富与精神财富的创造者。先进文化必须要反映人民群众的理想愿望和审美要求，必须要满足广大人民群众的不断增长的精神生活需求，必须对人民群众有陶冶、教育和愉悦作用。所以，先进文化具有与广大人民群众利益紧密联系的特征，是凝聚和鼓励各族人民的重要力量。

5．包容性　具有博采古今中外的容纳性特征。先进文化有其博大的胸怀，是一种海纳百川，博采古今中外，广集世间百家的文化。先进文化有着对其他文化慷慨吸收、鉴别采纳的特点。

二、先进文化与医院文化建设

当前医院面临的难点和热点问题很多，比如以患者为中心的医疗质量的提高，满意度的提高，医患关系的改善，医疗体制的改革，如何端正医德医风，如何控制医疗服务中的不合理现象等。要解决这些问题，必须从道德的，法制的、科技的、物质的等方面综合考虑，也就是发挥医院文化的功能。通过加强医院文化建设，提高医院竞争力，强化医院管理，提高综合实力，加强内涵建设，加强形象识别效应。而这些问题需要借助于优秀医院文化建设来解决。

医院文化建设应以先进文化理念为导向，医院文化应该能够适应当今医疗体制的改变，推动医院和医疗卫生事业的发展，满足广大人民群众的需要，促进当今医患关系的和谐发展，保障医院员工的利益与个体的不断进步，促进医院整体凝聚力。

三、先进文化与和谐医患关系

1．先进文化的"科技以人为本"在医患关系中体现得最为神圣 无论作为有共性的科学技术还是作为有特殊性的医学，无论是古代哲人的论述还是当今人们的期望，都把"科学技术与人文精神的结合"作为医学的理想模式。先进的文化理念将会促使医学人文的回归、坚守与弘扬。西方医学之父希波克拉底认为"医术是一切技术中最美和最高尚的"，"医生应当具有优秀哲学家的一切品质：利他主义、热心、谦虚、冷静的判断……"。科学技术的价值最终要通过人们的生产生活状况体现出来，治病救人，将科学技术应用于生命的回归、健康的提升，施治患者不正是科技以人为本最神圣的写照吗？医学作为直接面对人的科学比其他科学更强调人文关怀。所以先进的文化理念将有效促进医患关系的和谐与发展。

2．患者是先进文化的获益者 先进文化是以广大群众为利益代表者，发展的着力点放在满足人民群众精神文化需求和促进人的全面发展上。医患双方有着共同的利益和共同的文化精神，会形成一致的凝聚力，对双方均有着极大的激励和促进作用。在医患双方中，医生是科学问题和科学技术的持有者和实施者，而患者是科学技术的受益者，医疗卫生体制的改革宗旨是为群众服务，解决群众就医过程中的问题，这也是先进文化的最核心之处，那么医患关系也会在这种先进文化理念的导向下越来越和谐。

3．学习型医院提升服务内涵 先进的文化理念要求医院创建学习型医院，学习型医院要求员工终生学习、全员学习、全程学习和团体学习，只有这样医院才有不断的活力，形成良好的医院组织气氛和良好的医院文化，带动医院的革新与进步，培养医院适应变革的能力与空间，不断提升服务内涵，这是和谐医患关系的根本。

4．先进文化理念将扫清医患双方沟通障碍 使医患双方难以沟通的重要障碍就是思想观念上的分歧，这主要表现在两个方面：市场条件下的医疗卫生服务性质认识分歧。医疗卫生也是市场经济的一部分，需要盈利，否则不能生存和发展，而医疗卫生服务始终是福利性的，患方则认为医院应全心全意为患者服务，救死扶伤，不能图利。先进文化的发展和进步，必将以这些焦点问题为切入口，不断寻找适应性的方法，解决这些问题，改善医患关系。

医学在发展中遇到或出现的诸多社会问题，例如，当医院的经济利益或规章制度与救死扶伤的责任发生冲突时；当医患关系紧张直至产生医疗纠纷时；当人们对卫生资源分配不公而提出批评时；当医学新进展给传统伦理道德带来冲击而导致新的恐慌时；医学将何去何从？人们将如何抉择？先进的文化理念以人民群众为核心，不断发展变化，适应时代，期待着为这类问题的解决提供策略。

第四节 医院文化与医患沟通

【相关链接】

患者，女，25岁，大学本科学历，高中教师，总是提心自己魂魄会丢，从一些特殊场合经过或有人有物接触自己就会觉得自己魂魄被吸走了，控制不住担心，需要重新到原处一趟或让接触过自己的人或物重新接触自己一次才会安心，如此一来，哪儿也不敢去，什么也不敢碰，生活懒散，卫生状况不佳，行为举止及表情呆板，于某精神病医院就诊，入

> 院诊断为"精神分裂症",入住重症精神疾病病区,封闭式管理,给予抗精神病药物治疗,其间患者多次要求医生修改诊断,未果,约治疗 3 个月,效果不佳,转院治疗,被诊断为"强迫症",经过药物配合认知行为治疗三个月后基本如常。患者起诉原医院要求赔偿因误诊误治而导致的经济和精神损失费 3 万元。

患者是一位高中教师,主要症状是反复担心:担心灵魂会丢,继发出现异味常行为和动作:哪儿也不敢去,什么也不敢碰,生活懒散,卫生状况不佳,行为举止动作及表情呆板与回避。从临床角度需要与患者沟通的问题包括:患者症状起源和诱因、患者对自己症状的认识程度和求治欲望、患者对异常动作与行为的自我解释、可能的诊断与治疗方案。

患者是一位高中教师,大学本科学历,一般情况下,在自我的意识文化领域会认为"魂魄"是虚无的,但不代表每一个个体都会如此认为,这与患者生活环境、成长经历及疾病状况有关。如一些患者在不自主出现一种想法时,会放置不下,反复或穷思竭虑思考以致于担心自己所思考的问题,难以说服自己是真是假。当然也可能是患者对某种信念的坚信,这种鉴别对诊断是很有意义的,而这种鉴别是需要深入沟通、反复沟通的;患者行为和动作异常问题的深层原因是要沟通的另一问题。

本例中之所以出现误诊误治,医生没有以"患者为中心"的沟通理念,而是经验性地对患者症状判断,缺乏与患者深入沟通。从中也透视另一个问题,对精神科来讲,目前没有生物学诊断金标准,团队集体讨论治疗策略是非常重要的,而且,本例中患者住院 3 个月,没有集体讨论患者病情修正治疗方案,"患者为中心"的医院文化建设无从谈起。经相关部门进行裁定,认为医者方面的确存在临床症状把握不准确、沟通不深入、治疗方案不合理的问题,治疗过程中缺乏对患者的关注,没有及时沟通修正诊治方案。医院支付赔偿金 2 万元。

医院文化建设是影响医患沟通的直接、稳定而持久的因素。

一、医院文化概述

医院文化是组织管理文化的一种,是医院在长期的实践中所形成的,为员工认同并自觉遵守的共同价值体系,它是一种具有医院自身特点的行业文化。纵观医院的发展,无一例外地都有深厚的自身文化的沉淀。是一个医院在发展过程中形成的以医院精神和管理理念为核心,凝聚、激励医院各级管理者和医生归属感、积极性、创造性的人本管理理论,是医院的灵魂和精神支柱。文化是无形的,但作用却是实在的。它不仅会促进医院的发展,对医院的长远发展会起到积极的、持续的、不可估量的作用。

医院文化建设主要包括总结、提炼和培育鲜明的医院核心价值观和医院精神,结合医院发展战略,围绕"以患者为中心",提炼各具特色、充满生机而又符合医院实际的管理理念,进一步完善医院制度,寓文化建设于制度之中,规范医生行为,提高管理效能,提高医疗服务质量,提升医院的信誉度,树立医院良好的形象;营造良好的医院视觉环境和人文环境,充分发挥环境对医院物质精神文明建设的载体作用推动力,构建调协有力的领导体制和运行机制,不断提高医院文化建设水平。

美国管理学者汤姆·彼得斯、南希·奥斯汀在《寻求优势》中说:"一个伟大组织能够长久生存下来,最主要的条件并非结构形式或管理技能,而是我们称为信念的那种精神力量,以及这种信念对于组织全体成员所具有的感召力。"也就是组织文化建设。

二、医院文化的功能

（一）对医院发展的导向作用

医院文化一方面对医院职工的个体心理、价值观念、思想意识和行为取向等起到导向作用，另一方面对医院整体的核心价值观，整体行为和整体目标起到导向作用。医院共同的核心价值观念决定了医院的价值取向，使全院职工对事物的评判达成共识，有着共同的价值目标、整体共同追求，又在追求中不断完善。医院的整体的价值观和医院精神构成医院文化的核心。全院职工为着他们所认定的价值目标去行动。医院文化一旦形成，便会表现出一种强劲的内在号召力，引领医院的发展方向。

（二）对医院管理的提升作用

医院规章制度是医院管理的有形部分，属于医院文化的制度文化，而医院文化所形成的氛围本身是无处不在的行为参照物，置身于其中的每一名员工都得到熏陶，这种氛围的和谐美是一种无形的吸引力和约束力，既强化了员工的归属感，也增加了自律性。员工在这种氛围中自我教育、自我管理、自我控制、自我规范、自我塑造、自我提高文化素质，保持良好的职业道德。这种无形的约束作用是保证医院健康、稳定发展的不尽源泉。因此，自觉加强医院文化建设，对于提高医院管理的品位和效能，调动人的积极性、挖掘人的潜能，具有根本性的作用。

（三）对医生行为的激励作用

通过医院文化孕育的医院共同的价值观念，使每名医生都感到自己存在和行为的价值。自我价值的实现是人的最高精神需求的一种满足，这种满足必将形成强大的激励。在以人为本的医院文化氛围中，领导与医生、医生与医生之间互相关心，互相支持。特别是领导对医生的关心，医生会感到受人尊重，有尊严，增强幸福感，自然会振奋精神，努力工作。另外，医院精神和医院形象对医院医生有着极大的鼓舞作用，特别是医院文化建设取得成功，在社会上产生影响时，医院医生会产生强烈的荣誉感和自豪感，他们会加倍努力，用自己的实际行动去维护医院的荣誉和形象，医院文化就成为激发医生工作积极性、主观能动性和创造性的有效力量。

（四）对团队建设的凝聚作用

优秀的医院文化注重以人为本，尊重人的感情，从而在医院造成一种团结友爱、相互信任的和睦气氛，强化了团体意识，使医生之间形成强大的凝聚力和向心力。同时，医院文化的要义在于建立一套价值标准，为医生提供界定事物的好坏对错、成功失败、善恶美丑的共同价值观。这种共同的价值观念形成了医生共同的目标和理想，医生把医院看成是一个命运共同体，产生的使命感、动力、激情和凝聚力，为医院发展营造了积极、健康的发展环境，增加医院的组织识别价值，增进医院服务的品牌效应。

（五）优秀的医院文化培养人才

良好的医院文化，必将围绕"人才兴院、人才强院"，积极实施人才战略，加强医生培训，提升医生素质。必将坚持"德才兼备"，选贤任能的用人方针，公开、公平、公正的选拔和使用人才，可以使医生有一个更好的发挥舞台来实现自己的价值，使他们把医院优势文化发挥到极致，从而增加医院文化所带给医患沟通的正能量。

三、医院文化与医患沟通

患者处在优秀医院文化的氛围中，必将增加对医院的信任感，自身的安全感、自尊感，反过来又会促进优秀医院文化的建设。

（一）影响患者信任感

优秀的医院文化促成优质的医疗服务和良好的医院风貌，医院通过先进的医院文化的沉淀，向社会提供高质量医疗服务、现代化的医疗管理、富有情意的氛围、丰富多彩的文体娱乐活动、热心的社会公益事业等，塑造优秀的医院形象和信誉，提高医院知名度和社会形象，产生良好的社会效应，从正面系统地塑造医院形象，将全体医务人员从精神上统一到"治病救人，救死扶伤，全心全意为人民健康服务"的理念中。医院外在形象与内涵素质得到社会一致认可，会增强患者的信任感，这是医患关系最牢固的基石。反之，则会导致信任感的缺失。

（二）维系患者安全感

医院文化建设无疑可以有效地提高全院医护人员为患者服务的理念，服务的核心是技术水平的提高。不是哪一个人技术水平的提高，而是群体技术水平的提高。内部职工之间团结一致、精诚合作，部门之间协调统一，配合默契，提高服务质量和效能，会带给患者安全感、归属感，产生患者对医护人员良好的依从心理，促进和谐医患关系的发展。没有安全感的治疗过程是对医院毁灭性的打击。

（三）影响患者自尊感

优秀的医院文化以人为本，尊重人的感情，当然也包括对患者的充分尊重和理解，不论患者来自何方，不论患者社会地位和经济状况如何，患者都能感受到平等而和谐地照护及治疗，这本身就是和谐医患关系的部分内容。

（四）决定沟通延伸性

现代医疗康复理念中，患者在医院期间的治疗仅是疾病治疗的一个环节，出院后的康复及疾病的预防是更重要的环节，正是优秀的医院文化和良好的医患关系决定了医患院外沟通的延续性，是优秀的医院文化增加组织形象识别的重要途径，也是优秀医院文化良性循环、进一步增加患者信赖感、安全感与自尊感的重要方面，真正用文化架起了医患沟通的桥梁。

复习思考题

1. 文化对沟通有何阻碍和促进作用？
2. 我们可以借鉴中国传统文化中哪些理念促进医患沟通？
3. 如何思考先进的文化理念对医患沟通的作用？试述工作中如何树立先进的文化理念促进医患沟通。
4. 优秀的医院文化如何促进与和谐医患关系的建立？您在实际工作中如何践行医院文化对医患沟通的影响作用的？

【课外阅读】

1. Journal of Medical Humanities
2. Literature and Medicine
3. Medical humanities
4. A literary Journal of the Health Professions
5.《医学与社会》
6.《医学哲学》
7.《中国医学伦理学》
8.《中华医史杂志》

（张红星）

第十二章 医务社会工作与沟通

作为确定的人，现实的人，你就有规定、就有使命、就有任务，至于你是否意识到这一点，那是无所谓的。

——马克思

【临床案例】

被查出患有糖尿病的王女士情绪沮丧，没想到自己对疾病毫无认识的心病，会因某医院社工部一个询问电话而改变。自从参加糖尿病病友小组活动，一个又一个疑惑被解开，她对治疗充满了信心。该医院2000年率先在大陆医疗机构中成立社工部，持证上岗社工人数5人，注册义工1900人，除了医务人员外，还有康复患者以及社会上的热心人士和大学生。他们在门诊、病房、手术室、监护室、输液室、急诊室等提供志愿服务，累计服务时间12万小时。实务工作已向专业化提升，如开展病房探访、缓解负面情绪、改善沟通不良、提高适应、提供相关疾病知识等，探访超过2万人次；个案服务：制定干预计划，形成100多例个案报告；开展糖尿病、冠心病、肾病、肿瘤等病友小组活动，通过知识宣教、帮助患者自我管理；坚持十年医院志愿者服务，开展社区健康需求调查、居民健康教育讲座和咨询、慈善公益和社区义诊活动，形成了医务社会工作与志愿者服务体系，在医患沟通中发挥了积极良好的作用。

【案例分析】

医院现行服务模式存在许多缺陷，还是以治疗患者的躯体疾病和恢复患者的生理功能为主，在诊疗过程中很难顾及到患者的心理情绪和社会问题。实际上，患者的心理情绪问题普遍存在，其生活质量随之下降等问题又影响了治疗。患者不仅具有恢复生理心理正常功能的需要、对良好的医疗条件确保安全的需要，还需要被尊重、被关怀、被接纳，需要与社会保持联系和情感交流。这就要求医院提供的服务应包含人文关怀。医学人文关怀就是要在医护过程中，除了为患者提供必需的诊疗技术服务之外，还要为患者提供精神的、文化的、情感的服务，以满足患者的健康需求。

【案例点评】

通过东方医院医务社工工作的情况可以了解到，医务社工在协助医患沟通和解决非医疗问题方面起了很大作用。她们能够主动发现、筛选和处理转介的个案；主动沟通、协助患者和家属利用医院服务并提供咨询；积极评估患者社会及心理状况并及时干预；协助医务人员开展健康教育，协助制订患者入院和出院计划，配合医务人员对诊疗提出建议；配合开展双向转诊；参与医疗机构的发展规划和管理过程；积极预防医患纠纷，为患者寻求广泛的社会支持；整合社区资源，与家庭医生制相结合开展社区工作；组织管理医院志愿者，对医务人员进行心理疏导与支持，减轻其心理压力。

医务社工和医院志愿者确实能成为医患之间的桥梁。医务社会工作的加入，有助于形成医生、护士、医技人员、医务社工角色互补，能够改善医患沟通，缓解患者压力，减轻患者的身心痛苦，增强医患双方相互理解和信任，应该积极倡导和推行。

第一节 医务社会工作及其意义

随着我国经济的持续发展，人民生活水平的不断提高，以慢性非传染性疾病为主的医疗、心理、社会因素构成的卫生问题日益突出，特别是紧张的医患关系现状与和谐社会构建愿景二者之间矛盾的凸显，促使国家为保障人民的身心健康，使人人都能公平地享受各种医疗资源，制订了一系列卫生改革的方针、政策、制度；欧美及一些先进发达国家和地区，在医疗模式转变和制定一系列健康服务计划时，动员社会力量，在一些综合性医院、专科医院和社区康复网络中开展医务社会工作，建立医务社工站，由此社会工作者和医务社会工作者应运而生，医务社会工作者以全新的职业姿态走进了医学卫生领域，走进了社会大众的生活视野。

社会工作介入医疗领域，社会工作者作为医生的"专业伙伴"，不仅能够为患者提供医生因业务繁忙无法达到的细微服务，有效地促进患者的康复，而且能够协助医疗机构解决许多因疾病而产生的各种心理、社会问题，不仅在预防疾病蔓延与复发方面能够促使患者精神振作，重新适应社会生活，尤其是作为第三方，在医患沟通和解决医患冲突中能够发挥不可替代的重要纽带作用。

一、医务社会工作概述

（一）医务社会工作的内涵

医务社会工作（Medical Social Work）是由医疗服务或医疗服务处境相关事务和社会专业服务两部分组成，即医务社会工作人员（以下简称医务社工）运用社会工作专业方法，配合医师的医疗、预防和伤残康复等工作，解决患者因疾病而引起的各种有关社会、经济、家庭、职业、心理等问题，提高医疗效果和患者生命质量的一项工作。它在含义上有狭义和广义之分。狭义的医务社会工作是指在医院围绕着疾病的诊断、治疗和康复过程而展开的社会工作；广义的医务社会工作是指在医疗卫生机构中运用社会工作专业的理论、方法和技巧协助患者及其家属解决因疾病而产生的社会和心理问题，增进人们对疾病的预防和保护意识；协助医务人员与患者及其家属沟通、解决医患矛盾，弥补医患之间的信息不对称等。

（二）医务社会工作的内容

医务社会工作的工作内容最初主要是经济和医疗两部分，但随着医学模式由生物医学模式向生物-心理-社会医学模式的转变，影响患者的心理和社会因素越来越受到重视，医务社会工作的内容显著扩大，医务社会工作逐渐由最初医院内的临床医疗扩大到非医疗的健康照顾服务以及沟通领域，目前医务社会工作包括医疗和健康服务两大领域，具体的工作内容包括：

1. 在诊疗机构中，医务社会工作应包括：

（1）加强医患沟通，弥补医患之间的信息不对称：在提供医疗服务过程中，医患双方的信息是不对称的，但由于医生工作繁琐、复杂，往往与患者沟通不足，造成医患沟通不良，由此可能引发医患矛盾。医务社工介于医生与患者之间，凭借其医学、社会学、心理学等优势知识结构，可以开展调查反馈、与患者（或家属）及医务人员的谈话和组织各种医患交流的活动，以此了解和掌握各种信息，既为患者和家属提供相关的医疗信息，又为医生提供诊疗所需的患者信息，在医患之间架起沟通的桥梁，弥补医患之间的信息不对称，预防医患纠纷的发生。

（2）帮助患者或家属缓解或解决心理问题：疾病有时可能引起患者的恐惧，在临床上，虽然医务人员可以为患者提供专业的诊疗服务，但由于工作繁忙，较少顾及患者的心理。患者在诊疗的过程中会产生各种各样的社会心理问题，如对诊断结果的怀疑、对治疗的担心、对手术的恐惧、经济上的压力等，不仅影响治疗方案的实施和治疗效果，还容易引起医患矛盾。这些问题需要专业的社会工作者完成，他们可以提供心理辅导和情绪支持，协助医护人员解决患者心理上的困扰，有针对性地进行心理疏导和调适，使患者积极配合治疗。

（3）为患者提供法律等社会支持和援助：医务社工的职责就是要利用各种社会资源为患者提供帮助。在我国，医患法律意识不强，容易发生侵权行为，如患者在接受诊疗时的知情同意权和自主决策权。尤其是发生了医疗事故后，部分患者不懂得运用法律武器保护自己，而是无理取闹，甚至大打出手。而医务社工有比较扎实的法律基础，可以为需要法律援助的患者和医务人员提供帮助，保障医患双方的合法权益，维护医患关系的和谐。

2．在出院以后和社区康复服务中，医务社会工作者应为患者提供连续性的健康照顾，使患者恢复良好的生理、心理和社会功能，使患者能够顺利地回归家庭和社区，恢复正常化的生活。

3．在社区卫生服务中，医务社会工作者的职责是建立健全社区服务网络体系，为社区居民提供安全、适应、综合、优质的社会健康照顾服务。

4．在公共卫生和环境保护领域，医务社会工作的职责是组织动员、宣传教育、调查研究、服务提供、政策倡导和制订区域内的健康计划，开展健康促进，实施健康教育宣传以防治疾病等。

（三）医务社会工作的功能

医务社会工作是优良医疗卫生体系不可缺少的重要组成部分，是现代化医疗服务的标志，发挥着多种基本功能：

1．心理社会影响因素防治功能　患者在就医过程中会产生诸多心理问题，医务社会工作者能协助医生预防、治疗患者及其家属的心理疾病，使患者获得综合性服务。这是医疗卫生服务体系中出现医务社会工作的直接原因，也是医务社会工作最基本的职能。

2．参与患者管理功能　在临床上，医务社会工作者会与护士合作共同参与患者管理的工作，参与医疗服务流程，这是医务社会工作者与护士合作最多的领域，是最能体现社会工作专业人文关怀的领域。例如，医务社会工作中采用个案管理的方法，针对每位患者的特殊健康需要，尊重患者个性和权利，为医疗服务体系带来崭新的价值观念和人文关怀的理念。

3．延伸性健康服务功能　为确保患者完全康复，医务社会工作为患者提供连续性、延伸性的健康照顾。例如，为弥补医院临床服务时空点上的局限性，医务社会工作介入社区卫生服务、贫困家庭探访、健康教育和健康促进、疾病治疗后期的康复服务、家庭护理、社区健康访问、医疗救助对象资格甄别、疾病预防和公共卫生等领域，从而形成立体交叉、连续性服务链。

4．预防性健康服务功能　随着医学模式、健康概念、疾病谱、死亡原因和疾病治疗模式的转变，健康风险因素预防、疾病预防、医患纠纷防范、医疗事故预防等"非医疗化"、"前移性"服务，将成为医务社会工作者的主要服务领域。

5．多学科领域建设功能　作为社会工作专业和医疗卫生服务体系的重要组成部分，跨越两个学科领域，医务社会工作在医学学科与社会工作专业教育、科学研究中也扮演着重要角色。

（四）医务社会工作的意义

医务社会工作是医疗服务的重要组成部分，它在非医疗技术领域发挥着重要作用。从微观层面上而言，医务社会工作能够协助患者更好地完成诊疗过程，帮助患者解决由于疾病及其产生的心理、社会问题，提升医疗成效，提高人们的疾病治疗和身体保健的水平，提高患者的生活质量；从宏观层面上而言，医务社会工作能够更好地推进医疗制度改革，能够帮助解决目前医疗体制中的一些问题，给医疗制度改革带来一些新的发展点，也能够更好地解决由于医疗体制缺陷所带来的社会问题和矛盾。

【相关链接】

上海医务社工为改善医疗服务"分忧解难"

——上海目前已在部分综合性医院和儿科、精神科、肿瘤科、康复等
专科医院试点开展医务社会工作

为了使"以患者为中心"落到实处,上海目前已在部分综合性医院和儿科、精神科、肿瘤科、康复等专科医院试点开展医务社会工作,探索医务社工持证上岗培训考核等配套机制。综合性医院和普通专科医院医务社工已面向患者及家属健康干预、心理支持和调适医患关系为主;精神卫生方面医疗机构医务社工以针对特殊疾病干预和提升患者社会适应为主。结合医院的特点,合理设置医务社工岗位,明确为专业技术岗位。三级医院可根据自身规模与服务领域独立设置社会工作部或作为其他内设机构的二级科室,其他医疗机构应明确医务社工岗位的管理部门。卫生专业人员转岗至医务社工岗位的,须通过社会工作相关知识培训,并获得上岗证书。上海市卫生局《关于推进医务社会工作人才队伍建设的实施意见》要求在"十二五"期间,各家医院初步形成医务社工管理机制和工作格局,建设一支能够运用专业知识和技能熟练开展医务社会工作的专业队伍。目前,尽管国内医务社工行业发展较港台相比还存在着诸多不足,但医务社工队伍在上海各大医院的发展势头已是方兴未艾。

二、医务社会工作的国内外发展

(一)国外医务社会工作的发展

1. 美国医务社会工作的发展状况　美国医务社会工作历史久远,1894年纽约The Post Graduate医院首先聘用社会工作者在小儿科服务。1905年美国哈佛大学麻省总医院的Cabot医生以其独有的前瞻性理念,意识到整体医疗和社会、心理因素对健康的影响,认为社会工作者是医生的"专业伙伴",他在自己医院首次聘请了社会工作者,此举意味着以志愿者服务为主的医疗救助转入以专业服务为主的医院社会服务阶段,标志着美国医务社会工作制度诞生。1918年全美医院社会工作协会成立,从此美国医务社会工作经历了20世纪30年代的精神科服务、50年代的社区复健和心理-社会适应服务、70年代的多元化治疗技术、80年代的注重行政管理与品质控制,直到克林顿政府大幅削减医疗预算,为了减少资源浪费和增加绩效,各大医院大力发展医务社会工作,增加了对高危人群早期介入、辅导出院并解决安置问题等内容。

经过一百多年的发展,如今美国各大医院都相继成立了社会工作部,医务社会工作者根据医院规模按比例配置,与床位数的平均比例约为1:60。医务社会工作者的基本职责是协助医生、护士解决患者及其家属的心理、社会问题,协助医护人员制订出院计划,为患者提供出院后的康复和支援服务;医务社会工作者在其中扮演的角色主要是专业合作伙伴、服务提供者、服务计划者和协调者。

2. 英国医务社会工作发展状况　英国在其现代化进程中,形形色色的社会问题层出不穷,其中健康水平下降引起了国家的关注与重视。1880年左右,英国部分医院、慈善医院开始聘请社会工作者,以保证所有的患者尽可能支付住院治疗费用,即当时所称的"收账员"。这是英国式的医务社会工作雏形诞生。1895年由罗查理等人向英国上议院提出报告经批准后,在伦敦皇家医院开始聘用社会工作人员,应用社会工作的个案方法进行调查访视、以解决患者的各种社会问题,缓解社会矛盾。

如今,英国的医务社会工作者服务内容丰富,服务范围广泛,服务方式灵活。他们有社

学的专业技能和硕士学位,为需要心理帮助的患者及家属提供帮助,在评估患者及其家属心理状况的基础上进行必要的干预,干预措施可能包括帮助患者及其家庭获得社区的资源和支持、提供心理治疗、支持性咨询,或帮助患者扩大和加强社会支持。

3．日本医务社会工作发展状况　日本医务社会工作开始于20世纪20年代,部分私立医院开始雇佣社会工作者在医院开展工作。政府提出开展医务社会工作并普及是在1947年颁布《保健所法》以后。特别是80年代后期以来,由于严重的人口老龄化导致财政负担加重,日本从20世纪90年代开始社会福利制度改革,包括社会福利与卫生领域的协作等内容,经过对社会福利部和健康护理中心的研究探讨,地方政府开始实施实验性的改革,以提高社会福利服务的供应水平,医务社会工作的职责得到了进一步确认和强化。目前,日本的医院和其他医疗机构都有医务社会工作者。现在日本全国848个健康护理中心和精神病院都有医务社会工作者积极工作,从患者入院、出院到居家生活的重新构建全过程都有医务社会工作者的参与和援助。日本医务社会工作的内容主要包括三个方面:对患者及其家属的直接援助,即经济问题的援助、心理问题的解决等;对患者及其家属的间接援助包括加深其他人员的理解、建立患者会等;社区活动包括参与居家养老和社区养老体系的建设等内容。

(二) 国内医务社会工作的发展

1．香港医务社会工作的发展状况　香港医务社会工作的前身是参照英国医院救济员制度所制定的,由救济员(Almoners)向患者提供必要的经济援助。香港医务卫生署于1938年成立医务社会工作队伍,主要任务是向患者提供社会服务的资料,替患者申请减免住院费用,提供小量经济援助及转介服务。1939年至1982年,医务社会工作已扩展至所有政府及公立医院、专科诊所及所有美沙酮中心。医务社会工作人员直接由医务卫生署及有关补助医院雇用,成为整体医疗服务的一个重要环节,自1982年开始由社会福利署接管。在社会福利署的统筹下,医务社会工作均保持服务的推展。香港在医院管理局下属的医院和专科诊所、卫生署辖下的大部分诊疗所都派驻有医务社会工作者,为患者及其家属提供必要的心理辅导、转介助理和社区支援服务,协助申请社会保障援助和豁免医疗收费,帮助患者制订康复和出院计划等。

2．台湾医务社会工作的发展状况　我国台湾地区于1949年在台北医院首先成立社会服务部,到1967年,台湾省立医院普遍成立社会服务部。1983年,台湾成立医务社会服务协会(此协会于1991年更名为医务社会工作协会),1985年台湾"行政院"卫生署将社会工作纳入医院评价标准,1989年,台湾"行政院"卫生署规定慢性病医院和精神科医院必须有社会工作人员,至此,医务社会工作在台湾依靠政府行政力量得到迅速发展。目前,台湾各医院里的医务社会工作者大约有1000人(台湾法律规定,每100张病床必须配备1名专业社工师)。

3．内地医务社会工作发展的状况　我国医务社会工作制度诞生于1921年,由美国IdaPruitt女士在协和医院成立了社会服务部,培训了第一批社会服务工作人员,并影响到全国,各地医院纷纷建立社会服务部,开始了国内医务社会工作的萌芽和初步发展。1950—1978年由于政府囊括了所有的社会福利制度,所以此项工作销声匿迹。1979—1986年,社会工作开始恢复重建,医务社会工作开始理论研究。1988—1999年医务社会工作再度沉寂,但是随着医学模式的转变,医患关系从平和走向紧张,医务社会工作呼之欲出。

2000年至今,全国各地医院纷纷设立社会工作部,形成了各地的"星星之火",上海东方医院为首家成了社会服务部的公立医院,其后北京、广东等地也都纷纷跟进。在我国现阶段,医务社会工作的社会认同不强,缺乏相关的社会福利、社会服务政策和法规作指导以及具备专业素质的人才。但我国医务社工专业化、职业化的探索已经处于萌芽状态,医务社工工作已经引起有关部门的重视,并纳入到卫生系统改革的一个重要方面。人们正在期待医务社会工作者在未来的医患关系中发挥积极作用。

第二节 医务社会工作介入医患关系的途径与方法

一、我国产生医务社会工作的必然性

中国早在1921年就出现过医务社会工作，不少学者认为当前我国医务社会工作不是新生事物，而是恢复和重建。自1988年在中国康复医学中心医务社会工作与残障社会工作相结合的专业服务出现以来，各地相继开展的医务社会工作，是适应医学模式转变、医药卫生体制改革、卫生事业发展的必然趋势。

（一）医学模式的转变需要医务社会工作

随着社会、经济、文化的发展，人们对于健康有了更全面的认识，世界卫生组织（WHO）给健康所下的正式定义是"健康是指生理、心理及社会适应三个方面全部良好的一种状况，而不仅仅是指没有生病或者体质健壮"。对传统生物医学模式提出了挑战，提出应当从传统的生物医学模式转变为新的生物-心理-社会医学模式，既重视生理因素在疾病产生中的作用又强调心理、社会因素的影响，主张医学应该全面地为患者服务。因此，许多专家、学者提出为适应医学模式的转变，医务人员应转变角色，不仅具备精湛的医学知识，还要具备一定的心理学、社会学的人文知识素养，在对患者的诊治过程中充分考虑患者的心理因素、社会因素等致病因素，进行综合施治，同时医务人员要转变观念，让患者参与对自己疾病的治疗活动，通过与患者的合作来达到理想的治疗效果。护理工作除执行医嘱外，根据每个患者具体的需要进行全面护理，从而真正达到国际护士会对护士要求的"维护生命，减轻痛苦，促进健康"。

不管倡导医生适应新医学模式的转变还是实行整体护理，从理论上讲都是可行的。但是，在我国目前的绝大多数医院里，医生、护士的工作负担已经相当沉重及繁琐，因此，急需既懂得医学知识，又懂得社会学、心理学知识的专业人才。医务社会工作既可以满足为患者提供关于疾病的信息，又可以帮助患者解决因疾病而产生的一系列心理、家庭、人际关系及社会等方面问题。因此，在医疗卫生系统开展社会工作服务，是促进公民身体健康、精神心理健康和社会适应能力完美结合的需要，是社会服务、社区服务、家庭照顾与医疗服务、健康照顾与社会福利服务的有机结合，是社会发展的必然趋势。

（二）我国医药卫生制度改革需要医务社会工作

目前疾病的预防、诊治工作牵涉到社会政治、经济、文化和医疗保障等方面，因此，要想从根本上维护人民群众的健康，防治与诸多社会因素相关的现代疾病，必须从宏观角度系统地解决。我国医疗卫生系统的根本宗旨是"救死扶伤，实行人道主义，全心全意为人民服务"，但1996年全国卫生工作会议提出我国医院的定位从过去的福利事业转变为国家实行一定福利政策的社会公益事业，医院从完全不赢利到需要部分赢利来补偿国家财政拨款的不足，这使医院从原来的只重经济效益转变为社会效益与经济效益并重。关键是追求社会效益的医疗费用支出从何而来。许多医院迫于经济压力根本无暇顾及社会效益，老百姓称为"有钱看病，没钱等死"，使医务人员救死扶伤的白衣天使形象受到严重影响，这也是近年来医院在公众中口碑不佳的重要原因。如何使经济困难的患者也能看得起病，成为社会和政府关注的重要议题。2009年《中共中央国务院关于深化医药卫生体制改革的意见》的出台，标志着新一轮医改的开始，并明确提出要建立覆盖城乡居民的基本医疗保障制度，但仅仅是基本医疗保障，保障力度弱，仍然无法彻底解决因病致贫、因病返贫。现实中对经济困难患者的看病问题经常是通过其他方式解决，我们常常会看到新闻媒体对一些危、急、重的患者和经济困难的患者进行报道，呼吁全社会献爱心、筹集资金解决这类问题，但仔细考量，这种运作方式虽然有效但很不稳定，如果没有人对这样的事件具有新闻敏感性，没有人具有利用媒体和社会公益机构寻找社会资源的意识，这样的运作就无法发生，而社会上确实存在着众多待开发、待利用的社会资源，目前在我国许多社会公益机构得到大力发展，民众对公益事业的热情也趋于高涨，问题是如何使这种解决方式具有稳定性和长期性，通常是医院最早发现危、急、重的患者和经济困难患者，如果有医务社会工作者从个人、家庭与国家不同层面综合解决当前医疗社会问题，医院就能发挥社会资源与患者之间的桥梁作用，最大限度地调动各种社会资源为民众提供服务。

（三）我国医患关系发展现状需要医务社会工作

在医疗技术复杂高难化、医疗执业专精化的发展趋势下，当医疗活动有日益去"人性化"的现象发生时；当患者开始重视自己作为特殊消费者的权利时；当不完善的医疗保障制度导致人民群众"看病贵"问题突出时；当医务人员的服务态度和医疗质量出现问题时，出现了医务人员与患者之间的关系淡薄，信任度不断下降，医疗纠纷和医患冲突频频发生，医患关系异常严峻。

上海市曾对医疗纠纷引发的原因进行了分析研究，在1122起医疗纠纷引发的治安事件中，有38%是因患者或家属的无理要求得不到满足引起的，28%是因患者或家属不懂医理引起的，32%是因医务人员服务态度和医疗质量等原因引发的。可见患者或家属无理要求、不懂医理两种原因占到了2/3，这就需要我们医务人员耐心、详细地对患者及其家属进行解释说明，使之了解相关医疗知识，晓之利害，明之事理，从而防范这类医疗纠纷的发生。由医务人员承担这一任务常常成为事后医疗纠纷发生的诱因，原因是他们本身是当事人。所以，需要一种中立性角色的介入，他们既可以对患者及其家属进行说服教育，也可以对医务人员起到监督作用，充当医患之间的桥梁与中介，缓和矛盾、中立调解、寻求解决途径，防患于未然，这种角色就是医务社会工作者。

（四）社区卫生服务发展需要医务社会工作

社区卫生服务是我国深化医药卫生体制改革的重点，也是构建和谐社会的一项重要内容和要求。要满足社会公共卫生服务需求，实现"人人享有基本卫生保健"的目标，就需要医务社会工作者加入到社区医疗工作中，一方面为患者提供疾病、保健方面的咨询；另一方面为贫困人口看病难提供支持性社会服务工作。

二、医务社会工作预防医患纠纷的优势

构建和谐社会离不开和谐的医患关系。而当前我国的医患关系却是非常态地紧张，甚至到了势同水火、频酿血光之灾的地步。造成我国医患关系不和谐的原因固然是多方面的，但在频发的医疗纠纷中，因技术原因引起的纠纷所占的比例不到20%，其他的80%均缘于服务态度、沟通不足和医德医风等问题。医务社会工作可以为医患之间架起一座沟通的桥梁，一方面可以解决患者及家属就医过程中的心理和社会问题；另一方面可以疏通医务人员团队情绪的角色，将医患之间的矛盾化解在萌芽中，对于和谐医患关系起着非常重要的作用。

随着我国医务社会工作的铺开，它给医患纠纷的处理提供了较大的帮助，其优势体现在以下三个方面：

（一）首先，医务社会工作者扮演咨询者的角色

通过与患者及家属进行交谈，了解患者关于病情、家庭背景、所面临困境、疑问、顾虑等信息，取得患者的第一手资料。这些资料不仅对及时调整治疗方案，提高治疗效果有积极作用，而且也有利于确保医务人员真正做到从生理、心理到社会有机结合的高度为患者提供全方位的服务。

（二）其次，医务社会工作者扮演促进者的角色

社会工作的理念是"助人自助"。医务社工可通过对患者的心理辅导，使患者树立战胜疾病的信心，发挥战胜疾病、解决问题的潜能，调动患者的参与意识，配合医务人员提高诊疗效果。同时，医务社工将平时工作中收集到的患者的心理、社会问题加以整理、分析、研究，结

合医学、心理学、社会学等多门学科知识，形成自己独特的工作方法和技巧，促进医患和谐。

(三) 医务社会工作者扮演协调者的角色

具体而言，医务社会工作者协调患者与医生、患者与家属、患者与医院、患者与社会、患者与社会资源间的关系。医务社会工作者可以帮助患者及家属更加全面地、准确地了解所患疾病，增强患者的自我调适能力，从而帮助患者解决因疾病而引起的心理紧张，协调家庭问题。医务社会工作者的另一项工作是整合社会医疗资源。由于社会医疗资源分散，一般的患者不可能及时地获得足够多并且有用的信息，而医务社会工作者可以寻求较多的社会资源，将各个医疗机构的资源收集起来并进行整合，帮助、辅导并协助患者及其家属解决他们与疾病有关的问题。此外，医务社工可以为患者及家属解释医生或医院所采用的医疗措施的意义及其必要性，从而避免因为误解而导致的医患关系紧张。

三、医务社会工作的工作方法

国际通用的医务社会工作基本方法有三种：

(一) 个案工作方法

个案工作方法是指在患者入院初期、治疗时期以及出院后期做的一系列工作。当患者刚刚入住医院时，首先医务社工要积极主动地了解患者的一般情况，包括家庭情况、社会背景、自身的生理及心理问题，以及患者对此次疾病治疗的想法、疑问等。然后，总结、整理患者的一系列想法及要求，反映给相应的医务人员，使医务人员对患者的信息掌握得更全面、更具体。同时，将医务人员的要求和医嘱反映给患者及其家属，希望他们能积极配合，达到一个更好的治疗效果。在患者正式接受治疗时期，要协助医生制订出更加合理的方案，向医生表达患者的疑虑以及患者可能出现的一系列心理、社会问题。必要时，医务社工还可以为医生做心理辅导，减轻医生的压力，也可以解决患者的心理忧虑。最后，当患者出院之后，要建立个人档案，并进行一段时间出院后的情况了解，提高对患者服务，使医务服务更加圆满。

会谈是个案社会工作的基本工具，会谈有四个方面的基本特征：一要确立好会谈的内容；二是对会谈有一个预期的目的和方向；三是会谈受到一定的限制；四是要确定好角色分工。医务社会工作者通过会谈有助于全面收集患方的资料信息，分析问题，并协助医方制订解决方案。一次完整的会谈大致包括开始、发展和结束三个阶段，在会谈的不同阶段，医务社工应有针对性地选择适当的会谈技巧。

(二) 小组工作方法

通过将有类似疾病的患者及家属组成小组，开展活动，使患者宣泄情绪、交流经验、互相支持，以积极的态度面对疾病；也可以让患者家属发泄情绪困扰，交流照顾患者的经验。通过小组工作方法的实施，促进患者和家属间的互相安慰、鼓励和支持，树立战胜疾病的信心，也可以促使医务人员与患者得以及时的沟通。

(三) 社区工作方法

包括健康教育宣传和健康促进，如倡导健康生活方式、提升人们的健康维护意识等；资源动员和社区参与，如广泛动员社会各方面力量共同关注健康照顾服务等；社区发展和社区健康服务，如建立社区健康服务设施和发展社区健康服务等。

四、医务社会工作介入医患关系的途径

(一) 开展个案工作，解决实际问题，促进医患沟通

在医务社会工作的开展中，个案工作是最重要的，主要是为患者及其家属提供个人的服务，帮助他们解决问题。在患者患病的过程中，个人与家庭除了面临疾病问题以外，还有可能

因疾病产生心理、社会、情绪等问题，与医务人员也会产生诸多纠纷和矛盾。这些问题不是通过医学技术就可以解决的。因此，医务社会工作者应从医患双方介入开展个案工作，促进医患沟通。

1. 从患者方面介入：首先要与患者建立良好的关系，并在此基础上做到以下几方面：

（1）灌输给患者一个理念：医务人员是将患者的利益放在第一位。尊重医务人员，信任他们的专业素养，以此得到患者及其家属的理解，积极配合医生的诊治工作。

（2）从心理上对患者及家属进行鼓励和辅导，增强他们与病魔抗争的信心与决心，有针对性的调整沟通方案，以自己诚挚的态度换取患者的信任，也只有这样才能在发生医患冲突时起到积极作用，缓解乃至解决冲突。由于治疗结果的不确定性，当效果不如预期时，应及时地疏导患者家属的情绪，避免过激或过于消极的想法，造成不必要的损失。

（3）注重治疗效果的同时，也应关注患者心理上的细微变化，任何一个不利于治疗的消息，如果处理不当都有可能变成医患冲突的导火索，所以医务社会工作者不仅仅着眼于单纯的生理上治疗的效果，更应关注心理上的落差，并及时给予辅导与慰藉。

2. 从医方介入

（1）当医生提出治疗方案患者并未认同时，首先将此信息反馈给医务人员，与其共同协商治疗方案，在确认治疗方案确实符合患者病情的前提下，医务社会工作者可以运用自己的专业知识帮助患者理解医生的用意，或给患者提出公平的就医办法，供其选择考虑。

（2）当在了解到患者认为自身的权益受到侵害时，应及时反馈给医方，医方应反思自己的诊疗行为，并为此对患者及其家属进行解释。由此，可以在一定程度上避免过激行为的发生。

（二）开展小组活动，营造良好的就医氛围

具体进行小组活动时，可根据患者的不同需求将其分到性质不同的小组中。通过医务社会工作者的策划与引导（如游戏、各种集体活动等），使成员彼此分享自己在就医过程中遇到的问题及获得的经验，并提供情绪上的支持，以协助改善并解决他们所遭遇的问题。

主要可以采用以下形式：一是开展医院知识普及小组。这主要是针对新住院的患者及家属，让他们对医院有一个新的认识，了解医院的运行状态，此时，医务人员和医务社会工作者也会参加到小组中来，这样既可以解答患者关于医院、医务人员的各种疑问，又可以明确医务社工在医院所扮演的角色。二是开展专项知识讲座小组。将患相同疾病的患者聚集起来，由医学专家向其讲述，患者可以更加清楚地了解自己病情，更好地维护自己的身体健康。三是建立沟通小组。这个小组主要是给患者一个向医院提出异议的机会，在具体的诊疗过程中，医院、医务人员可能无法做到面面俱到，但如果患者定期提出合理的意见，那么医院、医务人员就可以适时调整自己，更好地服务于患者。四是建立模范榜样小组。这里的小组成员包括所有的人员，主要是定期表扬那些在自己岗位上做出突出贡献的人。患者在医院就医期间，可以根据自己的实际情况来帮助医院改进各方面的建设。这样一来，医院的整体风气就会变好，从而推动医院全面发展。

（三）开展社区义诊，进行疾病预防知识宣传和心理问题疏导，加强医患联系

社区义诊需要医生和医务社工之间紧密的合作，在社区中医生和患者的交流，可以很大程度地缓解患者就医的紧张性。医务人员介绍当前流行的疾病，也能让广大民众及时了解，并提前做好预防。心理压力大的患者可以通过与医务社会工作者之间的交谈，舒缓自己的压力，找准自己的位置与方向。同时，医学专家也可以公布医院的一些惠民措施，让民众及时就医，做到"能看病，看好病"。

第三节 医务社会工作者在医患沟通中的特殊作用

目前,由于医患之间信息的不对称和沟通的不足,可能产生医患矛盾,医务社会工作以其独特的功能性和专业价值介入医患沟通,这是医患关系现状的需要,也是社会发展的一种必然选择。

在临床工作中,基于医务社会工作者所具有医学背景知识及社会工作技能与方法,他们既可以帮助患者及其家属适应医院的新环境、解决因疾病而产生的各种心理、社会问题,又可以帮助医务人员获取更多患者及其家属的情况和疑问,努力寻找解决问题的途径和方法,使双方做出切合实际又能改善沟通的改变,促进了双方的理解,切实维护双方的合法权益,预防和减少矛盾的发生。因此,这种独特的复合型知识与技能的结合可以在患者与医务人员之间架起一个沟通的桥梁,促进了医患之间的良性互动,从而推动医患关系朝着公正、和谐的方向发展。

一、医务社会工作者在沟通中的角色

医务社会工作者在专业服务过程中扮演着多重的角色,其中很重要的就是中介者,即在医院、医务人员和患者及其家属之间发挥医患双向沟通的纽带作用。根据具体的工作内容和不同的工作职责,可以分为以下几种角色。

1. 倡导者 及时发现、评估及回应医疗系统中特定人群的潜在需求,为营造良好的就医氛围做好充分的准备。

2. 组织者 根据前期所了解的信息和得到的资料,策划、筹备并实施项目方案,使其按照计划有序、顺利地进行。

3. 协调者 协调项目相关人员及机构间的关系,避免可能出现的沟通障碍。

4. 资源整合者 发现并整合项目所需的各种潜在资源和现实资源。

5. 使能者 即:社会工作者运用自身拥有的专业知识和技巧调动服务对象自身的能力和资源,发挥服务对象的潜在能力,促使服务对象发生有效改变。通过培训及项目实施,提升医务人员的沟通能力和技巧。

6. 促进者 通过提供交流互动平台,促进医务人员与患者及其家属的相互交流,建立医患信任关系。

7. 观察者 观察计划方案具体的实施过程,及时发现问题并进行调整改进,评估项目目标的实现程度及项目的意义。

二、医务社会工作者介入医患沟通的策略

目前医患纠纷不断升级,医患沟通的重要性逐步凸显,医务社会工作者以其"以患者为中心"、"助人自助"的专业理念,运用社会工作专业方法,一方面帮助患者及其家属适应医院的新环境、解决因疾病而产生的各种心理、社会问题;另一方面对医务人员进行协助与监督,充当医患之间的桥梁与中介,促进了医患沟通,在一定程度上预防医患纠纷的发生。

1. 对患者及家属的沟通介入:个案辅导模式

个案强调面对面的专业服务活动,此方法的实际应用具有一整套的实施流程和操作步骤,首先要以患者需求为导向,对患者及其家属开展调研摸底,了解其医疗需求;其次了解其基本情况,分析和评估目前遇到的问题,为制订更加具有操作性和针对性的方案提供翔实资料;再次按照需求评估的情况,对患者及其家属的需求和问题进行归类和筛查;最后针对有特殊需求的服务对象制订服务方案,提供个案辅导或个案管理服务。与此同时整合医疗资源,鼓励患者及其家属主动积极咨询,并改善他们与医务人员沟通交流的技巧,提高他们的人际交往和解决

问题的能力，提升服务对象治疗康复的信心和社会适应的能力。具体实施内容包括：

（1）提供患者一个安静、友善、信任的沟通环境。

（2）认真倾听患者对病情的叙述，以此舒缓患者紧张、焦虑等负面情绪，并让他们感受到被他人重视与关注。

（3）了解患者及其家属的医疗需求，通过与患者及其家属的谈话，了解他们的真正的医疗需求，将其反馈给医务人员，以期避免无谓的猜疑和误解。

（4）协助他们对治疗措施和疾病的深入了解，解答疑问，有效预防医疗纠纷的产生。

（5）耐心为患者解释病情，医务社会工作者可采用通俗的语言向患者解释病情和治疗方案等，促进患者对医生的认可和信任，建立互信合作的医患关系。

（6）为患者提供心理咨询和情绪疏导服务。患者的不良情绪往往会导致治疗的失败，医务社会工作者辅以相关的心理咨询与治疗活动，可以调动患者在疾病预防、治疗和康复中的主观能动性。

（7）为患者及其家属提供家庭与社会康复方面的辅导。患者不仅受到疾病本身的困扰，还会受到来自家庭、经济、职业等各方压力。医务社会工作者除了开展后续的家庭康复治疗工作以外，还可通过走访、座谈、康乐学习等不同的互动形式，帮助患者进行心理、生理、职业的复建，使其重新适应社会生活；同时，与患者的工作单位协调，延续其职业或给予其经济上的援助。

（8）协助患者利用法律武器维护自身权益，特别是保护患者在病情的诊断、检查、治疗等医疗过程中的知情同意权和自主决策权。

2．对医务人员的介入：价值行为整合模式

医务社会工作基于现代医疗技术的发展，应更加突显社会工作对个体心理与社会功能的关注。在医院里，医务社会工作者所承担的义务是完成医学与社会学的对话，充当的是社会人的层面，是现代医疗团队中的重要主体。具体内容包括：

（1）利用与患者及其家属充分接触的机会，全方位了解患者的相关信息，包括其生理、心理、生活背景、社会关系、经济状况等，并进行评估，将结果提供给主治的医疗团队，以利于医务人员对患者的全面了解，减少医疗纠纷的发生。

（2）针对由于医方的原因而导致的医疗纠纷，医务社会工作者通过了解患者的真正需求，将其反映给医方，以促使医方提供有针对性的治疗，并不断促进医疗团队规范操作规程，改善沟通方式。

（3）在医务人员面对医疗纠纷处于负面情绪状态时，医务社会工作者需要为他们开展相应的个案辅导，通过有关道德伦理知识的专题辅导等，帮助其端正医德、医风以及良好的服务意识，贯彻"以患者为中心"的理念。

（4）面向医务人员的服务还体现在开展形式多样的培训活动，内容包括：

A．医德修养和业务能力培训，医务社会工作者运用面谈、辅导、案例分析等方式进行人文科学知识的学习，全面提升医务人员的人文素养，使医务人员重新认识到医学的"人性"与"仁性"，让医务人员意识到要同情、关怀、亲切、体贴患者。

B．对医务人员进行人际交往培训，不断提高医务人员的沟通技能，要让医务人员掌握沟通的核心内容，即相互传递的信息。医患之间交流的内容是由医患双方的特殊关系决定的，必须具有系统性、全面性、具体性、通俗性、及时性。沟通的信息应该包括以下几种：疾病诊断、治疗方案及其利弊和选择及风险规避、价格信息；患者的病情、变化及预后；重要检查的必要性、目的和结果；检查、治疗可能出现的意外情况；药物不良反应、副作用及可能发生的问题；病案知情文件、手术方式、同意书、并发症及防范措施；医疗药费情况等信息。

3．搭建沟通平台：小组工作方法　医患双方互动是和谐医患关系的基础。小组工作方法则是运用团体互动与协作的方式开展服务，医务社会工作者要充分调研，收集资料，积极倾听各方的意见，开展相应的主题小组活动，以此建立起医患之间的信任关系，为双方搭建沟通的平台。

（1）建立信任关系：医务社会工作者应发挥协调者和联结者角色的作用，在前期工作的基础上，通过设计小组活动，进一步推动医患双方建立联系。医务社工不仅承担着医患沟通的桥梁功能与作用，也承担着协调医师的部分工作，可以弥补医务人员因工作繁忙而与患者沟通不足的缺陷。

（2）实践沟通技巧：医务社会工作者可以鼓励医务人员采用所学的沟通技巧，在面对面的互动中再现诊疗情景并进行实践。通过组织一系列具有特色性、针对性、连贯性的小组活动，为医患双方提供互动的场合和机会，如沟通技巧的训练活动、角色扮演的活动、志愿服务活动等。这种实践可以有步骤、有计划地改变医务人员在医疗活动中的沟通误区，也可以让患者及其家属理解、体谅医务人员，转变对医务人员的偏见认识、错误认识等，由此加强相互理解与尊重，通过实际的互动行为来协调彼此的关系，改善医患沟通，形成良好的就医环境和风气。

（3）面对面的互动：医务社会工作者可以充当观察员就医患双方日常的医疗活动进行现场观察，了解基于信任之上的医患互动活动的开展情况，以不断调整和改善方法、技巧等，并将此为经验不断总结并加以推广。

复习思考题

1. 医务社会工作的内涵是什么？
2. 医务社会工作的内容与功能是什么？
3. 医务社会工作的工作方法有哪些？
4. 医务社会工作者介入医患沟通的策略有哪些？

【课外阅读】

1. 莫黎黎. 医务社工. 台北：桂冠图书股份有限公司，2001
2. 威廉·科克汉姆（美），杨辉，译. 医学社会学. 北京：华夏出版社，2000
3. 李增禄. 社会工作概论. 台北：巨流图书公司，2002
4. 荒川义子. 实践的医疗社会工作者论. 埼玉：金源出版株式会社，2004

（黄求进）

第十三章　构建健康型社会与沟通

社会的健康状态取决于组成它的个人的独立性，也同样取决个人之间的密切的社会结合。希腊—欧洲—美洲文化，尤其是它在那个结束中世纪欧洲停滞状态的意大利文艺复兴时的百花盛开，其真正的基础就在于个人的解放和个人的比较独立。

——美籍德国犹太裔、物理学家爱因斯坦

【社会案例】

《社会案例研究之二：三鹿毒奶粉事件》一文指出，"人文环境不良，社会诚信缺失，丧失良知，不仅是企业职业道德问题，也是一个政治问题"。之所以会发生如此恶劣的公共危机，与国人目前的社会人文环境现状一脉相承。举国上下，诚信缺失日益严重。既然我们的体制无法防患于未然，毒奶粉事件发生后自然需要头痛医头脚痛医脚，对奶制品加工业进行整治。但是毒奶粉事件难道仅仅局限于奶制品加工业吗？绝非如此。毒奶粉事件的发生其实并不局限于奶制品行业，而折射了整个食品加工行业现状，食品加工行业折射了各行各业现状，而各行各业折射了包括官商在内的各个社会阶层，各个社会阶层折射了社会生活的各个方面。遗憾的是我们的体制在官商网络覆盖下，很难就毒奶粉事件层层深入，进而对食品加工业开刀，并深入进行全方位全社会的跨行业整治，而只能是头痛医头脚痛医脚。因此，涉及其他行业的下一个公共危机事件仍然不可避免。

【案例分析】

上述一段话，分析了如今我们社会各个领域频繁爆发群体事件、暴力事件以及食品不安全种种问题的症结所在。近年来，有太多人质疑我们的社会，说，我们如今钱多了，生活条件好了，但社会却病了，不健康了，究竟是哪里出了问题呢？许多人无法说出问题所在；其实，不健康表现在方方面面，包括政治、经济、文化、科技、教育、生态等各个领域，各个领域的不正常和不健康，导致人们身心不健康，幸福指数下降，也阻碍着我们的国家奔小康。肩负着维护人类健康的医学卫生领域首当其冲病得比较严重，为此，我们提出和呼吁：从现在起，全社会要树立起一种新的科学的健康观，加强整个社会各个层面的沟通与协调，要努力构建健康型社会。

【案例点评】

何为健康型社会？北京大学叶文虎教授认为，健康社会，就是在涉及社会与人的关系时，社会秩序能"以人为本"，尊重人的尊严，尊重人对更有保障的、更好的生存的需求；在涉及人与自然的关系时，社会秩序能"以自然为本"，尊重自然，尊重自然的运行规律，并且善于将政府、企业、公众的行为协同整合起来，不断对"社会秩序"进行自我修正，让物质、信息、资金等各种要素在整个环境社会系统中通畅、快速循环流动起来；切实统筹"以人为本"和"以自然为本"，兼顾人、自然、社会的和谐发展。

第一节 科学健康观与沟通的关系

一、科学健康观的含义与时代意义

(一)科学健康观的含义

健康观是人们对生活方式、饮食、睡眠、运动、情绪、环境气候、养生、保健等问题科学合理的认识。

健康是人类生存发展的要素,随着健康观的深入,健康已不再仅仅属于个人,而是属于整个社会。根据世界卫生组织在《2000年人人健康策略》一书中指出的:"整个国家,而不是单单卫生部门承担政治义务,是实现人人健康所必不可少的"。党的十六届三中全会提出了"坚持以人为本,树立全面协调,可持续的发展观,促进经济、社会和人的全面发展"的科学发展观,这不但对我国卫生事业和人民健康事业具有重要的指导意义,而且在科学发展观的指导下,认真总结我国卫生事业的经验教训,吸收国内外医学研究的新成果,可使我国卫生与社会政治、经济文化紧密结合等诸多问题有重大的理论创新,这一创新结果就是科学健康观及以其为核心形成的理论和实践体系。

因此,科学健康观的基本涵义可总结为:"人民健康是由政治、经济、文化、生态及自然环境等多种因素决定的;人民健康水平是反映社会政治、文化及自然生态发展优劣的主要综合指标;促进人民健康,使人民健康在现有基础上达到最佳水平是执政党、政府及社会各阶层发展人类健康的主要责任及共同目标。要通过政治、经济、文化的协调、全面可持续发展和改革来促进人民健康,寓人民健康于政治、经济、文化之中"。社会一切部门,特别是政府部门要明确树立"以人为本、健康第一"的思想理念,促进人民健康事业的开展,努力防止工作过程中、工作结果造成的健康危害。

我国卫生事业近年来之所以取得这样优异的成绩,是党和政府认识到卫生事业是关乎国计民生、社会发展、社会进步和社会稳定的重大因素之一,进一步表明了健康是人的基本权利和全面发展的理念,从而把加强卫生工作、促进人民健康作为立党为公、执政为民的一项重要工作。

(二)科学健康观的时代意义

1. 科学健康观是解决人民群众最迫切需求的需要 经过60多年的建设,虽然我国卫生事业有了迅速发展,但是仍然存在人民的健康需要与现阶段医疗资源匮乏之间的矛盾,看病难、看病贵的现象虽在党和国家的大力关注下有所改善,但仍未得到较好解决,特别是在我国广大农村,卫生条件相对较低,设备落后,医务人员少,难以很好地进行预防保健、防病治病的工作。1980—2004年,我国卫生总费用由143亿元增加到7590亿元,其中居民个人负担的比重由21%增加到53.6%。居民看病贵的问题日益突出。因此科学健康观的确立与普及能较好改善相关问题,广大人民的思想也能得到一定程度的改观。我们需从科学健康观的角度认识健康在经济社会发展中的重要性,从而加大投资力度,解决人民群众迫切的健康需求。

2. 科学健康观是实现社会公正,构建和谐社会的需要 健康是人的基本权利,西方思想家把人的生命健康权作为人的天赋权利之一,我国《民法通则》也规定"公民享有生命健康权"。在市场经济环境下,贫富差距较大,导致人们对健康的认识和满足存在一定的差距。因此科学健康观的确立,能使人们更清楚地认识健康所涉及到的社会公平问题,为实现社会的公平、构建和谐社会提供科学指导及理论支持。

3. 科学健康观是实现医学目的的需要 医学的目的只有一个,就是防病治病,使人们过上健康长寿、幸福快乐的生活。为了这一目的,一代代医学工作者进行了艰苦卓绝的努力,使现代医学发展成为一个体系庞大、门类齐全的学科。但是,面对疾病的威胁,我们又时常感叹人类的无能和渺小，许多疾病还缺少有效的治疗方法。这些问题的存在一方面与医学发展水平有限相关，另一方面，目前医学在很大程度上还是医学工作者的医学，卫生系统的医学，还不是社会性群众性的医学，医学知识、理念、方法只是限制在少数专业人员的头脑里，限制在医疗机构内，广大群众医疗保健知识普及不够。许多宝贵的医学知识，行之有效、简单易行的治疗方法还没有被群众所理解和掌握。医学目标自然也就较难实现。

4. 科学健康观是真正实现预防为主方针、减轻医疗费用的需要　从长远角度来看科学健康观的完善和实施，可有效地从政治、经济、文化、环境、生态等方面促进人的健康，预防疾病的发生、发展，就可以深入到健康和疾病的本质领域，在更高更深层次上使预防为主的方针得到落实，可以在人民健康的上游领域筑起巩固健康、预防疾病的堤坝，使健康水平得到普遍提高，发病率、住院率、致残致死率大大降低，从而也在很大程度上减轻了医疗机构的负担，相应减少了医疗资源的使用。

二、健康观在沟通中的作用

1. 科学的健康观能够指导人们积极主动的沟通　科学的健康观作为提高患者住院适应能力和自我保健能力的一项措施，不仅是建立良好的医患关系的桥梁，促进患者得到良好的治疗和康复的手段，同时也体现了医护人员的自身价值，同时对于促进医院精神文明建设有着重要的作用。科学健康观的核心在于：人民健康是反映社会政治、经济、文化和自然、生态发展的主要综合指标之一，促进人民健康是执政党、政府及全社会的重要责任和共同目标，通过政治、经济、文化的协调、和谐发展和改革来促进人民健康，寓健康于政治、经济、文化发展之中，通过社会的和谐发展，构建健康型社会，促进人民健康。由科学健康观指导形成的新医学模式，更是一个从生理、心理、社会等诸多方面对健康的一个医学哲学的表达。

2. 科学的健康观能够帮助人们认识人的健康本质及所涉及的诸多层面，及时解决所涉及的各种问题　健康，作为人生存和发展的第一前提，既是人类发展的中心，也是人类追求的永恒话题和最高价值体现。健康观以人民健康为出发点和落脚点，是落实"以人为本"思想的最直接体现。健康作为大家所共同追求的目标和最高价值体现，总能架起各层次、不同民族、不同国家或地区、不同人种之间的沟通桥梁，而科学的健康观，更能有效促进健康的发展，也更能为世界各国各地区人民所接受和推崇。人与人的沟通不仅是维持和发展人际关系的纽带，同时也是个体生理、心理正常健康发展的基础和必要。因此健康观在沟通中起到极其重要的作用。

3. 科学的健康观能够提升国民素质引领健康型社会的构建　科学健康观的宗旨是构建党、国家、社会、与医学科学之间的有机联系，形成具有可操作性的社会——医学有机互动模式，把医学观点与要求上升到党与政府的执政理念中，从而真正发挥医学的健康功能，提供根本的社会医疗保障，为党和政府实现其立党为公，执政为民的理念提供新途径，为实现党和政府一切为了人民健康的目标找到一个新的出发点与落脚点，也使人民群众从享有的健康中体会政府执政理念的落实，又能从遇到的健康问题中对政府工作提出校正意见和反馈，从而实现党、政府与医学之间的完美结合，为形成新的健康型社会提供理论与方法。

科学健康观把一切为人民服务的立党、执政理念与为人民健康服务的医学目标有机凝结起来，使之真正取消科学之间的偏见和隔膜，形成真正的新科学体系。

我们可以提出这样的一个愿景：即我们可以不是世界上经济最发达的国家，但我们可以成为世界上人民健康水平最高的国家，因为以我国政治优势推广、实施的医学，将是低成本、高效益、好效果、有远期前景的医学新样式、新理论，对世界也有示范作用。新中国成立初期20年，我国卫生事业迅速提高的事实，既可以为之提供经验，也是这一目标能够实现的证明。我国卫生事业的最新实践与业绩，也给我们实现这一目标以新的信心和勇气。

4．科学的健康观能够把医学观念变成社会观念，进而发挥医学的功能和作用　科学健康观的核心就是把医学的理念、手段上升为法律、政策的理念手段，把医学的主张、要求上升为党和政府的主张、要求，把医学的观念变成社会的观念，进而发挥医学的功能和作用，最大限度地实现医学防病治病、促进人民健康的目的。而当医学的理念、手段到法律、政策层面时，人们医疗相关的法律意识也就自然形成，医务工作者的责任意识、职责义务也更加明确，进而指导其开展工作；对其患者及家属而言，政策法规的建立，更使其倾向于理性化维权或申述，对其医疗相关的知识也更加明了，能有效避免诸多因"不知道"而导致的医疗纠纷，使得医患间能达到有效健康沟通。

第二节　优良文化与健康

在西方，"文化"一词源于拉丁文 Culture，原意指农耕及对植物的培育，后来它的词义逐渐有了变化。第一个科学意义上的"文化"定义是英国的文化人类学奠基人泰勒给出的，他认为"文化或文明，就其广泛的民族学意义来讲，是一个复合整体，包括知识、信仰、艺术、道德、法律、习俗以及作为一个社会成员的人所习得的其他一切能力和习惯"。20 世纪 50 年代，美国文化人类学家克罗伯认为"文化"包括语言、社会组织、宗教信仰、婚姻制度、风俗习惯以及生产的各种物质成就，文化是人类独有的，是后天经学习获得的。前苏联有学者将"文化"定义为人们在社会发展过程中所创造的物质财富与精神财富的总和。

近年来，国内学者对"文化"的众多定义中，有两种观点值得注意，一种是将文化分为硬文化与软文化，硬文化就是物质文化、物态文化；软文化就是方式文化、精神文化。另一种是将文化分为三个层面，即外层的物文化，是人为的"第二自然"；内层的心文化，即价值观念、思维方式、审美趣味、道德情操、宗教情结、民族性格等意识形态、文化心理状态；中层的物心结合文化，即理论、意蕴、制度、政治组织等。

综上所述，我们可以从广义和狭义两个角度来定义文化：广义的文化是指人类创造的一切，可归纳为物质文化与精神文化两类，从广义的文化来看，它是由以物质财富和精神财富的形式表现出来的文化产品。狭义的文化专指精神文化，即人类精神财富的总和。

一、影响健康的文化因素

（一）文化与健康的关系

文化对人们健康的影响具有广泛性和持久性。一方面，文学、艺术、教育、道德规范、风俗习惯、宗教信仰等文化因素对健康的影响并不仅仅局限于个人，而是整个社会人群；另一方面，文化对人的思想意识、观念的影响和作用一旦产生，就会形成固定思维模式或生活习惯，在短期内不容易消失。因此，文化因素对健康的影响可以贯穿于人的一生，甚至几代人乃至更长的时间。

人类的健康是社会发展的重要资源，健康、高素质的劳动力是生产力的重要组成部分，是社会经济建设和发展的重要保证。如果社会基本劳动力始终受到疾病的困扰，不但不能在经济建设中发挥应有的作用，相反还会给社会带来沉重的经济负担，严重的还会直接威胁到整个社会的稳定和发展。社会中的个人文化教育程度或文化素质越高，越注重维持自身身心健康，越能深刻地认识卫生保健的意义，更好地掌握卫生保健知识和方法，自然"免疫"不良习俗文化、谣言以及迷信活动，从而达到身心健康。

现代经济学认为，各个国家的经济发展机制都是类似的。但是所有资源的开发与利用都要依靠人力资源，所以，对人的健康进行投资，不仅是经济发展的大势所趋，更是具有非常高的经济效益的投入。人类历史上几次经济的巨大腾飞，包括美国 20 世纪初期经济的腾飞、英国工业革命、中国改革开放，都是以公共卫生为基础的人力资源作为后盾的。芝加哥经济史学家、诺贝尔得主福格尔（Fogel）的研究也显示，在英国过去近200年的发展阶段里，有接近于30%的家庭收入增长是因为健康状况的提高而带来的，换算成家庭收入的增长，相当于人均每年收入上涨1.15%左右。因此，健康水平越来越成为衡量一个国家经济发展的重要指标。

（二）影响健康的文化因素

一般来说，影响健康的外在因素大多为自然因素和社会因素。自然因素主要是指自然界中的一些物理、化学、生物，特别是病原微生物等物质性的因素。而社会因素则包括政治、经济、文化等方面的因素。文化因素是指社会在某个时期内的文化质量状况，包括社会文化的发达程度、人民所受教育的水平及社会道德的进步情况等，这些因素都深刻地影响着个体和群体的健康。

从文化属性上讲，影响健康的文化因素主要包括：文化的发达程度、文化教育程度、社会文化意识三方面。一般来说，物质文化越发达的国家或地区，其观念形态的精神文化也会随之更加繁荣；而精神文化的繁荣又会促进物质文化的发展，进而也导致了身心健康的发展。人们受文化教育程度，也在一定程度上决定了人们的健康价值观水平。因此，一位社会公民受文化教育的程度将对整个社会健康水平产生很大的影响。

从社会意识上来讲，社会意识是人们认识客观世界的产物，是文化素质的重要组成部分，是一定的社会、政治、经济、文化状况在人们大脑中的反映。社会意识包括哲学观点、宗教信仰、社会习俗、政治法律观点、道德规范、文化艺术作品及科学技术等，是构成人的生活、生存所不可缺少的精神空间或精神环境。

根据医学标准，又将有助于促进健康的文化称为优良文化，不利于健康的文化称之为次劣文化。

1. **优良文化**　优良文化是指能够促进人们身心健康，维护社会和谐稳定的文化，如我国尊老爱幼、尚礼崇德、勤劳勇敢、诚信道义等，都是有利于促进个人和社会和谐的优良文化。

（1）优良民族传统文化对健康的影响：优良的民族传统文化多是结合了当地地域特色、人文习俗，经历了千百年的凝练和调整，最后形成的一种最有利于人们生产生活的文化氛围，因此，在很大程度上有利于人们健康的发展，并与之共同发展改进相辅相成。

（2）创造性的优良文化对健康的影响：创造是指创新和发明，制造出前所未有的事物，是非自然变化能达到的变化水平，创造的过程不单单是一个心理或智力的过程，而是一个与人类社会共同存在的工艺过程。正是由于创造性的文化，导致了文化产物的丰富性、高级性，使自然物质产生了飞跃性发展，使世界呈现出多样性，社会呈现出复杂性，从而更有效地促进健康的发展。

2. **次劣文化**　所谓的次劣文化则是指与社会道德公义相背离的，不利于人群身心健康，不利于社会政治经济和谐发展的文化。进入21世纪以来，出现了很多光怪陆离的次劣文化，在很大程度上造成了社会的不和谐，给社会稳定与发展造成了极大的困扰，如艾滋病的传播、青少年妊娠、家庭暴力、吸毒酗酒等，无论对于个人还是社会的发展，都是非常不利的。

（1）不良思想意识对健康的影响：思想意识的核心成分是世界观，它决定着人们的其他观念的形成。而人的观念形成，一方面来源于个人的社会生活经历和实践，另一方面则来源于社会文化传统。因此，由某种观念带来的健康问题也表现出个别性和社会倾向性。在不良的社会道德观念和不良的思想意识支配下，就会出现社会病态现象和健康问题——社会病，这种问题是影响人群健康不容忽视的重要因素。

（2）不良风俗习惯对健康的影响：风俗习惯属于传统文化，它是人们在长期的共同生活中约定俗成的，风俗作为历代相沿而形成的规范文化，风俗习惯已经成为一种无形的力量，约束着人们的行为，从而对人群健康产生影响。不同的风俗习惯对健康的影响有着很大的不同。良好的风俗习惯对健康无疑有着积极的影响；而不良的风俗习惯则可能导致不良的行为出现，这些不良行为将直接危及人们的生理和心理健康。因此，具有局限性或时代性的一些不良风俗习惯时常对健康产生危害作用，如中国早年妇女的缠足活动，使足部变形；澳大利亚土著人以皮肤有裂痕为美，他们不惜用石头或贝壳割破皮肤，然后涂抹上泥土，人为地使其感染而形成更大瘢痕等，都是一些不良的风俗习惯，这些都是以损害健康为代价。

(3) 不良居住习惯对健康的影响：一般来说，居住环境对人的健康的影响是长期的、慢性的，不会在短时间内显现出来，所以时常不为人们所重视。但往往若干年后，当健康受到严重威胁时，才会去反思居住条件的缺陷。如阴暗潮湿现象、空气污染、家具辐射、噪声影响等等。此外，不良居住习惯还包括个人自身不良起居生活习惯。随着经济快速发展，人们的工作生活压力也越来越大，长期的加班熬夜、饮食无规律、体育运动的减少等等成为当代影响健康的重要不良生活习惯。所以，要保障人类生活有一个健康的居住环境，在外部条件方面，要求空气清新、阳光充足、住宅区的绿化好、安静等；就居室的内部条件而言，要求室内小气候适宜、光线充足、空气清洁、布局合理、安静整洁、具备相应的卫生设施，有合理的人均居住面积；就个人习惯而言，需要适当运动、按时作息、正常生活饮食等。

(4) 现代时尚品过度使用习惯对健康的影响：随着生活节奏的加快，生产效率不断提高，手机、电脑、网络、家用电器、汽车等日常现代消费品广为人们所用，然而过度地使用这些物品也会对健康产生极大的危害。第一，如汽车代替了步行，使人的日常活动大大减少，心肺功能下降，进而导致一系列疾患的发生。第二，手机、电脑、电磁炉等电器设备的过度使用，时常富集这些设备散发的少量"安全"电磁辐射，使得原本无害的设备成为导致肿瘤、神经性头痛、抑郁暴躁、生育能力下降、儿童异常发育的"元凶"。第三，为有效提高生产效率，时常多种现代时尚品重复使用，经常导致精神压力过大，进而出现失眠、头痛等症状，严重影响身体健康。

(5) 个人不良行为习惯对健康的影响：个人不正常的行走和坐立姿势也时常成为影响健康的重要行为习惯。按照生物力学理论可知，一些不良姿势，常常引起一系列的生物力学改变，使原来最为经济有效的生物结构发生变化，进而出现颈肩肌肉疼痛、条索痉挛、关节疼痛、骨化等，最终导致严重的运动功能障碍，影响健康水平。人们在行走时放松双肩，保持颈部直立，挺胸收腹，这样可以减少许多疾病的发病率。

二、文化医学的任务与健康沟通

文化医学，顾名思义，是一门基于社会现有精神文化和物质文化的医学分支学科，是从文化的角度来解读和研究临床医学中出现的种种问题，研究文化和社会健康之间的关系，通过文化的角度研究医学的发展与问题，以期用文化的思想解决医疗领域出现的种种难解的问题。医学，特别是现代医学，作为一种以认识、预防、治疗人的身心疾病为手段，以恢复、保持和增强人的身心健康为目的综合性知识体系和实践活动，更是一种社会建制和社会文化现象，因此，文化医学作为社会文化的一重要组成部分，就必定与物质文化、制度文化以及意识文化密不可分。根据这三方面的划分，文化医学的研究任务就主要集中在这三方面与医学问题相结合的范围之内，因此可将其归纳为以下3点：

1. 倡导积极的健康观　传统的健康观认为"无病就是健康"、"身体好就是健康"，这些观念都是非常消极或片面的，现今已经不能满足人类对健康发展的需要，并且与现代预防医学的宗旨及理念相矛盾。因此，新的健康需求呼唤新的健康观，新的健康观又刺激新的健康需求，而新的健康需求和新的健康观，都需要新的文化医学环境。相反，新的文化医学氛围也能大力提倡和推广积极的健康观念。

2. 促进医学模式转变　从医学产生至今,每一个时期都有一种起主导作用的发展模式,从认识论上看,医学模式不仅是不同时代医学科学总体特征的反映,更直接体现着那个时代的医学思想和医学观念;从方法论上看,医学模式不仅影响和决定着人们对医学研究对象的思维方式,而且成为人们自觉接受和遵循这种模式的基本理念,用以指导对健康的认识与实践。生物—心理—社会医学模式的主导地位已为国际上绝大多数学者所肯定,并被广泛地运用于医学实践中,成为引领当代医学发展的基本模式。良性的、科学的医学模式对于提高人类的健康水平,促进医学发展是不可或缺的。医学发展的历史充分证明,医学模式本身就是文化医学发展的产物。

3. 有助于"社会病"的合理诊疗　文化医学是一种社会化的医学,是一种特殊的医学,它的任务还在于可以开展特殊人群的社区保健工作。这里所谓特殊人群是指老年人、婴幼儿、围产期妇女、残疾人及艾滋患者等高危人群。要做好这类人群的保障工作,必须有社区的广泛参与。开展"社会病"的社区防治工作,文化医学的重要特点在于其潜移默化的作用。良性的、健康的文化医学应该而且能够提出文化医学处方,即从文化医学的特点出发,为改进社会卫生状况,保护人类健康,提高人群健康水平提出科学的、可行的防治措施,为协助政府做好卫生决策发挥作用。

在文化医学特别是跨文化医学发展前提下,健康沟通显得格外重要。语言、文化、意识形态的健康沟通是文化医学能够顺利发展的重要保障。良好的语言沟通可以达到有效表达、激发情感、实现认同的效果。文化的通融,更能促进意识形态的高度一致性。健康沟通不仅能消除因语言障碍导致的一系列问题,更能从根本上了解不同文化背景,促进健康医学、健康观的形成,促进医护人员对患者,卫生管理人员对员工,卫生政策制定者对人民群众基本情况的了解和掌握,从而使得沟通双方能够更加明确地知道彼此的意图,以期达到双赢的效果,从而建立起和谐、良性循环的沟通环境,为文化医学的发展做出桥梁般的铺垫。

第三节　医患——健康型社会构建的重要角色

医患关系是整个社会关系中最重要的人际关系,因为,每个人都会生老病死,谁都很难一生中不去医院,医院是百姓与之发生联系最多的地方,因此说,医患关系不和谐,社会就难以和谐。

医患关系的特点:

从属　医务人员主动,患者被动,医务人员的权威性不受任何怀疑,患者完全听从医务人员的嘱咐和要求,患者完全受医务人员的管理。

参与　医师与患者的主动性等同,共同参与医疗的决定与实施,患者在医务人员的引导下,配合和自行完成治疗显得尤为重要。

服务　医师给患者的治疗完全被看作为医务人员对患者的一种特殊服务,医务人员需要进行的诸多治疗方式手段均需要给患者说明,患者有任何医疗相关疑问或咨询均需要医务人员进行解释。近年来,随着患者法律及医疗服务意识的增强,以前常见的"求医"、"从属"现象越来越少见,而"服务"关系的成分越来越多,并因文化水平、理解程度、医疗经济等原因造成紧张的医患关系不仅正在严重冲击着医疗市场,而且已成为社会不和谐的一个重要因素。医务人员不仅承担着医护的作用,同时也担当着管理者、沟通者、照顾者、代言者、保护者及教育者等多重角色,医患角色已成为构建健康型社会的重要角色。

一、医患角色冲突与健康

角色冲突（role conflict）这个概念首先是由 R. 默顿提出来的。由于个人在社会的不同群体中所处的地位不同，往往需要同时扮演若干个角色；当这些角色对于个人的期待发生矛盾，难以取得一致性时，就会出现角色冲突。角色冲突又可以分为角色间冲突和角色内冲突。角色间冲突往往与对不同角色提出不同的甚至矛盾的要求有关，由于个人不能同时满足所有这些角色要求，因此出现了角色之间的冲突。而角色冲突通常与不同群体对同一角色的体现者提出不同的要求有关。在现实生活中，每个角色都有一套行为规范，都要求角色的承担者去履行，而众多的角色都这样要求，一个人的精力与时间都是有限的，就可能顾此失彼，不能同时履行这么多角色，这就是角色紧张。因此，按照角色冲突的分类，医患角色冲突大致可分为如下几种：

第一，医患角色间冲突。随着现代医疗的要求，一名医务人员不再仅仅承担着医护工作，而同时扮演着多重角色，对患者而言，他们一方面是追求健康、渴望减少病痛的患者；另一方面是接受医务人员服务的"顾客"，他们更希望经济效益的最大化。当患者医疗经济效益不能很好地得到满足，特别是患者在接受服务不满意时——如花销高额医疗费用后，患者依然没有生还或治愈，患者时常感觉受骗，进而出现严重的医疗纠纷。此外，随着现代医学技术的进步，诸多医疗方法、手段在很大程度上不为患者所熟知，经常造成患者的曲解或不解；当医护任务加重、医务工作者素质水平或患者理解水平有限时，医务工作者就不能很好地充当其多重角色的身份而出现角色冲突，导致出现更多的不解或埋怨。当患者对正常的不良后果不理解时，他们蛮不讲理，甚至冲砸医院设施，殴打医务人员，造成医患关系紧张。

第二，医患角色内冲突。即角色内部权利、义务、行为三者之间的冲突，这也是医患信息不对等造成的一种现象。部分医务人员过分强调自己的权力，觉得自己"只看病不看人"，以施恩者自居，态度专横，无视患者的痛苦。相反，患者却认为医务人员是为人民服务的，救死扶伤是医务人员天经地义的职责，且医生为患者看病应该"以患者为中心"，过度强调医患服务关系，对医务人员提出过高的要求，狂妄自大。医患间出现信息理解的不对等，通常会造成行为与角色规范间形成矛盾，发生角色冲突。

因此，当我们遇到角色冲突时，从健康方面来考虑，一定要有所取舍，集中精力扮演好相对更有价值的角色，另外要消除角色冲突对人的心理造成的不利影响，还要加强个体扮演各种"角色"的协调能力。当然有些角色冲突难以调和，此时个体自身的协调作用就变得无能为力。在这种情况下，个人应该明智地从过多的角色中解脱出来，把时间和精力运用于自身更有价值、更能胜任的角色上来。对于医务工作者而言，能否更好地胜任多重角色，不仅要有高深的专业素质、扎实的技术，更需要有良好的政治素质、心理素质及广博的人文素质。我们应该采纳适应新时代发展的理念，加强医护人员人文素质的培养，加强人文科学知识的学习并应用于医患沟通中，达到构建健康和谐医患关系的目的。

（一）医患角色冲突

在现实社会生活中，处于一定社会地位上的个体通常都不只扮演一种角色，而要同时扮演好几种角色，这是由社会地位的特点和社会生活的多元性决定的。1957 年由罗伯特·K. 默顿在《社会理论和社会结构》一书中提出角色的概念，指围绕着某一社会地位形成的一组角色。这一概念表明了角色的复杂性，它包括两种情况。

1. 多种角色集中在一个人身上，如一个人同时承担着母亲、医生、主任、工会会员等多种角色。它主要强调一个人的内部关系。

2. 不同角色的承担者由于特定的角色关系而联结在一起，如在医院里，医生、护士、患者、患者家属等聚合在一起形成角色丛。这种角色间的网络关系形成角色结构。

社会地位是社会结构网络上的一个"节点",它与其周围的其他"节点"彼此相连,共同组成社会系统,而该社会系统的主体便是占据这些"节点"的个体,即角色。社会是一个彼此密切联系的系统,这种联系是通过角色的互动进行的,即每一个角色都要和与之相关的其他角色发生联系和互动。

与此同时,社会生活有时是多元的。所以,可以把角色丛定义为与一个特定的社会地位相关的所有角色的集合。每一个角色都有着自己特定的角色丛,该角色丛中与之发生互动的角色伙伴对他都有着一定的角色期望。当这些期望彼此出现矛盾或个体对过多的角色期望难以应付时,就会产生角色冲突。

(二) 角色冲突与健康

角色冲突是个人紧张的一个源泉,因为角色冲突常常会导致"角色超负荷"。研究证明,体验到角色超负荷的人会心跳加速,胆固醇增高。美国社会心理学家米德把这种现象称为"角色紧张"。角色紧张对社会及个体的身心健康都非常有害,负面影响很大,冲突会导致个体和社会都不健康。因此一旦产生冲突,就应当设法消除。美国社会心理学家古德认为,个体首先应该从许多角色中挣脱出来,把时间和精力用到那些对其更有价值的角色上。那么,根据什么来决定角色的取舍呢?古德认为应该从以下3个方面去考虑:①该角色对个体的意义;②不扮演某些角色可能产生的积极和消极的结果;③周围的人们对拒绝某些角色的反应。

因此,当我们遇到角色冲突时,从健康方面来考虑,一定要有所取舍,衡量角色对自身和对社会的意义,集中精力扮演好相对更有价值的角色。

二、医患应成为健康社会构建的推动者

健康型社会的建立实际上是执政党、政府与医学之间完满结合的结果。把医学的观点上升到与执政党与政府的立党、执政的理念高度上去,真正发挥它的健康功能,为社会、人民提供健康医疗保障,有效贯彻落实执政党和政府"立党为公,执政为民"的理念。而作为医疗主体的医务人员与患者,使之成为健康社会的有力推动者,且医患的和谐也更成为健康社会评价的有力标准。为此提高医疗服务水平、增强医疗信息的公开透明及医患间的有效沟通从而达到有效解决医患角色冲突成为建设健康社会重要途径。

首先,医者要树立"以人为本"、"以患者为中心"的医疗服务理念。目前部分医务人员仍存在"看病不看人"的观念,而大多数患者对"医"的盲目崇拜,突出"医"的权利,强调"求医"的观念,也进而助长了"医"的态度蛮横,造成医者角色心理畸形发展。做到"以人为本"能够有效促使广大医务人员转变思想理念,主动尊重和维护患者的权益,真正体现"以患者为中心,以质量为核心"的服务理念,实现医患关系的正常化,推动健康型社会的构建。

其次,医疗机构要增加沟通渠道,做到医疗信息的公开透明,充分落实患者的知情权和选择权。从医患沟通的时间、内容、沟通方式等方面都认真地执行。医院积极创造条件,采取多种形式和措施,做好患者从入院到出院全过程的医患沟通服务。医院通过设立公开专栏、电子大屏幕公告栏、网站、电子触摸查询装置、查询电话,编印、发放各类资料,建立院领导接待日制度、设立院务公开投诉信箱等途径,将医疗服务信息进行公开;及时公布医疗服务价格、医疗服务费用,严格执行门诊费用清单、住院费用一日清单制度和费用查询制度。提高医院服务的透明度,畅通医院与患者之间的沟通渠道,密切医患关系。

再者,患者也要做医患和谐的推动者。我们是一个智慧的民族,无论多么复杂和困难的问题都成功地解决过。医患和谐需要政府、社会各界和媒体、医务工作者和患者共同努力。当前,需要大家共同创造和谐的氛围,少指责多理解、少抱怨多帮助、少对立多团结、不利于和

谐的话少说、不利于和谐的事少做。这不是不需要批评和揭露，而是要多思考我们的言行是否有利于医患和谐。人民大众的健康需要医患和谐，医务工作者的价值实现需要医患和谐，社会的安定团结需要医患和谐。医患都不要再增加对立情绪，强化不信任和加深不理解。切实从我做起，从细节做起，多想想能为医患和谐做什么，多考虑对方的感受，从多方面帮助对方，一步步改善医患关系。

第四节 沟通与健康型社会的构建

一、健康型社会构建与健康型医院建设

（一）健康型社会构建

1. 健康型社会指一个稳定有序、高度和谐的社会。人有良好的身心状态和社会适应能力，人与人、人与自然、人与社会以及经济、政治、文化等达到了良性互动、健康发展，具有较强的抵御各种自然和社会灾难的能力，能够较好地满足人的生理、心理安全以及自我实现等基本需要为社会发展最终目的一种社会状态。从理论上说，健康型社会是一种理想状态，它是人类一直追求的一种和谐社会的类型，同时它又具有现实性，正是由于绝大部分社会成员的健康观念和健康行为才促使现实社会的正常运转。所以，健康型社会将是极具先进型、科学型、舒适型、资源节约型的和谐社会。

2. 健康型社会的建设，是由每个社会个体的健康状态所决定的。健康的社会人群共同维护着整个社会的有序、健康、和谐发展，使整个社会的功能发挥到最好。伴随着人类社会历史的发展、人类对自身健康的愿望的追求、人类同疾病做斗争的历程以及医学科学技术的不断进步、人类认识的不断提高等，健康型社会的建设必将成为一种趋势和必然。

3. 健康型社会并不是一种社会的转型，而是在社会发展中坚持以人为本，以人的健康为中心，逐步形成科学的健康观，并在科学健康观的指导下形成的社会。在这一社会中，健康是一个国家发展的重要目标，且成为一种有利的社会资源。健康型社会的形成是一个巨大的社会系统工程，不单是医疗卫生机构内部的事情，也是全社会各行各业的事情，既需要建立疾病的社会防治体系，更需要社会的各个部门、各个系统的共同努力来达到健康的宗旨。一方面，每个人需要从自身做起，努力改变不利的生活、行为方式，消除疾病所产生的社会根源，逐步提高现代人的健康水平。另一方面，通过国家、政府政策上的大力支持，积极开展相关的学术研讨活动，并充分发挥媒体的作用，联合社会各阶层、各部门共同努力，形成正确的理念和强大的社会舆论，为健康型社会的形成提供正确的理论导向，进而为形成健康型社会运行和实施提供有效的社会支持。

4. 健康型社会的形成和建设，不仅仅表现在具体实践层面上。通过对健康型社会的概念、体系做相应的研究和探讨，找寻健康型社会形成的历史起点和历史发展的必然性，及其形成的逻辑起点和发展的现实依据，并审视它与国家一系列路线、方针、政策是否一致，与医学发展的现实整体水平是否相适应，与社会的政治、经济、文化的发展状况是否相协调，能否在现实的社会中操作和运行等。探讨、论证这些基础性的理论是保证健康型社会正常健康发展的前提，只有理论上的完备、逻辑上的严密，才能为最终实施建设提供明确、具体的指导。

5. 建设健康型社会是党和国家努力追求的目标。尽管我国在理论上并没有明确提出建设健康型社会，但是我国具体从实际中已经开始了建设的步伐。从我国卫生改革与发展的目标中，从关注人民群众身心健康的实际行动中，从举国力量抗争重大公共卫生事件中，都实实在在地表明了建设健康型社会是党和国家努力追求的目标。在构建社会主义和谐社会中，也必将

建设成世界上最大的健康型社会。随着我国"坚持统筹兼顾，以人为本，树立全面、协调、可持续的发展观，促进经济社会和人的全面发展"的科学发展观的提出，作为一个正常的、完整的社会人所需要的健康问题必将得到解决和满足。但前提是，必须治理政治上的腐败、经济上的犯罪、文化的低俗低劣、生态的破坏等不正常、不健康，严重阻碍健康型社会构建的状况，无论是经济、政治、文化、生态等发展都必须保持彼此和谐的状态，从而才能有效促进健康型社会的建设。

然而，任何一种社会的形成，都是建立在一定的社会意识形态基础上的，观念是行为的先导，健康型社会的形成，首先应依据一定的健康观念，科学健康观的提出和逐步形成，正顺应和促进了健康型社会的建设，这一观念一旦被党和政府以及全体民众所接受，即会成为健康的行动指南和行为准则，健康社会也就会逐步形成。

（二）健康型医院建设

当健康型社会构建后，作为健康型社会的主题——健康，必将成为衡量健康型社会发展优劣的重要指标。医疗单位作为健康的后盾或主要维护者，也势必成为发展的主要内容。因此，健康型医院的建设也就极具实际意义。

健康型医院指在科学健康观的指导下实践"以人为本"，把维护人民健康作为主要目标的医院模式。以人民的健康作为首要目标的健康型社会的建设并不是一蹴而就的，更不是仅仅作为理论层面的研究探讨就能解决实际问题的，它更需要从实际层面出发，付诸具体行动。健康型医院作为健康型社会建设的有效社会支持系统，直接与人民的卫生事业相关联，有效保障人民健康利益。

目前，我国人均享有医疗资源匮乏，医疗服务能力、条件和质量均不高。随着我国经济基础的快速发展，国家加大了对医疗卫生事业的投入力度，在科学发展观的指导下，以人为本的思想观念深入人心，人们对健康有了更大的需求。为有力保障人们健康水平，通过增加对人民健康的投资，切实解决公共卫生资源和基本医疗服务存在的问题，努力打造和谐健康型医院成为健康型社会建设行之有效的重要途径。

二、健康的医患沟通是健康型医院建设的重要组成部分

和谐的医患关系作为健康型医院的主体，成为其建设的重要组成部分。健康的医患沟通能科学指引患者诊疗疾病，使医患双方达成共识并建立合作关系，达到维护人类健康，促进医学发展和社会进步的目的。如前所述，医务人员，除了要有高尚的医德、精湛的技术外，良好的沟通亦同样不可缺少。健康的医患沟通往往能化解许多医疗纠纷，和谐医患关系，从而进一步提升医疗质量，促进疗效的提高。我国《医疗事故处理条例》中明确指出，医生"应将患者的病情、医疗措施、医疗风险等如实告知患者，及时解答"。从法律上确定了医务人员负有让患者了解病情的义务，并且强调加强广大医务人员转变服务理念，克服传统的"只见疾病不见人"的生物医学模式，转变为"以人为本"、"以患者为中心"的现代和谐社会的健康医患关系。增强医护人员的责任意识，有效保证医疗质量、加强医务人员与患者的沟通，提高患者和家属对疾病发生、发展过程和预后、医疗护理合理性、可行性、预期效果以及风险性的认识，取得他们对医疗服务措施的配合。

当前临床上75%～80%的医患纠纷都是由于医护人员与患者沟通不良和沟通障碍所致。医患之间沟通不畅，双方不能换位思考，沟通不到位，也就无法解决医患关系中的信息不对称问题，信息不对称又客观上扩大了自律的空白，加剧了道德风险。而医务人员对患者或家属提出的要求没有及时给予恰当的解释，忽视了患者的知情权，也将导致潜在的纠纷隐患。医患一定要加强沟通，沟通不仅能消除医患之间的隔阂，更能在一定程度上缓解痛苦、帮助治疗疾患。有研究表明，目前我国影响医患沟通的主要因素是医务人员工作任务繁重，顾不过来与患

者说话。由于我国人均医疗资源还是相对匮乏，医务工作者的医疗任务还是比较繁重，这极大地影响了医者耐心细致地与患者进行沟通，出现患者的不满意，进而医患关系紧张。这在很大程度上限制了健康型医院的建设。因此，要加强从政治上的指导、经济上的投入、文化上的教育，适当减轻医务人员的工作任务，加强医务人员的培训和指导，增强其责任感和荣誉感，热情耐心对待患者，进一步提高医务工作者医疗技术水平；通过促进医患健康的沟通协调，增进新型的健康医患合作互信关系，构建和谐健康医院。

三、健康型社会的重要指标——医患和谐

如前所述，健康型医院的建设作为健康最根本的保障，能较好地满足人民不断增长的健康需求；而医患关系是否和谐又成为评价医疗卫生领域发展水平的重要指标。健康型社会发展的最终目的就是要服务于人类，促进人类德智体美能全方位健康发展，最大限度地满足人们健康的需要。目前许多国家把人民的健康保健水平看作是评价一个国家政府执政能力或社会发展程度的一个重要标志。2003年，突如其来的SARS危机，暴露了我国长期以来公共卫生建设方面的缺欠，也充分显现了健康对经济社会发展的重要性。

作为社会个体的健康，既有生物属性的一方面，也有社会属性的一面。其生物属性主要指一个人没有疾病的困扰，机体各个系统、器官功能状态良好，心情愉悦，情绪稳定；社会属性指一个人能够认识到自身社会价值和职责，能按照基本的社会规则和秩序生活、工作和学习，讲道德、讲法理。只有兼顾了健康的这两个属性，确立了科学、正确的健康观念，才能产生健康的行为，才能实现真正意义上的健康。作为健康型社会的主体——医务工作者和患者，除了生物属性上的健康外，能否建立和谐的医患关系则更是评价其健康社会属性的重要指标。随着现代社会—心理—生物医学模式的建立和发展，服务健康的对象逐渐向整体的人转变。因此加强医患沟通、促进医患和谐，可以更好适应现代医学发展的需要，更好地促进健康型社会的建设。

在一定程度上，影响医患和谐另一重要因素是医疗经济矛盾。经济的发展或增长不仅是社会发展的重要目标，更是社会发展的有力保障。我国自改革开放以来，经济发展速度持续增长，人民生活水平及医疗投入力度加大，尤其是医疗报销及对社会低水平收入人群的医疗保障方面。因此，随着经济水平的发展，医疗经济矛盾也必将随之减少，医患关系也将在很大程度上得以改善，医患和谐之势必将形成。

医患关系是一种人际关系，中华民族在这方面具有丰富的智慧，我们讲"和也者，天下之达道也"，"协和万邦"，"天地人和"，和谐和睦和气是中国人对人际关系的把握，也是我们改善医患关系的智慧。医患关系的形成是为了战胜疾病，医患是战胜疾病的共同体，医患和谐是人民健康的保证和希望。我们相信，在构建社会主义和谐社会中，通过医患双方的共同努力，我们会牵起双方曾经不信任的双手，让真情相拥患者与医生，让和谐重归门诊和病房。

复习思考题

1. 科学健康观的定义及时代意义是什么？
2. 健康观在沟通中的作用有哪些？
3. 影响健康的文化因素有哪些？说明什么是优良文化什么是次劣文化？
4. 说明医患角色冲突对健康的影响及医患关系的重要性。
5. 明确健康型社会的概念及健康型社会对健康型医院建设的指导意义。
6. 掌握医患沟通的重要性？掌握医患沟通对健康型医院建设的影响。

7. 掌握医患和谐的意义。

【课外阅读】
李恩昌，郭继志，等. 科学健康观与健康型社会. 北京：人民军医出版社，2011

（鲍作臣）

附录　相关法律制度

附录1

医院医患沟通制度

随着医学模式的转化和我国卫生法制建设的不断完善，人民生活水平、文化素质的提高和维权意识的增强，患者想要得到的医疗信息越来越多。因此，加强医患之间的沟通，既能提高患者对疾病诊疗全过程及其风险性的认识，减少医患之间由于信息不对称而产生的矛盾和纠纷，同时，又能增强医务人员的责任意识和法律意识，提高医疗服务质量，使患者及其近亲属学习到更多的健康卫生知识，破除迷信、增进医患互信、科学的战胜疾病。为适应新形势，保护患者合法权益、防止医疗纠纷的发生，维护良好的医疗秩序及广大医务人员的切身利益，确保医疗安全，化解医患矛盾，从更深层次上稳步提升医疗质量，特制定本制度。

一、执行对象

凡是医院职工在为患者提供的各种服务过程中都应当遵守本制度。

二、各岗位人员的医患沟通时机、内容及要求

医院所有工作人员除应主动、热情、礼貌、诚恳、语气平缓、满意回答患者及亲属提出的问题外，不同岗位尚需与患者及其亲属就以下内容进行满意有效的沟通：

1. 导医　以主动了解患者当前需要为主要内容并给予满意回答。

2. 挂号室　了解患者姓名、性别、年龄、住址、邮政编码、联系电话、职业、工作单位等内容。小儿患者还需要了解其监护人情况。

3. 门（急）诊首诊医师　门诊首诊医师依照《首诊医师负责制度》规定接诊。在接诊时，应根据患者的既往病史、现病史、体格检查、辅助检查等对疾病做出初步诊断，并安排其进一步诊疗办法，征求患者意见，告知起居、饮食、活动以及接受诊疗中的注意事项等内容，直至患者满意离去。需要进一步检查或治疗者应简述其必要性、依从性（诊疗活动带来的不便而导致患者依从接受的程度）以及花费情况，并指导或护送患者进入下一个诊疗程序。

4. 住院处人员　当患者办理住院手续、补缴预交款、进行结算、查询费用等情况时，住院处工作人员应当向患者介绍我院的物价执行标准，并说明费用发生的原因和记账流程，消除患方误会。如有争议，住院处工作人员应当主动与费用发生源工作人员联系，由费用源头给予沟通解释。如是住院处记账录入错误，应主动赔礼道歉。

5. 病区住院期间的沟通

（1）入院时沟通：病区工作人员无论是谁发现患者新来入住，均应主动、热情上前招呼，并联系值班护士予以接待。值班护士接待新入患者后，在安排病床以后及时向患者告知住院须知、注意事项、生活指南等内容，并帮助患者熟悉就餐、用水、如厕等事宜。确定经治医师、责任护士后应当告知患方经治医师、责任护士姓名、称呼，并在床头卡上予以注明。

（2）病区首诊医师：病区首诊医师依照《首诊医师负责制度》接诊。当班医师（含进修、实习、新毕业轮转医师）发现新患者入住护理程序尚未结束之前应主动与患者打招呼，告知住

院诊疗程序，消除着急、紧张情绪，取得患者配合，护理程序一经结束，当班医师即开始诊疗程序。接诊前先向患者介绍自己姓名，态度要热情、诚恳。首次病程记录书写完成以后应立即与患者及家属就初步诊断、可能的病因诱因、诊疗原则、进一步检查的内容、饮食、休息、注意事项等进行初步沟通。

（3）急诊入院患者应在护士办理住院的同时即应开始进行诊疗抢救等活动，并及时告知相关内容（诊断、危险、风险、最佳诊疗措施）以及书写危重告知书。危重告知书应由其近亲属或委托代理人签字并同意拟定的诊疗方案。

（4）由于风险、费用等原因患方不同意最佳诊疗方案时应拟定次选方案，并就患方不同意选择最佳方案而选择次选方案由患方签字认可。

（5）入院三天内的沟通：医护人员在患者入院三天内必须进行正式沟通。医护人员应向患方介绍疾病诊疗情况、主要诊疗措施、取得的预期效果以及下一步治疗方案、需要患方在哪些方面予以配合、以及患方对诊疗的意见体验等进行广泛沟通，密切医患关系。

（6）住院期间的沟通：包括病情变化、有创检查及有风险处置前后、变更诊疗方案、贵重药品使用、发生欠费、急危重随疾病转归的及时沟通、术前、术中改变手术方式、麻醉前、输血前以及超医保范围药品、项目等时机的沟通。以上情况沟通要及时，消除患方不良情绪对诊疗造成的不利影响。

（7）出院时：医护人员除正常出具出院证、出院记录外，还应向患方明确说明患者在院诊疗情况、出院医嘱及出院注意事项、随诊及随访时间。必要时应为患者出具诊断证明以及病历复印件。诊断证明盖章和复印病历应由经治医师负责办理。

6．医技科室及其他协助诊疗科室的沟通　包括放射影像科、超声影像科、内窥镜室、电生理室、功能检查室、检验科、病理科、细菌室、手术室、特殊治疗室、康复治疗室、针灸理疗科、其他门诊专科等。上述科室应主动热情招呼患者进入诊疗程序，说明注意事项，在本科室业务范围内回答患方提问，介绍诊疗目的。沟通口径应与申请医师口径一致，以免引起歧义而导致不良后果。绝对禁止上述科室超过专业执业范围回答咨询。必要时应进行了解患者病史资料的沟通。

7．药房　药房药剂师调配处方时应主动热情的做好窗口接待工作。处方存在问题时应向患者说"对不起，有个地方我看不清楚，我去问问医生，请您稍侯片刻。"征得患方同意后应主动找相关医师进行修改，不可让患者往返纠正。发出药品时应交待清楚每种药品的使用方法及注意事项，直到患者满意离去。

8．收费处　参照住院处执行。

三、沟通注意事项

1．沟通应力求使用表达贴切的通俗语言，注意既不能引起歧义，也不能引起患者不科学的幻想。

2．沟通要注意内容的层次性。要根据病情的轻重缓急、复杂程度以及预后效果，由不同级别的医护人员沟通。同时要根据患者及其近亲属的文化程度和要求不同，采取不同方式沟通。如已经发现纠纷苗头，要重点沟通。

3．对带有共性的多发病、常见病、季节性疾病可以进行集体沟通。

4．对于疑难、危重患者，由患者所在科室或小组共同与家属正式沟通；对于治疗风险大、效果不理想及预后不良者，应由科主任主持科内会诊讨论后由科主任为主集体与患者沟通。

5．对于在医疗活动中可能出现问题的患者，应立即将其作为重点对象有针对性地进行预防性沟通。预防性沟通应记入病程记录，必要时由患方签字。

6. 经治医师与患方沟通困难或障碍者应另换其他医务人员（尽可能由上级医师）沟通。

7. 诊断不明或病情恶化时科室内医务人员应先进行讨论，统一协调后，再行沟通，避免患方不信任或产生疑虑。

8. 沟通时可以借助于实物、图谱、标本、模型等对照讲解，增加患方感性认识，便于患方对诊疗过程的理解和支持。

四、沟通技巧

与患方沟通应体现尊重对方、耐心倾听对方的倾诉、同情患者的病情或遭遇、愿为患者奉献爱心的姿态并本着诚信的原则进行。同时应掌握以下技巧：

1. 一个技巧　多听患者或家属说几句，尽量让患者和家属宣泄和倾诉，对患者的病情尽可能做出准确解释。

2. 两个掌握　掌握病情、检查结果和治疗情况；掌握医疗费用给患方造成的心理压力。

3. 三个留意　留意沟通对象的受教育程度、情绪状态及对沟通的感受；留意沟通对象对病情的认知程度和对交流的期望值；留意自身的情绪反应，学会自我控制。

4. 四个避免　避免使用刺激对方情绪的语气、语调、语句；避免压抑对方情绪、刻意改变对方观点；避免过多使用对方不易听懂的专业词汇；避免强求对方立即接受医生的意见和事实。

五、沟通记录

医护人员的每次沟通都应在病历的病程记录或护理记录中有详细记载。记录的内容有：时间、地点、参加的医护人员以及患者、亲属姓名、实际内容、沟通结果等。重要的沟通记录应当由患方签署意见和签名。

六、评价

1. 医患沟通作为病历记录的常规内容，纳入医院质量考核体系并独立作为质控点。

2. 因没有按照要求进行医患沟通或沟通不当引发投诉或纠纷者，承担全部损失。

七、本制度由医院全面质量管理委员会办公室负责解释

八、本规定自 2005 年 9 月 1 日起开始执行

附录2

医疗事故处理条例

第一章　总　则

第一条　为了正确处理医疗事故，保护患者和医疗机构及其医务人员的合法权益，维护医疗秩序，保障医疗安全，促进医学科学的发展，制定本条例。

第二条　本条例所称医疗事故，是指医疗机构及其医务人员在医疗活动中，违反医疗卫生管理法律、行政法规、部门规章和诊疗护理规范、常规，过失造成患者人身损害的事故。

第三条　处理医疗事故，应当遵循公开、公平、公正、及时、便民的原则，坚持实事求是的科学态度，做到事实清楚、定性准确、责任明确、处理恰当。

第四条　根据对患者人身造成的损害程度，医疗事故分为四级：

一级医疗事故：造成患者死亡、重度残疾的；
二级医疗事故：造成患者中度残疾、器官组织损伤导致严重功能障碍的；
三级医疗事故：造成患者轻度残疾、器官组织损伤导致一般功能障碍的；
四级医疗事故：造成患者明显人身损害的其他后果的。
具体分级标准由国务院卫生行政部门制定。

第二章 医疗事故的预防与处置

第五条 医疗机构及其医务人员在医疗活动中，必须严格遵守医疗卫生管理法律、行政法规、部门规章和诊疗护理规范、常规，恪守医疗服务职业道德。

第六条 医疗机构应当对其医务人员进行医疗卫生管理法律、行政法规、部门规章和诊疗护理规范、常规的培训和医疗服务职业道德教育。

第七条 医疗机构应当设置医疗服务质量监控部门或者配备专（兼）职人员，具体负责监督本医疗机构的医务人员的医疗服务工作，检查医务人员执业情况，接受患者对医疗服务的投诉，向其提供咨询服务。

第八条 医疗机构应当按照国务院卫生行政部门规定的要求，书写并妥善保管病历资料。

因抢救急危患者，未能及时书写病历的，有关医务人员应当在抢救结束后6小时内据实补记，并加以注明。

第九条 严禁涂改、伪造、隐匿、销毁或者抢夺病历资料。

第十条 患者有权复印或者复制其门诊病历、住院志、体温单、医嘱单、化验单（检验报告）、医学影像检查资料、特殊检查同意书、手术同意书、手术及麻醉记录单、病理资料、护理记录以及国务院卫生行政部门规定的其他病历资料。

患者依照前款规定要求复印或者复制病历资料的，医疗机构应当提供复印或者复制服务并在复印或者复制的病历资料上加盖证明印记。复印或者复制病历资料时，应当有患者在场。

医疗机构应患者的要求，为其复印或者复制病历资料，可以按照规定收取工本费。具体收费标准由省、自治区、直辖市人民政府价格主管部门会同同级卫生行政部门规定。

第十一条 在医疗活动中，医疗机构及其医务人员应当将患者的病情、医疗措施、医疗风险等如实告知患者，及时解答其咨询；但是，应当避免对患者产生不利后果。

第十二条 医疗机构应当制定防范、处理医疗事故的预案，预防医疗事故的发生，减轻医疗事故的损害。

第十三条 医务人员在医疗活动中发生或者发现医疗事故、可能引起医疗事故的医疗过失行为或者发生医疗事故争议的，应当立即向所在科室负责人报告，科室负责人应当及时向本医疗机构负责医疗服务质量监控的部门或者专（兼）职人员报告；负责医疗服务质量监控的部门或者专（兼）职人员接到报告后，应当立即进行调查、核实，将有关情况如实向本医疗机构的负责人报告，并向患者通报、解释。

第十四条 发生医疗事故的，医疗机构应当按照规定向所在地卫生行政部门报告。

发生下列重大医疗过失行为的，医疗机构应当在12小时内向所在地卫生行政部门报告：

（一）导致患者死亡或者可能为二级以上的医疗事故；

（二）导致3人以上人身损害后果；

（三）国务院卫生行政部门和省、自治区、直辖市人民政府卫生行政部门规定的其他情形。

第十五条 发生或者发现医疗过失行为，医疗机构及其医务人员应当立即采取有效措施，避免或者减轻对患者身体健康的损害，防止损害扩大。

第十六条 发生医疗事故争议时，死亡病例讨论记录、疑难病例讨论记录、上级医师查房记录、会诊意见、病程记录应当在医患双方在场的情况下封存和启封。封存的病历资料可以是复印件,由医疗机构保管。

第十七条 疑似输液、输血、注射、药物等引起不良后果的,医患双方应当共同对现场实物进行封存和启封,封存的现场实物由医疗机构保管;需要检验的,应当由双方共同指定的、依法具有检验资格的检验机构进行检验;双方无法共同指定时,由卫生行政部门指定。

疑似输血引起不良后果,需要对血液进行封存保留的,医疗机构应当通知提供该血液的采供血机构派员到场。

第十八条 患者死亡,医患双方当事人不能确定死因或者对死因有异议的,应当在患者死亡后48小时内进行尸检;具备尸体冻存条件的,可以延长至7日。尸检应当经死者近亲属同意并签字。

尸检应当由按照国家有关规定取得相应资格的机构和病理解剖专业技术人员进行。承担尸检任务的机构和病理解剖专业技术人员有进行尸检的义务。

医疗事故争议双方当事人可以请法医病理学人员参加尸检,也可以委派代表观察尸检过程。拒绝或者拖延尸检,超过规定时间,影响对死因判定的,由拒绝或者拖延的一方承担责任。

第十九条 患者在医疗机构内死亡的,尸体应当立即移放太平间。死者尸体存放时间一般不得超过2周。逾期不处理的尸体,经医疗机构所在地卫生行政部门批准,并报经同级公安部门备案后,由医疗机构按照规定进行处理。

第三章 医疗事故的技术鉴定

第二十条 卫生行政部门接到医疗机构关于重大医疗过失行为的报告或者医疗事故争议当事人要求处理医疗事故争议的申请后,对需要进行医疗事故技术鉴定的,应当交由负责医疗事故技术鉴定工作的医学会组织鉴定;医患双方协商解决医疗事故争议,需要进行医疗事故技术鉴定的,由双方当事人共同委托负责医疗事故技术鉴定工作的医学会组织鉴定。

第二十一条 设区的市级地方医学会和省、自治区、直辖市直接管辖的县(市)地方医学会负责组织首次医疗事故技术鉴定工作。省、自治区、直辖市地方医学会负责组织再次鉴定工作。

必要时,中华医学会可以组织疑难、复杂并在全国有重大影响的医疗事故争议的技术鉴定工作。

第二十二条 当事人对首次医疗事故技术鉴定结论不服的,可以自收到首次鉴定结论之日起15日内向医疗机构所在地卫生行政部门提出再次鉴定的申请。

第二十三条 负责组织医疗事故技术鉴定工作的医学会应当建立专家库。

专家库由具备下列条件的医疗卫生专业技术人员组成:

(一)有良好的业务素质和执业品德;

(二)受聘于医疗卫生机构或者医学教学、科研机构并担任相应专业高级技术职务3年以上。

符合前款第(一)项规定条件并具备高级技术任职资格的法医可以受聘进入专家库。

负责组织医疗事故技术鉴定工作的医学会依照本条例规定聘请医疗卫生专业技术人员和法医进入专家库,可以不受行政区域的限制。

第二十四条 医疗事故技术鉴定,由负责组织医疗事故技术鉴定工作的医学会组织专家鉴定组进行。

参加医疗事故技术鉴定的相关专业的专家,由医患双方在医学会主持下从专家库中随机抽取。在特殊情况下,医学会根据医疗事故技术鉴定工作的需要,可以组织医患双方在其他医学会建立的专家库中随机抽取相关专业的专家参加鉴定或者函件咨询。

符合本条例第二十三条规定条件的医疗卫生专业技术人员和法医有义务受聘进入专家库,并承担医疗事故技术鉴定工作。

第二十五条 专家鉴定组进行医疗事故技术鉴定,实行合议制。专家鉴定组人数为单数,涉及的主要学科的专家一般不得少于鉴定组成员的二分之一;涉及死因、伤残等级鉴定的,并应当从专家库中随机抽取法医参加专家鉴定组。

第二十六条 专家鉴定组成员有下列情形之一的,应当回避,当事人也可以以口头或者书面的方式申请其回避:

(一)是医疗事故争议当事人或者当事人的近亲属的;

(二)与医疗事故争议有利害关系的;

(三)与医疗事故争议当事人有其他关系,可能影响公正鉴定的。

第二十七条 专家鉴定组依照医疗卫生管理法律、行政法规、部门规章和诊疗护理规范、常规,运用医学科学原理和专业知识,独立进行医疗事故技术鉴定,对医疗事故进行鉴别和判定,为处理医疗事故争议提供医学依据。

任何单位或者个人不得干扰医疗事故技术鉴定工作,不得威胁、利诱、辱骂、殴打专家鉴定组成员。

专家鉴定组成员不得接受双方当事人的财物或者其他利益。

第二十八条 负责组织医疗事故技术鉴定工作的医学会应当自受理医疗事故技术鉴定之日起5日内通知医疗事故争议双方当事人提交进行医疗事故技术鉴定所需的材料。

当事人应当自收到医学会的通知之日起10日内提交有关医疗事故技术鉴定的材料、书面陈述及答辩。医疗机构提交的有关医疗事故技术鉴定的材料应当包括下列内容:

(一)住院患者的病程记录、死亡病例讨论记录、疑难病例讨论记录、会诊意见、上级医师查房记录等病历资料原件;

(二)住院患者的住院志、体温单、医嘱单、化验单(检验报告)、医学影像检查资料、特殊检查同意书、手术同意书、手术及麻醉记录单、病理资料、护理记录等病历资料原件;

(三)抢救急危患者,在规定时间内补记的病历资料原件;

(四)封存保留的输液、注射用物品和血液、药物等实物,或者依法具有检验资格的检验机构对这些物品、实物做出的检验报告;

(五)与医疗事故技术鉴定有关的其他材料。

在医疗机构建有病历档案的门诊、急诊患者,其病历资料由医疗机构提供;没有在医疗机构建立病历档案的,由患者提供。

医患双方应当依照本条例的规定提交相关材料。医疗机构无正当理由未依照本条例的规定如实提供相关材料,导致医疗事故技术鉴定不能进行的,应当承担责任。

第二十九条 负责组织医疗事故技术鉴定工作的医学会应当自接到当事人提交的有关医疗事故技术鉴定的材料、书面陈述及答辩之日起45日内组织鉴定并出具医疗事故技术鉴定书。

负责组织医疗事故技术鉴定工作的医学会可以向双方当事人调查取证。

第三十条 专家鉴定组应当认真审查双方当事人提交的材料,听取双方当事人的陈述及答辩并进行核实。

双方当事人应当按照本条例的规定如实提交进行医疗事故技术鉴定所需要的材料,并积极配合调查。当事人任何一方不予配合,影响医疗事故技术鉴定的,由不予配合的一方承担责任。

第三十一条 专家鉴定组应当在事实清楚、证据确凿的基础上,综合分析患者的病情和个体差异,做出鉴定结论,并制作医疗事故技术鉴定书。鉴定结论以专家鉴定组成员的过半数通过。鉴定过程应当如实记载。

医疗事故技术鉴定书应当包括下列主要内容：

（一）双方当事人的基本情况及要求；

（二）当事人提交的材料和负责组织医疗事故技术鉴定工作的医学会的调查材料；

（三）对鉴定过程的说明；

（四）医疗行为是否违反医疗卫生管理法律、行政法规、部门规章和诊疗护理规范、常规；

（五）医疗过失行为与人身损害后果之间是否存在因果关系；

（六）医疗过失行为在医疗事故损害后果中的责任程度；

（七）医疗事故等级；

（八）对医疗事故患者的医疗护理医学建议。

第三十二条　医疗事故技术鉴定办法由国务院卫生行政部门制定。

第三十三条　有下列情形之一的，不属于医疗事故：

（一）在紧急情况下为抢救垂危患者生命而采取紧急医学措施造成不良后果的；

（二）在医疗活动中由于患者病情异常或者患者体质特殊而发生医疗意外的；

（三）在现有医学科学技术条件下，发生无法预料或者不能防范的不良后果的；

（四）无过错输血感染造成不良后果的；

（五）因患方原因延误诊疗导致不良后果的；

（六）因不可抗力造成不良后果的。

第三十四条　医疗事故技术鉴定，可以收取鉴定费用。经鉴定，属于医疗事故的，鉴定费用由医疗机构支付；不属于医疗事故的，鉴定费用由提出医疗事故处理申请的一方支付。鉴定费用标准由省、自治区、直辖市人民政府价格主管部门会同同级财政部门、卫生行政部门规定。

第四章　医疗事故的行政处理与监督

第三十五条　卫生行政部门应当依照本条例和有关法律、行政法规、部门规章的规定，对发生医疗事故的医疗机构和医务人员做出行政处理。

第三十六条　卫生行政部门接到医疗机构关于重大医疗过失行为的报告后，除责令医疗机构及时采取必要的医疗救治措施，防止损害后果扩大外，应当组织调查，判定是否属于医疗事故；对不能判定是否属于医疗事故的，应当依照本条例的有关规定交由负责医疗事故技术鉴定工作的医学会组织鉴定。

第三十七条　发生医疗事故争议，当事人申请卫生行政部门处理的，应当提出书面申请。申请书应当载明申请人的基本情况、有关事实、具体请求及理由等。

当事人自知道或者应当知道其身体健康受到损害之日起1年内，可以向卫生行政部门提出医疗事故争议处理申请。

第三十八条　发生医疗事故争议，当事人申请卫生行政部门处理的，由医疗机构所在地的县级人民政府卫生行政部门受理。医疗机构所在地是直辖市的，由医疗机构所在地的区、县人民政府卫生行政部门受理。

有下列情形之一的，县级人民政府卫生行政部门应当自接到医疗机构的报告或者当事人提出医疗事故争议处理申请之日起7日内移送上一级人民政府卫生行政部门处理：

（一）患者死亡；

（二）可能为二级以上的医疗事故；

（三）国务院卫生行政部门和省、自治区、直辖市人民政府卫生行政部门规定的其他情形。

第三十九条　卫生行政部门应当自收到医疗事故争议处理申请之日起10日内进行审查，做出是否受理的决定。对符合本条例规定，予以受理，需要进行医疗事故技术鉴定的，应当自做出受理决定之日起5日内将有关材料交由负责医疗事故技术鉴定工作的医学会组织鉴定并书面通知申请人；对不符合本条例规定，不予受理的，应当书面通知申请人并说明理由。

当事人对首次医疗事故技术鉴定结论有异议，申请再次鉴定的，卫生行政部门应当自收到申请之日起7日内交由省、自治区、直辖市地方医学会组织再次鉴定。

第四十条　当事人既向卫生行政部门提出医疗事故争议处理申请，又向人民法院提起诉讼的，卫生行政部门不予受理；卫生行政部门已经受理的，应当终止处理。

第四十一条　卫生行政部门收到负责组织医疗事故技术鉴定工作的医学会出具的医疗事故技术鉴定书后，应当对参加鉴定的人员资格和专业类别、鉴定程序进行审核；必要时，可以组织调查，听取医疗事故争议双方当事人的意见。

第四十二条　卫生行政部门经审核，对符合本条例规定做出的医疗事故技术鉴定结论，应当作为对发生医疗事故的医疗机构和医务人员做出行政处理以及进行医疗事故赔偿调解的依据；经审核，发现医疗事故技术鉴定不符合本条例规定的，应当要求重新鉴定。

第四十三条　医疗事故争议由双方当事人自行协商解决的，医疗机构应当自协商解决之日起7日内向所在地卫生行政部门做出书面报告，并附具协议书。

第四十四条　医疗事故争议经人民法院调解或者判决解决的，医疗机构应当自收到生效的人民法院的调解书或者判决书之日起7日内向所在地卫生行政部门做出书面报告，并附具调解书或者判决书。

第四十五条　县级以上地方人民政府卫生行政部门应当按照规定逐级将当地发生的医疗事故以及依法对发生医疗事故的医疗机构和医务人员做出行政处理的情况，上报国务院卫生行政部门。

第五章　医疗事故的赔偿

第四十六条　发生医疗事故的赔偿等民事责任争议，医患双方可以协商解决；不愿意协商或者协商不成的，当事人可以向卫生行政部门提出调解申请，也可以直接向人民法院提起民事诉讼。

第四十七条　双方当事人协商解决医疗事故的赔偿等民事责任争议的，应当制作协议书。协议书应当载明双方当事人的基本情况和医疗事故的原因、双方当事人共同认定的医疗事故等级以及协商确定的赔偿数额等，并由双方当事人在协议书上签名。

第四十八条　已确定为医疗事故的，卫生行政部门应医疗事故争议双方当事人请求，可以进行医疗事故赔偿调解。调解时，应当遵循当事人双方自愿原则，并应当依据本条例的规定计算赔偿数额。

经调解，双方当事人就赔偿数额达成协议的，制作调解书，双方当事人应当履行；调解不成或者经调解达成协议后一方反悔的，卫生行政部门不再调解。

第四十九条　医疗事故赔偿，应当考虑下列因素，确定具体赔偿数额：

（一）医疗事故等级；

（二）医疗过失行为在医疗事故损害后果中的责任程度；

（三）医疗事故损害后果与患者原有疾病状况之间的关系。

不属于医疗事故的，医疗机构不承担赔偿责任。

第五十条　医疗事故赔偿，按照下列项目和标准计算：

（一）医疗费：按照医疗事故对患者造成的人身损害进行治疗所发生的医疗费用计算，凭据支付，但不包括原发病医疗费用。结案后确实需要继续治疗的，按照基本医疗费用支付。

（二）误工费：患者有固定收入的，按照本人因误工减少的固定收入计算，对收入高于医疗事故发生地上一年度职工年平均工资3倍以上的，按照3倍计算；无固定收入的，按照医疗事故发生地上一年度职工年平均工资计算。

（三）住院伙食补助费：按照医疗事故发生地国家机关一般工作人员的出差伙食补助标准计算。

（四）陪护费：患者住院期间需要专人陪护的，按照医疗事故发生地上一年度职工年平均工资计算。

（五）残疾生活补助费：根据伤残等级，按照医疗事故发生地居民年平均生活费计算，自定残之月起最长赔偿30年；但是，60周岁以上的，不超过15年；70周岁以上的，不超过5年。

（六）残疾用具费：因残疾需要配置补偿功能器具的，凭医疗机构证明，按照普及型器具的费用计算。

（七）丧葬费：按照医疗事故发生地规定的丧葬费补助标准计算。

（八）被扶养人生活费：以死者生前或者残疾者丧失劳动能力前实际扶养且没有劳动能力的人为限，按照其户籍所在地或者居所地居民最低生活保障标准计算。对不满16周岁的，扶养到16周岁。对年满16周岁但无劳动能力的，扶养20年；但是，60周岁以上的，不超过15年；70周岁以上的，不超过5年。

（九）交通费：按照患者实际必需的交通费用计算，凭据支付。

（十）住宿费：按照医疗事故发生地国家机关一般工作人员的出差住宿补助标准计算，凭据支付。

（十一）精神损害抚慰金：按照医疗事故发生地居民年平均生活费计算。造成患者死亡的，赔偿年限最长不超过6年；造成患者残疾的，赔偿年限最长不超过3年。

第五十一条 参加医疗事故处理的患者近亲属所需交通费、误工费、住宿费，参照本条例第五十条的有关规定计算，计算费用的人数不超过2人。

医疗事故造成患者死亡的，参加丧葬活动的患者的配偶和直系亲属所需交通费、误工费、住宿费，参照本条例第五十条的有关规定计算，计算费用的人数不超过2人。

第五十二条 医疗事故赔偿费用，实行一次性结算，由承担医疗事故责任的医疗机构支付。

第六章 罚 则

第五十三条 卫生行政部门的工作人员在处理医疗事故过程中违反本条例的规定，利用职务上的便利收受他人财物或者其他利益，滥用职权，玩忽职守，或者发现违法行为不予查处，造成严重后果的，依照刑法关于受贿罪、滥用职权罪、玩忽职守罪或者其他有关罪的规定，依法追究刑事责任；尚不够刑事处罚的，依法给予降级或者撤职的行政处分。

第五十四条 卫生行政部门违反本条例的规定，有下列情形之一的，由上级卫生行政部门给予警告并责令限期改正；情节严重的，对负有责任的主管人员和其他直接责任人员依法给予行政处分：

（一）接到医疗机构关于重大医疗过失行为的报告后，未及时组织调查的；

（二）接到医疗事故争议处理申请后，未在规定时间内审查或者移送上一级人民政府卫生行政部门处理的；

（三）未将应当进行医疗事故技术鉴定的重大医疗过失行为或者医疗事故争议移交医学会组织鉴定的；

（四）未按照规定逐级将当地发生的医疗事故以及依法对发生医疗事故的医疗机构和医务人员的行政处理情况上报的；

（五）未依照本条例规定审核医疗事故技术鉴定书的。

第五十五条 医疗机构发生医疗事故的，由卫生行政部门根据医疗事故等级和情节，给予警告；情节严重的，责令限期停业整顿直至由原发证部门吊销执业许可证，对负有责任的医务人员依照刑法关于医疗事故罪的规定，依法追究刑事责任；尚不够刑事处罚的，依法给予行政处分或者纪律处分。

对发生医疗事故的有关医务人员，除依照前款处罚外，卫生行政部门并可以责令暂停6个月以上1年以下执业活动；情节严重的，吊销其执业证书。

第五十六条 医疗机构违反本条例的规定，有下列情形之一的，由卫生行政部门责令改正；情节严重的，对负有责任的主管人员和其他直接责任人员依法给予行政处分或者纪律处分：

（一）未如实告知患者病情、医疗措施和医疗风险的；

（二）没有正当理由，拒绝为患者提供复印或者复制病历资料服务的；

（三）未按照国务院卫生行政部门规定的要求书写和妥善保管病历资料的；

（四）未在规定时间内补记抢救工作病历内容的；

（五）未按照本条例的规定封存、保管和启封病历资料和实物的；

（六）未设置医疗服务质量监控部门或者配备专（兼）职人员的；

（七）未制定有关医疗事故防范和处理预案的；

（八）未在规定时间内向卫生行政部门报告重大医疗过失行为的；

（九）未按照本条例的规定向卫生行政部门报告医疗事故的；

（十）未按照规定进行尸检和保存、处理尸体的。

第五十七条 参加医疗事故技术鉴定工作的人员违反本条例的规定，接受申请鉴定双方或者一方当事人的财物或者其他利益，出具虚假医疗事故技术鉴定书，造成严重后果的，依照刑法关于受贿罪的规定，依法追究刑事责任；尚不够刑事处罚的，由原发证部门吊销其执业证书或者资格证书。

第五十八条 医疗机构或者其他有关机构违反本条例的规定，有下列情形之一的，由卫生行政部门责令改正，给予警告；对负有责任的主管人员和其他直接责任人员依法给予行政处分或者纪律处分；情节严重的，由原发证部门吊销其执业证书或者资格证书：

（一）承担尸检任务的机构没有正当理由，拒绝进行尸检的；

（二）涂改、伪造、隐匿、销毁病历资料的。

第五十九条 以医疗事故为由，寻衅滋事、抢夺病历资料，扰乱医疗机构正常医疗秩序和医疗事故技术鉴定工作，依照刑法关于扰乱社会秩序罪的规定，依法追究刑事责任；尚不够刑事处罚的，依法给予治安管理处罚。

第七章 附 则

第六十条 本条例所称医疗机构，是指依照《医疗机构管理条例》的规定取得《医疗机构执业许可证》的机构。

县级以上城市从事计划生育技术服务的机构依照《计划生育技术服务管理条例》的规定开展与计划生育有关的临床医疗服务，发生的计划生育技术服务事故，依照本条例的有关规定处理；但是，其中不属于医疗机构的县级以上城市从事计划生育技术服务的机构发生的计划生育技术服务事故，由计划生育行政部门行使依照本条例有关规定由卫生行政部门承担的受理、交由负责医疗事故技术鉴定工作的医学会组织鉴定和赔偿调解的职能；对发生计划生育技术服务事故的该机构及其有关责任人员，依法进行处理。

第六十一条 非法行医，造成患者人身损害，不属于医疗事故，触犯刑律的，依法追究刑事责任；有关赔偿，由受害人直接向人民法院提起诉讼。

第六十二条 军队医疗机构的医疗事故处理办法，由中国人民解放军卫生主管部门会同国务院卫生行政部门依据本条例制定。

第六十三条 本条例自2002年9月1日起施行。1987年6月29日国务院发布的《医疗事故处理办法》同时废止。本条例施行前已经处理结案的医疗事故争议，不再重新处理。

附录3

关于维护医疗机构秩序的通告

为有效维护医疗机构正常秩序，保证各项诊疗工作有序进行，依照国家有关法律法规的规定，特通告如下：

一、医疗机构是履行救死扶伤责任、保障人民生命健康的重要场所，禁止任何单位和个人以任何理由、手段扰乱医疗机构的正常诊疗秩序，侵害患者合法权益，危害医务人员人身安全，损坏医疗机构财产。

二、医疗机构及其医务人员应当坚持救死扶伤、全心全意为人民服务的宗旨，严格执行医疗管理相关法律、法规和诊疗技术规范，切实加强内部管理，提高医疗服务质量，保障医疗安全，优化服务流程，增进医患沟通，积极预防化解医患矛盾。

三、患者在医疗机构就诊，其合法权益受法律保护。患者及家属应当遵守医疗机构的有关规章制度。

四、医疗机构应当按照《医院投诉管理办法（试行）》的规定，采取设立统一投诉窗口、公布投诉电话等形式接受患者投诉，并在显著位置公布医疗纠纷的解决途径、程序以及医疗纠纷人民调解组织等相关机构的职责、地址和联系方式。患者及家属应依法按程序解决医疗纠纷。

五、患者在医疗机构死亡后，必须按规定将遗体立即移放太平间，并及时处理。未经医疗机构允许，严禁将遗体停放在太平间以外的医疗机构其他场所。

六、公安机关要会同有关部门做好维护医疗机构治安秩序工作，依法严厉打击侵害医务人员、患者人身安全和扰乱医疗机构秩序的违法犯罪活动。

七、有下列违反治安管理行为之一的，由公安机关依据《中华人民共和国治安管理处罚法》予以处罚；构成犯罪的，依法追究刑事责任：

（一）在医疗机构焚烧纸钱、摆设灵堂、摆放花圈、违规停尸、聚众滋事的；

（二）在医疗机构内寻衅滋事的；

（三）非法携带易燃、易爆危险物品和管制器具进入医疗机构的；

（四）侮辱、威胁、恐吓、故意伤害医务人员或者非法限制医务人员人身自由的；

（五）在医疗机构内故意损毁或者盗窃、抢夺公私财物的；

（六）倒卖医疗机构挂号凭证的；

（七）其他扰乱医疗机构正常秩序的行为。

附录4

医疗机构管理条例实施细则

第一章 总 则

第一条 根据《医疗机构管理条例》（以下简称条例）制定本细则。

第二条 条例及本细则所称医疗机构，是指依据条例和本细则的规定，经登记取得《医疗机构执业许可证》的机构。

第三条 医疗机构的类别：

（一）综合医院、中医医院、中西医结合医院、民族医医院、专科医院、康复医院；

（二）妇幼保健院；

（三）中心卫生院、乡（镇）卫生院、街道卫生院；

（四）疗养院；

（五）综合门诊部、专科门诊部、中医门诊部、中西医结合门诊部、民族医门诊部；

（六）诊所、中医诊所、民族医诊所、卫生所、医务室、卫生保健所、卫生站；

（七）村卫生室（所）；

（八）急救中心、急救站；

（九）临床检验中心；

（十）专科疾病防治院、专科疾病防治所、专科疾病防治站；

（十一）护理院、护理站；

（十二）其他诊疗机构。

第四条 卫生防疫、国境卫生检疫、医学科研和教学等机构在本机构业务范围之外开展诊疗活动以及美容服务机构开展医疗美容业务的，必须依据条例及本细则，申请设置相应类别的医疗机构。

第五条 中国人民解放军和中国人民武装警察部队编制外的医疗机构，由地方卫生行政部门按照条例和本细则管理。

中国人民解放军后勤卫生主管部门负责向地方卫生行政部门提供军队编制外医疗机构的名称和地址。

第六条 医疗机构依法从事诊疗活动受法律保护。

第七条 卫生行政部门依法独立行使监督管理职权。不受任何单位和个人干涉。

第二章 设置审批

第八条 各省、自治区、直辖市应当按照当地《医疗机构设置规划》合理配置和合理利用医疗资源。

《医疗机构设置规划》由县级以上地方卫生行政部门依据《医疗机构设置规划指导原则》制定，经上一级卫生行政部门审核，报同级人民政府批准，在本行政区域内发布实施。

《医疗机构设置规划指导原则》另行制定。

第九条 县级以上地方卫生行政部门按照《医疗机构设置规划指导原则》规定的权限和程序组织实施本行政区域《医疗机构设置规划》，定期评价实施情况，并将评价结果按年度向上一级卫生行政部门和同级人民政府报告。

第十条 医疗机构不分类别、所有制形式、隶属关系、服务对象，其设置必须符合当地《医疗机构设置规划》。

第十一条 床位在一百张以上的综合医院、中医医院、中西医结合医院、民族医医院以及专科医院、疗养院、康复医院、妇幼保健院、急救中心、临床检验中心和专科疾病防治机构的设置审批权限的划分，由省、自治区、直辖市卫生行政部门规定；其他医疗机构的设置，由县级卫生行政部门负责审批。

第十二条 有下列情形之一的，不得申请设置医疗机构：

（一）不能独立承担民事责任的单位；

（二）正在服刑或者不具有完全民事行为能力的个人；

(三) 医疗机构在职、因病退职或者停薪留职的医务人员；
(四) 发生二级以上医疗事故未满五年的医务人员；
(五) 因违反有关法律、法规和规章，已被吊销执业证书的医务人员；
(六) 被吊销《医疗机构执业许可证》的医疗机构法定代表人或者主要负责人；
(七) 省、自治区、直辖市政府卫生行政部门规定的其他情形。

有前款第(二)、(三)、(四)、(五)、(六)项所列情形之一者，不得充任医疗机构的法定代表人或者主要负责人。

第十三条 在城市设置诊所的个人，必须同时具备下列条件：
(一) 经医师执业技术考核合格，取得《医师执业证书》；
(二) 取得《医师执业证书》或者医师职称后，从事五年以上同一专业的临床工作；
(三) 省、自治区、直辖市卫生行政部门规定的其他条件。

医师执业技术标准另行制定。

在乡镇和村设置诊所的个人的条件，由省、自治区、直辖市卫生行政部门规定。

第十四条 地方各级人民政府设置医疗机构，由政府指定或者任命的拟设医疗机构的筹建负责人申请；法人或者其他组织设置医疗机构，由其代表人申请；个人设置医疗机构，由设置人申请；两人以上合伙设置医疗机构，由合伙人共同申请。

第十五条 条例第十条规定提交的设置可行性研究报告包括以下内容：
(一) 申请单位名称、基本情况以及申请人姓名、年龄、专业履历、身份证号码；
(二) 所在地区的人口、经济和社会发展等概况；
(三) 所在地区人群健康状况和疾病流行以及有关疾病患病率；
(四) 所在地区医疗资源分布情况以及医疗服务需求分析；
(五) 拟设医疗机构的名称、选址、功能、任务、服务半径；
(六) 拟设医疗机构的服务方式、时间、诊疗科目和床位编制；
(七) 拟设医疗机构的组织结构、人员配备；
(八) 拟设医疗机构的仪器、设备配备；
(九) 拟设医疗机构与服务半径区域内其他医疗机构的关系和影响；
(十) 拟设医疗机构的污水、污物、粪便处理方案；
(十一) 拟设医疗机构的通信、供电、上下水道、消防设施情况；
(十二) 资金来源、投资方式、投资总额、注册资金(资本)；
(十三) 拟设医疗机构的投资预算；
(十四) 拟设医疗机构五年内的成本效益预测分析。

并附申请设计单位或者设置人的资信证明。

申请设置门诊部、诊所、卫生所、医务室、卫生保健所、卫生站、村卫生室(所)、护理站等医疗机构的，可以根据情况适当简化设置可行性研究报告内容。

第十六条 条例第十条规定提交的选址报告包括以下内容：
(一) 选址的依据；
(二) 选址所在地区的环境和公用设施情况；
(三) 选址与周围托幼机构、中小学校、食品生产经营单位布局的关系；
(四) 占地和建筑面积。

第十七条 由两个以上法人或者其他组织共同申请设置医疗机构以及两人以上合伙申请设置医疗机构的，除提交可行性研究报告和选址报告外，还必须提交由各方共同签署的协议书。

第十八条 医疗机构建筑设计必须经设置审批机关审查同意后，方可施工。

第十九条 条例第十二条规定的设置申请的受理时间，自申请人提供条例和本细则规定的全部材料之日算起。

第二十条 县级以上地方卫生行政部门依据当地《医疗机构设置规划》及本细则审查和批准医疗机构的设置。

申请设计医疗机构有下列情形之一的，不予批准：

（一）不符合当地《医疗机构设置规划》；
（二）设置人不符合规定的条件；
（三）不能提供满足投资总额的资信证明；
（四）投资总额不能满足各项预算开支；
（五）医疗机构选址不合理；
（六）污水、污物、粪便处理方案不合理；
（七）省、自治区、直辖市卫生行政部门规定的其他情形。

第二十一条 卫生行政部门应当在核发《设置医疗机构批准书》的同时，向上一级卫生行政部门备案。

上级卫生行政部门有权在接到备案报告之日起三十日内纠正或者撤销下级卫生行政部门做出的不符合当地《医疗机构设置规划》的设置审批。

第二十二条 《设置医疗机构批准书》的有效期，由省、自治区、直辖市卫生行政部门规定。

第二十三条 变更《设置医疗机构批准书》中核准的医疗机构的类别、规模、选址和诊疗科目，必须按照条例和本细则的规定，重新申请办理设置审批手续。

第二十四条 法人和其他组织设置的为内部职工服务的门诊部、诊所、卫生所（室），由设置单位在该医疗机构执业登记前，向当地县级卫生行政部门备案，并提交下列材料：

（一）设置单位或者其主管部门设置医疗机构的决定；
（二）《设置医疗机构备案书》。

卫生行政部门应当在接到备案后十五日内给予《设置医疗机构备案回执》。

第三章 登记与校验

第二十五条 申请医疗机构执业登记必须填写《医疗机构申请执业登记注册书》，并向登记机关提交下列材料：

（一）《设置医疗机构批准书》或者《设置医疗机构备案回执》；
（二）医疗机构用房产权证明或者使用证明；
（三）医疗机构建筑设计平面图；
（四）验资证明、资产评估报告；
（五）医疗机构规章制度；
（六）医疗机构法定代表人或者主要负责人以及各科室负责人名录和有关资格证书、执业证书复印件；
（七）省、自治区、直辖市卫生行政部门规定提供的其他材料。

申请门诊部、诊所、卫生所、医务室、卫生保健所和卫生站登记的，还应当提交附设药房（柜）的药品种类清单、卫生技术人员名录及其有关资格证书、执业证书复印件以及省、自治区、直辖市卫生行政部门规定提交的其他材料。

第二十六条 登记机关在受理医疗机构执业登记申请后，应当按照条例第十六条规定的条件和条例第十九条规定的时限进行审查和实地考察、核实，并对有关执业人员进行消毒、隔离和无菌操作等基本知识和技能的现场抽查考核。经审核合格的，发给《医疗机构执业许可证》；审核不合格的，将审核结果和不予批准的理由以书面形式通知申请人。

《医疗机构执业许可证》及其副本由卫生部统一印制。

条例第十九条规定的执业登记申请的受理时间，自申请人提供条例和本细则规定的全部材料之日算起。

第二十七条　申请医疗机构执业登记有下列情形之一的，不予登记：

（一）不符合《设置医疗机构批准书》核准的事项；

（二）不符合《医疗机构基本标准》；

（三）投资不到位；

（四）医疗机构用房不能满足诊疗服务功能；

（五）通讯、供电、上下水道等公共设施不能满足医疗机构正常运转；

（六）医疗机构规章制度不符合要求；

（七）消毒、隔离和无菌操作等基本知识和技能的现场抽查考核不合格；

（八）省、自治区、直辖市卫生行政部门规定的其他情形。

第二十八条　医疗机构执业登记的事项：

（一）类别、名称、地址、法定代表人或者主要负责人；

（二）所有制形式；

（三）注册资金（资本）；

（四）服务方式；

（五）诊疗科目；

（六）房屋建筑面积、床位（牙椅）；

（七）服务对象；

（八）职工人数；

（九）执业许可证登记号（医疗机构代码）；

（十）省、自治区、直辖市卫生行政部门规定的其他登记事项。

门诊部、诊所、卫生所、医务室、卫生保健所、卫生站除登记前款所列事项外，还应当核准登记附设药房（柜）的药品种类。

《医疗机构诊疗科目名录》另行制定。

第二十九条　因分立或者合并而保留的医疗机构应当申请变更登记；因分立或者合并而新设置的医疗机构应当申请设置许可证和执业登记；因合并而终止的医疗机构应当申请注销登记。

第三十条　医疗机构变更名称、地址、法定代表人或者主要负责人、所有制形式、服务对象、服务方式、注册资金（资本）、诊疗科目、床位（牙椅）的，必须向登记机关申请办理变更登记，并提交下列材料：

（一）医疗机构法定代表人或者主要负责人签署的《医疗机构申请变更登记注册书》；

（二）申请变更登记的原因和理由；

（三）登记机关规定提交的其他材料。

第三十一条　机关、企业和事业单位设置的为内部职工服务的医疗机构向社会开放，必须按照前条规定申请办理变更登记。

第三十二条　医疗机构在原登记机关管辖权限范围内变更登记事项的，由原登记机关办理变更登记；因变更登记超出原登记机关管辖权限的，由有管辖权的卫生行政部门办理变更登记。

医疗机构在原登记机关管辖区域内迁移，由原登记机关办理变更登记；向原登记机关管辖区域外迁移的，应当在取得迁移目的地的卫生行政部门发给的《设置医疗机构批准书》，并经原登记机关核准办理注销登记后，再向迁移目的地的卫生行政部门申请办理执业登记。

第三十三条 登记机关在受理变更登记申请后，依据条例和本细则的有关规定以及当地《医疗机构设置规划》进行审核，按照登记程序或者简化程序办理变更登记，并做出核准变更登记或者不予变更登记的决定。

第三十四条 医疗机构停业，必须经登记机关批准。除改建、扩建、迁建原因，医疗机构停业不得超过一年。

第三十五条 床位在一百张以上的综合医院、中医医院、中西医结合医院、民族医医院以及专科医院、疗养院、康复医院、妇幼保健院、急救中心、临床检验中心和专科疾病防治机构的校验期为三年；其他医疗机构的校验期为一年。

医疗机构应当于校验期满前三个月向登记机关申请办理校验手续。

输校验应当交验《医疗机构执业许可证》，并提交下列文件：

（一）《医疗机构校验申请书》；

（二）《医疗机构执业许可证》副本；

（三）省、自治区、直辖市卫生行政部门规定提交的其他材料。

第三十六条 卫生行政部门应当在受理校验申请后的三十日内完成校验。

第三十七条 医疗机构有下列情形之一的，登记机关可以根据情况，给予一至六个月的暂缓校验期：

（一）不符合《医疗机构基本标准》；

（二）限期改正期间；

（三）省、自治区、直辖市卫生行政部门规定的其他情形。

不设床位的医疗机构在暂缓校验期内不得执业。

暂缓校验期满仍不能通过校验的，由登记机关注销其《医疗机构执业许可证》。

第三十八条 县级卫生行政部门应当于每年二月底前，将上年度本行政区域内执业的医疗机构名册逐级上报至卫生部，其中中医、中西医结合和民族医医疗机构名册逐级上报至国家中医药管理局。

第三十九条 医疗机构开业、迁移、更名、改变诊疗科目以及停业、歇业和校验结果由登记机关予以公告。

第四章 名 称

第四十条 医疗机构的名称由识别名称和通用名称依次组成。

医疗机构的通用名称为：医院、中心卫生院、卫生院、疗养院、妇幼保健院、门诊部、诊所、卫生所、卫生站、卫生室、医务室、卫生保健所、急救中心、急救站、临床检验中心、防治院、防治站、护理院、护理站、中心以及卫生部规定或者认可的其他名称。

医疗机构可以下列名称作为识别名称：地名、单位名称、个人姓名、医学学科名称、医学专业和专科名称、诊疗科目名称和核准机关批准使用的名称。

第四十一条 医疗机构的命名必须符合以下原则：

（一）医疗机构的通用名称以前条第二款所列的名称为限；

（二）前条第三款所列的医疗机构的识别名称可以合并使用；

（三）名称必须名副其实；

（四）名称必须与医疗机构类别或者诊疗科目相适应；

（五）各级地方人民政府设置的医疗机构的识别名称中应当含有省、市、区、街道、乡、镇、村等行政区划名称，其他医疗机构的识别名称中不得含有行政区划名称；

（六）国家机关、企业和事业单位、社会团体或者个人设置的医疗机构的名称中应当含有设置单位名称或者个人的姓名。

第四十二条　医疗机构不得使用下列名称：
（一）有损于国家、社会或者公共利益的名称；
（二）侵犯他人利益的名称；
（三）以外文字母、汉语拼音组成的名称；
（四）以医疗仪器、药品、医用产品命名的名称。
（五）含有"疑难病"、"专治"、"专家"、"名医"或者同类含义文字的名称以及其他宣传或者暗示诊疗效果的名称；
（六）超出登记的诊疗科目范围的名称；
（七）省级以上卫生行政部门规定不得使用的名称。

第四十三条　以下医疗机构名称由卫生部核准；属于中医、中西医结合和民族医医疗机构的，由国家中医药管理局核准：
（一）含有外国国家（地区）名称及其简称、国际组织名称的；
（二）含有"中国"、"全国"、"中华"、"国家"等字样以及跨省地域名称的。
（三）各级地方人民政府设置的医疗机构的识别名称中不含有行政区划名称的。

第四十四条　以"中心"作为医疗机构通用名称的医疗机构名称，由省级以上卫生行政部门核准；在识别名称中含有"中心"字样的医疗机构名称的核准，由省、自治区、直辖市卫生行政部门规定。

含有"中心"字样的医疗机构名称必须同时含有行政区划名称或者地名。

第四十五条　除专科疾病防治机构以外，医疗机构不得以具体疾病名称作为识别名称，确有需要的由省、自治区、直辖市卫生行政部门核准。

第四十六条　医疗机构名称经核准登记，于领取《医疗机构执业许可证》后方可使用，在核准机关管辖范围内享有专用权。

第四十七条　医疗机构只准使用一个名称。确有需要，经核准机关核准可以使用两个或者两个以上名称，但必须确定一个第一名称。

第四十八条　卫生行政部门有权纠正已经核准登记的不适宜的医疗机构名称，上级卫生行政部门有权纠正下级卫生行政部门已经核准登记的不适宜的医疗机构名称。

第四十九条　两个以上申请人向同一核准机关申请相同的医疗机构名称，核准机关依照申请在先原则核定。属于同一天申请的，应当由申请人双方协商解决；协商不成的，由核准机关做出裁决。

两个以上医疗机构因已经核准登记的医疗机构名称相同发生争议时，核准机关依照登记在先原则处理。属于同一天登记的，应当由双方协商解决；协商不成的，由核准机关报上一级卫生行政部门做出裁决。

第五十条　医疗机构名称不得买卖、出借。
未经核准机关许可、医疗机构名称不得转让。

第五章　执　业

第五十一条　医疗机构的印章、银行帐户、牌匾以及医疗文件中使用的名称应当与核准登记的医疗机构名称相同；使用两个以上的名称的，应当与第一名称相同。

第五十二条　医疗机构应当严格执行无菌消毒、隔离制度，采取科学有效的措施处理污水和废弃物，预防和减少医院感染。

第五十三条　医疗机构的门诊病历的保存期不得少于十五年；住院病历的保存期不得少于三十年。

第五十四条　标有医疗机构标识的票据和病历本册以及处方笺、各种检查的申请单、报告单、证明文书单、药品分装袋、制剂标签等不得买卖、出借和转让。

第五十五条 医疗机构应当按照卫生行政部门的有关规定、标准加强医疗质量管理，实施医疗质量保证方案，确保医疗安全和服务质量，不断提高服务水平。

第五十六条 医疗机构应当定期检查、考核各项规章制度和各级各类人员岗位责任制的执行和落实情况。

第五十七条 医疗机构应当经常对医务人员进行"基础理论、基本知识、基本技能"的训练与考核，把"严格要求、严密组组、严谨态度"落实到各项工作中。

第五十八条 医疗机构应当组织医务人员学习医德规范和有关教材，督促医务人员恪守职业道德。

第五十九条 医疗机构不得使用假劣、过期和失效药品以及违禁药品。

第六十条 医疗机构为死因不明者出具的《死亡医学证明书》，只作是否死亡的诊断，不作死亡原因的诊断。如有关方面要求进行死亡原因诊断的，医疗机构必须指派医生对尸体进行解剖和有关死因检查后方能做出死因诊断。

第六十一条 医疗机构在诊疗活动中，应当对患者实行保护性医疗措施，并取得患者家属和有关人员的配合。

第六十二条 医疗机构应当尊重患者对自己的病情、诊断、治疗的知情权利。在实施手术、特殊检查、特殊治疗时，应当向患者作必要的解释。因实施保护性医疗措施不宜向患者说明情况的，应当将有关情况通知患者家属。

第六十三条 门诊部、诊所、卫生所、医务室、卫生保健所和卫生站附设药房（柜）的药品种类由登记机关核定，具体办法由省、自治区、直辖市卫生行政部门规定。

第六十四条 为内部职工服务的医疗机构未经许可和变更登记不得向社会开放。

第六十五条 医疗机构被吊销或者注销执业许可证后，不得继续开展诊疗活动。

第六章 监督管理

第六十六条 各级卫生行政部门负责所辖区域内医疗机构的监督管理工作。

第六十七条 在监督管理工作中，要充分发挥医院管理学会和卫生工作者协会等学术性和行业性社会团体的作用。

第六十八条 县级以上卫生行政部门设立医疗机构监督管理办公室。

各级医疗机构监督管理办公室在同级卫生行政部门的领导下开展工作。

第六十九条 各级医疗机构监督管理办公室的职责：

（一）拟订医疗机构监督管理工作计划；

（二）办理医疗机构监督员的审查、发证、换证；

（三）负责医疗机构登记、校验和有关监督管理工作的统计，并向同级卫生行政部门报告；

（四）负责接待、办理群众对医疗机构的投诉；

（五）完成卫生行政部门交给的其他监督管理工作。

第七十条 县级以上卫生行政部门设医疗机构监督员，履行规定的监督管理职责。医疗机构监督员由同级卫生行政部门聘任。

医疗机构监督员应当严格执行国家有关法律、法规和规章，其主要职责是：

（一）对医疗机构执行有关法律、法规、规章和标准的情况进行监督、检查、指导；

（二）对医疗机构执业活动进行监督、检查、指导；

（三）对医疗机构违反条例和本细则的案件进行调查、取证；

（四）对经查证属实的案件向卫生行政部门提出处理或者处罚意见；

（五）实施职权范围内的处罚；

（六）完成卫生行政部门交付的其他监督管理工作。

第七十一条　医疗机构监督员有权对医疗机构进行现场检查，无偿索取有关资料，医疗机构不得拒绝、隐匿或者隐瞒。

医疗机构监督员在履行职责时应当佩戴证章、出示证件。

医疗机构监督员证章、证件由卫生部监制。

第七十二条　各级卫生行政部门对医疗机构的执业活动检查、指导主要包括：

（一）执行国家有关法律、法规、规章和标准情况；

（二）执行医疗机构内部各项规章制度和各级各类人员岗位责任制情况；

（三）医德医风情况；

（四）服务质量和服务水平情况；

（五）执行医疗收费标准情况；

（六）组织管理情况；

（七）人员任用情况；

（八）省、自治区、直辖市卫生行政部门规定的其他检查、指导项目。

第七十三条　国家实行医疗机构评审制度，对医疗机构的基本标准、服务质量、技术水平、管理水平等进行综合评价。县级以上卫生行政部门负责医疗机构评审的组织和管理；各级医疗机构评审委员会负责医疗机构评审的具体实施。

第七十四条　县级以上中医（药）行政管理部门成立医疗机构评审委员会，负责中医、中西医结合和民族医医疗机构的评审。

第七十五条　医疗机构评审包括周期性评审、不定期重点检查。

医疗机构评审委员会在对医疗机构进行评审时，发现有违反条例和本细则的情节，应当及时报告卫生行政部门；医疗机构评审委员会委员为医疗机构监督员的，可以直接行使监督权。

第七十六条　《医疗机构监督管理行政处罚程序》另行制定。

第七章　处　罚

第七十七条　对未取得《医疗机构执业许可证》擅自执业的，责令其停止执业活动，没收非法所得和药品、器械，并处以三千元以下的罚款；有下列情形之一的，责令其停止执业活动，没收非法所得的药品、器械，处以三千元以上一万元以下的罚款：

（一）因擅自执业曾受过卫生行政部门处罚；

（二）擅自执业的人员为非卫生技术专业人员；

（三）擅自执业时间在三个月以上；

（四）给患者造成伤害；

（五）使用假药、劣药蒙骗患者；

（六）以行医为名骗取患者钱物；

（七）省、自治区、直辖市卫生行政部门规定的其他情形。

第七十八条　对不按期办理校验《医疗机构执业许可证》又不停止诊疗活动的，责令其限期补办校验手续；在限期内仍不办理校验的，吊销其《医疗机构执业许可证》。

第七十九条　转让、出借《医疗机构执业许可证》的，没收其非法所得，并处以三千元以下的罚款；有下列情形之一的，没收其非法所得，处以三千元以上五千元以下的罚款，并吊销《医疗机构执业许可证》：

（一）出卖《医疗机构执业许可证》；

（二）转让或者出借《医疗机构执业许可证》是以营利为目的；

（三）受让方或者承借方给患者造成伤害；

（四）转让、出借《医疗机构执业许可证》给非卫生技术专业人员；

（五）省、自治区、直辖市卫生行政部门规定的其他情形。

第八十条 除急诊和急救外，医疗机构诊疗活动超出登记的诊疗科目范围，情节轻微的，处以警告；有下列情形之一的，责令其限期改正，并可处以三千元以下罚款：

（一）超出登记的诊疗科目范围的诊疗活动累计收入在三千元以下；

（二）给患者造成伤害。

有下列情形之一的，处以三千元罚款，并吊销《医疗机构执业许可证》：

（一）超出登记的诊疗科目范围的诊疗活动累计收入在三千元以上；

（二）给患者造成伤害；

（三）省、自治区、直辖市卫生行政部门规定的其他情形。

第八十一条 任用非卫生技术人员从事医疗卫生技术工作的，责令其立即改正，并可处以三千元以下罚款；有下列情形之一的，处以三千元以上五千元以下罚款，并可以吊销其《医疗机构执业许可证》：

（一）任用两名以上非卫生技术人员从事诊疗活动；

（二）任用的非卫生技术人员给患者造成伤害。

医疗机构使用卫生技术人员从事本专业以外的诊疗活动的，按使用非卫生技术人员处理。

第八十二条 出具虚假证明文件，情节轻微的，给予警告，并可处以五百元以下的罚款；有下列情形之一的，处以五百元以上一千元以下的罚款：

（一）出具虚假证明文件造成延误诊治的；

（二）出具虚假证明文件给患者精神造成伤害的；

（三）造成其他危害后果的。

对直接责任人员由所在单位或者上给机关给予行政处分。

第八十三条 医疗机构有下列情形之一的，登记机关可以责令其限期改正：

（一）发生重大医疗事故；

（二）连续发生同类医疗事故，不采取有效防范措施；

（三）连续发生原因不明的同类患者死亡事件，同时存在管理不善因素；

（四）管理混乱，有严重事故隐患，可能直接影响医疗安全；

（五）省、自治区、直辖市卫生行政部门规定的其他情形。

第八十四条 当事人对行政处罚决定不服的，可以在接到《行政处罚决定通知书》之日起十五日内向做出行政处罚的上一级卫生行政部门申请复议。上级卫生行政部门应当在接到申请书之日起三十日内做出书面答复。

当事人对行政处罚决定不服的，也可以在接到《行政处罚决定通知书》之日起十五日内直接向人民法院提起行政诉讼。

逾期不申请复议、不起诉又不履行处罚决定的，由做出行政处罚决定的卫生行政部门填写《行政处罚强制执行申请书》，向人民法院申请强制执行。

第八章 附 则

第八十五条 医疗机构申请办理设置审批、执业登记、校验、评审时，应当交纳费用，医疗机构执业应当交纳管理费，具体办法由省级以上卫生行政部门会同物价管理部门规定。

第八十六条 各省、自治区、直辖市根据条例和本细则并结合当地的实际情况，制定实施办法。实施办法中的有关中医、中西结合、民族医医疗机构的条款，由省、自治区、直辖市中医（药）行政部门拟订。

第八十七条 条例及本细则实施前已经批准执业的医疗机构的审核登记办法，由省、自治区、直辖市卫生行政部门根据当地的实际情况规定。

第八十八条 条例及本细则中下列用语的含义：

诊疗活动：是指通过各种检查、使用药物、器械及手术等方法，对疾病做出判断和消除疾病、缓解病情、减轻痛苦、改善功能、延长生命、帮助患者恢复健康的活动。

医疗美容：是指使用药物以及手术、物理和其他损伤性或者侵入性手段进行的美容。

特殊检查、特殊治疗：是指具有下列情形之一的诊断、治疗活动：

（一）有一定危险性，可能产生不良后果的检查和治疗；

（二）由于患者体质特殊或者病情危笃，可能对患者产生不良后果和危险的检查和治疗；

（三）临床试验性检查和治疗；

（四）收费可能对患者造成较大经济负担的检查和治疗。

卫生技术人员：是指按照国家有关法律、法规和规章的规定取得卫生技术人员资格或者职称的人员。

技术规范：是指由卫生部、国家中医药管理局制定或者认可的与诊疗活动有关的技术标准、操作规程等规范性文件。

军队的医疗机构：是指中国人民解放军和中国人民武装警察部队编制内的医疗机构。

第八十九条 各级中医（药）行政管理部门依据条件和本细则以及当地医疗机构管理条例实施办法，对管辖范围内各类中医、中西医结合和民族医医疗机构行使设置审批、登记和监督管理权。

第九十条 本细则的解释权在卫生部。

第九十一条 本细则自 1994 年 9 月 1 日起施行。

附录 5

中华人民共和国执业医师法

第一章 总 则

第一条 为了加强医师队伍的建设，提高医师的职业道德和业务素质，保障医师的合法权益，保护人民健康，制定本法。

第二条 依法取得执业医师资格或者执业助理医师资格，经注册在医疗、预防、保健机构中执业的专业医务人员，适用本法。

本法所称医师，包括执业医师和执业助理医师。

第三条 医师应当具备良好的职业道德和医疗执业水平，发扬人道主义精神，履行防病治病、救死扶伤、保护人民健康的神圣职责。

全社会应当尊重医师。医师依法履行职责，受法律保护。

第四条 国务院卫生行政部门主管全国的医师工作。

县级以上地方人民政府卫生行政部门负责管理本行政区域内的医师工作。

第五条 国家对在医疗、预防、保健工作中做出贡献的医师，给予奖励。

第六条 医师的医学专业技术职称和医学专业技术职务的评定、聘任，按照国家有关规定办理。

第七条 医师可以依法组织和参加医师协会。

第二章 考试和注册

第八条 国家实行医师资格考试制度。医师资格考试分为执业医师资格考试和执业助理医师资格考试。

医师资格统一考试的办法，由国务院卫生行政部门制定。医师资格考试由省级以上人民政府卫生行政部门组织实施。

第九条 具有下列条件之一的，可以参加执业医师资格考试：

（一）具有高等学校医学专业本科以上学历，在执业医师指导下，在医疗、预防、保健机构中试用期满一年的；

（二）取得执业助理医师执业证书后，具有高等学校医学专科学历，在医疗、预防、保健机构中工作满两年的；具有中等专业学校医学专业学历，在医疗、预防、保健机构中工作满五年的。

第十条 具有高等学校医学专科学历或者中等专业学校医学专业学历，在执业医师指导下，在医疗、预防、保健机构中试用期满一年的，可以参加执业助理医师资格考试。

第十一条 以师承方式学习传统医学满三年或者经多年实践医术确有专长的，经县级以上人民政府卫生行政部门确定的传统医学专业组织或者医疗、预防、保健机构考核合格并推荐，可以参加执业医师资格或者执业助理医师资格考试。考试的内容和办法由国务院卫生行政部门另行制定。

第十二条 医师资格考试成绩合格，取得执业医师资格或者执业助理医师资格。

第十三条 国家实行医师执业注册制度。

取得医师资格的，可以向所在地县级以上人民政府卫生行政部门申请注册。

除有本法第十五条规定的情形外，受理申请的卫生行政部门应当自收到申请之日起三十日内准予注册，并发给由国务院卫生行政部门统一印制的医师执业证书。

医疗、预防、保健机构可以为本机构中的医师集体办理注册手续。

第十四条 医师经注册后，可以在医疗、预防、保健机构中按照注册的执业地点、执业类别、执业范围执业，从事相应的医疗、预防、保健业务。

未经医师注册取得执业证书，不得从事医师执业活动。

第十五条 有下列情形之一的，不予注册：

（一）不具有完全民事行为能力的；

（二）因受刑事处罚，自刑罚执行完毕之日起至申请注册之日止不满两年的；

（三）受吊销医师执业证书行政处罚，自处罚决定之日起至申请注册之日止不满两年的；

（四）有国务院卫生行政部门规定不宜从事医疗、预防、保健业务的其他情形的。

受理申请的卫生行政部门对不符合条件不予注册的，应当自收到申请之日起三十日内书面通知申请人，并说明理由。申请人有异议的，可以自收到通知之日起十五日内，依法申请复议或者向人民法院提起诉讼。

第十六条 医师注册后有下列情形之一的，其所在的医疗、预防、保健机构应当在三十日内报告准予注册的卫生行政部门，卫生行政部门应当注销注册，收回医师执业证书：

（一）死亡或者被宣告失踪的；

（二）受刑事处罚的；

（三）受吊销医师执业证书行政处罚的；

（四）依照本法第三十一条规定暂停执业活动期满，再次考核仍不合格的；

（五）中止医师执业活动满两年的；

（六）有国务院卫生行政部门规定不宜从事医疗、预防、保健业务的其他情形的。

被注销注册的当事人有异议的，可以自收到注销注册通知之日起十五日内，依法申请复议或者向人民法院提起诉讼。

第十七条 医师变更执业地点、执业类别、执业范围等注册事项的，应当到准予注册的卫生行政部门依照本法第十三条的规定办理变更注册手续。

第十八条　中止医师执业活动二年以上以及有本法第十五条规定情形消失的，申请重新执业，应当由本法第三十一条规定的机构考核合格，并依照本法第十三条的规定重新注册。

第十九条　申请个体行医的执业医师，须经注册后在医疗、预防、保健机构中执业满五年，并按照国家有关规定办理审批手续；未经批准，不得行医。

县级以上地方人民政府卫生行政部门对个体行医的医师，应当按照国务院卫生行政部门的规定，经常监督检查，凡发现有本法第十六条规定的情形的，应当及时注销注册，收回医师执业证书。

第二十条　县级以上地方人民政府卫生行政部门应当将准予注册和注销注册的人员名单予以公告，并由省级人民政府卫生行政部门汇总，报国务院卫生行政部门备案。

第三章　执业规则

第二十一条　医师在执业活动中享有下列权利：

（一）在注册的执业范围内，进行医学诊查、疾病调查、医学处置、出具相应的医学证明文件，选择合理的医疗、预防、保健方案；

（二）按照国务院卫生行政部门规定的标准，获得与本人执业活动相当的医疗设备基本条件；

（三）从事医学研究、学术交流，参加专业学术团体；

（四）参加专业培训，接受继续医学教育；

（五）在执业活动中，人格尊严、人身安全不受侵犯；

（六）获取工资报酬和津贴，享受国家规定的福利待遇；

（七）对所在机构的医疗、预防、保健工作和卫生行政部门的工作提出意见和建议，依法参与所在机构的民主管理。

第二十二条　医师在执业活动中履行下列义务：

（一）遵守法律、法规，遵守技术操作规范；

（二）树立敬业精神，遵守职业道德，履行医师职责，尽职尽责为患者服务；

（三）关心、爱护、尊重患者，保护患者的隐私；

（四）努力钻研业务，更新知识，提高专业技术水平；

（五）宣传卫生保健知识，对患者进行健康教育。

第二十三条　医师实施医疗、预防、保健措施，签署有关医学证明文件，必须亲自诊查、调查，并按照规定及时填写医学文书，不得隐匿、伪造或者销毁医学文书及有关资料。

医师不得出具与自己执业范围无关或者与执业类别不相符的医学证明文件。

第二十四条　对急危患者，医师应当采取紧急措施进行诊治；不得拒绝急救处置。

第二十五条　医师应当使用经国家有关部门批准使用的药品、消毒药剂和医疗器械。

除正当诊断治疗外，不得使用麻醉药品、医疗用毒性药品、精神药品和放射性药品。

第二十六条　医师应当如实向患者或者其家属介绍病情，但应注意避免对患者产生不利后果。

医师进行实验性临床医疗，应当经医院批准并征得患者本人或者其家属同意。

第二十七条　医师不得利用职务之便，索取、非法收受患者财物或者牟取其他不正当利益。

第二十八条　遇有自然灾害、传染病流行、突发重大伤亡事故及其他严重威胁人民生命健康的紧急情况时，医师应当服从县级以上人民政府卫生行政部门的调遣。

第二十九条　医师发生医疗事故或者发现传染病疫情时，应当按照有关规定及时向所在机构或者卫生行政部门报告。

医师发现患者涉嫌伤害事件或者非正常死亡时,应当按照有关规定向有关部门报告。

第三十条 执业助理医师应当在执业医师的指导下,在医疗、预防、保健机构中按照其执业类别执业。

在乡、民族乡、镇的医疗、预防、保健机构中工作的执业助理医师,可以根据医疗诊治的情况和需要,独立从事一般的执业活动。

第四章 考核和培训

第三十一条 受县级以上人民政府卫生行政部门委托的机构或者组织应当按照医师执业标准,对医师的业务水平、工作成绩和职业道德状况进行定期考核。

对医师的考核结果,考核机构应当报告准予注册的卫生行政部门备案。

对考核不合格的医师,县级以上人民政府卫生行政部门可以责令其暂停执业活动三个月至六个月,并接受培训和继续医学教育。暂停执业活动期满,再次进行考核,对考核合格的,允许其继续执业;对考核不合格的,由县级以上人民政府卫生行政部门注销注册,收回医师执业证书。

第三十二条 县级以上人民政府卫生行政部门负责指导、检查和监督医师考核工作。

第三十三条 医师有下列情形之一的,县级以上人民政府卫生行政部门应当给予表彰或者奖励:

(一)在执业活动中,医德高尚,事迹突出的;

(二)对医学专业技术有重大突破,做出显著贡献的;

(三)遇有自然灾害、传染病流行、突发重大伤亡事故及其他严重威胁人民生命健康的紧急情况时,救死扶伤、抢救诊疗表现突出的;

(四)长期在边远贫困地区、少数民族地区条件艰苦的基层单位努力工作的;

(五)国务院卫生行政部门规定应当予以表彰或者奖励的其他情形的。

第三十四条 县级以上人民政府卫生行政部门应当制定医师培训计划,对医师进行多种形式的培训,为医师接受继续医学教育提供条件。

县级以上人民政府卫生行政部门应当采取有力措施,对在农村和少数民族地区从事医疗、预防、保健业务的医务人员实施培训。

第三十五条 医疗、预防、保健机构应当按照规定和计划保证本机构医师的培训和继续医学教育。

县级以上人民政府卫生行政部门委托的承担医师考核任务的医疗卫生机构,应当为医师的培训和接受继续医学教育提供和创造条件。

第五章 法律责任

第三十六条 以不正当手段取得医师执业证书的,由发给证书的卫生行政部门予以吊销;对负有直接责任的主管人员和其他直接责任人员,依法给予行政处分。

第三十七条 医师在执业活动中,违反本法规定,有下列行为之一的,由县级以上人民政府卫生行政部门给予警告或者责令暂停六个月以上一年以下执业活动;情节严重的,吊销其执业证书;构成犯罪的,依法追究刑事责任:

(一)违反卫生行政规章制度或者技术操作规范,造成严重后果的;

(二)由于不负责任延误急危患者的抢救和诊治,造成严重后果的;

(三)造成医疗责任事故的;

(四)未经亲自诊查、调查,签署诊断、治疗、流行病学等证明文件或者有关出生、死亡等证明文件的;

(五)隐匿、伪造或者擅自销毁医学文书及有关资料的;

（六）使用未经批准使用的药品、消毒药剂和医疗器械的；

（七）不按照规定使用麻醉药品、医疗用毒性药品、精神药品和放射性药品的；

（八）未经患者或者其家属同意，对患者进行实验性临床医疗的；

（九）泄露患者隐私，造成严重后果的；

（十）利用职务之便，索取、非法收受患者财物或者牟取其他不正当利益的；

（十一）发生自然灾害、传染病流行、突发重大伤亡事故以及其他严重威胁人民生命健康的紧急情况时，不服从卫生行政部门调遣的；

（十二）发生医疗事故或者发现传染病疫情，患者涉嫌伤害事件或者非正常死亡，不按照规定报告的。

第三十八条 医师在医疗、预防、保健工作中造成事故的，依照法律或者国家有关规定处理。

第三十九条 未经批准擅自开办医疗机构行医或者非医师行医的，由县级以上人民政府卫生行政部门予以取缔，没收其违法所得及其药品、器械，并处十万元以下的罚款；对医师吊销其执业证书；给患者造成损害的，依法承担赔偿责任；构成犯罪的，依法追究刑事责任。

第四十条 阻碍医师依法执业，侮辱、诽谤、威胁、殴打医师或者侵犯医师人身自由、干扰医师正常工作、生活的，依照治安管理处罚条例的规定处罚；构成犯罪的，依法追究刑事责任。

第四十一条 医疗、预防、保健机构未依照本法第十六条的规定履行报告职责，导致严重后果的，由县级以上人民政府卫生行政部门给予警告；并对该机构的行政负责人依法给予行政处分。

第四十二条 卫生行政部门工作人员或者医疗、预防、保健机构工作人员违反本法有关规定，弄虚作假、玩忽职守、滥用职权、徇私舞弊，尚不构成犯罪的，依法给予行政处分；构成犯罪的，依法追究刑事责任。

第六章 附 则

第四十三条 本法颁布之日前按照国家有关规定取得医学专业技术职称和医学专业技术职务的人员，由所在机构报请县级以上人民政府卫生行政部门认定，取得相应的医师资格。其中在医疗、预防、保健机构中从事医疗、预防、保健业务的医务人员，依照本法规定的条件，由所在机构集体核报县级以上人民政府卫生行政部门，予以注册并发给医师执业证书。具体办法由国务院卫生行政部门会同国务院人事行政部门制定。

第四十四条 计划生育技术服务机构中的医师，适用本法。

第四十五条 在乡村医疗卫生机构中向村民提供预防、保健和一般医疗服务的乡村医生，符合本法有关规定的，可以依法取得执业医师资格或者执业助理医师资格；不具备本法规定的执业医师资格或者执业助理医师资格的乡村医生，由国务院另行制定管理办法。

第四十六条 军队医师执行本法的实施办法，由国务院、中央军事委员会依据本法的原则制定。

第四十七条 境外人员在中国境内申请医师考试、注册、执业或者从事临床示教、临床研究等活动的，按照国家有关规定办理。

第四十八条 本法自 1999 年 5 月 1 日起施行。

附录 6

中华人民共和国侵权责任法

第一章 一般规定

第一条 为保护民事主体的合法权益，明确侵权责任，预防并制裁侵权行为，促进社会和谐稳定，制定本法。

第二条 侵害民事权益，应当依照本法承担侵权责任。

本法所称民事权益，包括生命权、健康权、姓名权、名誉权、荣誉权、肖像权、隐私权、婚姻自主权、监护权、所有权、用益物权、担保物权、著作权、专利权、商标专用权、发现权、股权、继承权等人身、财产权益。

第三条 被侵权人有权请求侵权人承担侵权责任。

第四条 侵权人因同一行为应当承担行政责任或者刑事责任的，不影响依法承担侵权责任。

因同一行为应当承担侵权责任和行政责任、刑事责任，侵权人的财产不足以支付的，先承担侵权责任。

第五条 其他法律对侵权责任另有特别规定的，依照其规定。

第二章 责任构成和责任方式

第六条 行为人因过错侵害他人民事权益，应当承担侵权责任。

根据法律规定推定行为人有过错，行为人不能证明自己没有过错的，应当承担侵权责任。

第七条 行为人损害他人民事权益，不论行为人有无过错，法律规定应当承担侵权责任的，依照其规定。

第八条 两人以上共同实施侵权行为，造成他人损害的，应当承担连带责任。

第九条 教唆、帮助他人实施侵权行为的，应当与行为人承担连带责任。

教唆、帮助无民事行为能力人、限制民事行为能力人实施侵权行为的，应当承担侵权责任；该无民事行为能力人、限制民事行为能力人的监护人未尽到监护责任的，应当承担相应的责任。

第十条 两人以上实施危及他人人身、财产安全的行为，其中一人或者数人的行为造成他人损害，能够确定具体侵权人的，由侵权人承担责任；不能确定具体侵权人的，行为人承担连带责任。

第十一条 两人以上分别实施侵权行为造成同一损害，每个人的侵权行为都足以造成全部损害的，行为人承担连带责任。

第十二条 两人以上分别实施侵权行为造成同一损害，能够确定责任大小的，各自承担相应的责任；难以确定责任大小的，平均承担赔偿责任。

第十三条 法律规定承担连带责任的，被侵权人有权请求部分或者全部连带责任人承担责任。

第十四条 连带责任人根据各自责任大小确定相应的赔偿数额；难以确定责任大小的，平均承担赔偿责任。

支付超出自己赔偿数额的连带责任人，有权向其他连带责任人追偿。

第十五条 承担侵权责任的方式主要有：

（一）停止侵害；

（二）排除妨碍；

（三）消除危险；

（四）返还财产；

（五）恢复原状；

（六）赔偿损失；

（七）赔礼道歉；

（八）消除影响、恢复名誉。

以上承担侵权责任的方式，可以单独适用，也可以合并适用。

第十六条　侵害他人造成人身损害的，应当赔偿医疗费、护理费、交通费等为治疗和康复支出的合理费用，以及因误工减少的收入。造成残疾的，还应当赔偿残疾生活辅助具费和残疾赔偿金。造成死亡的，还应当赔偿丧葬费和死亡赔偿金。

第十七条　因同一侵权行为造成多人死亡的，可以以相同数额确定死亡赔偿金。

第十八条　被侵权人死亡的，其近亲属有权请求侵权人承担侵权责任。被侵权人为单位，该单位分立、合并的，承继权利的单位有权请求侵权人承担侵权责任。

被侵权人死亡的，支付被侵权人医疗费、丧葬费等合理费用的人有权请求侵权人赔偿费用，但侵权人已支付该费用的除外。

第十九条　侵害他人财产的，财产损失按照损失发生时的市场价格或者其他方式计算。

第二十条　侵害他人人身权益造成财产损失的，按照被侵权人因此受到的损失赔偿；被侵权人的损失难以确定，侵权人因此获得利益的，按照其获得的利益赔偿；侵权人因此获得的利益难以确定，被侵权人和侵权人就赔偿数额协商不一致，向人民法院提起诉讼的，由人民法院根据实际情况确定赔偿数额。

第二十一条　侵权行为危及他人人身、财产安全的，被侵权人可以请求侵权人承担停止侵害、排除妨碍、消除危险等侵权责任。

第二十二条　侵害他人人身权益，造成他人严重精神损害的，被侵权人可以请求精神损害赔偿。

第二十三条　因防止、制止他人民事权益被侵害而使自己受到损害的，由侵权人承担责任。侵权人逃逸或者无力承担责任，被侵权人请求补偿的，受益人应当给予适当补偿。

第二十四条　受害人和行为人对损害的发生都没有过错的，可以根据实际情况，由双方分担损失。

第二十五条　损害发生后，当事人可以协商赔偿费用的支付方式。协商不一致的，赔偿费用应当一次性支付；一次性支付确有困难的，可以分期支付，但应当提供相应的担保。

第三章　不承担责任和减轻责任的情形

第二十六条　被侵权人对损害的发生也有过错的，可以减轻侵权人的责任。

第二十七条　损害是因受害人故意造成的，行为人不承担责任。

第二十八条　损害是因第三人造成的，第三人应当承担侵权责任。

第二十九条　因不可抗力造成他人损害的，不承担责任。法律另有规定的，依照其规定。

第三十条　因正当防卫造成损害的，不承担责任。正当防卫超过必要的限度，造成不应有的损害的，正当防卫人应当承担适当的责任。

第三十一条　因紧急避险造成损害的，由引起险情发生的人承担责任。如果危险是由自然原因引起的，紧急避险人不承担责任或者给予适当补偿。紧急避险采取措施不当或者超过必要的限度，造成不应有的损害的，紧急避险人应当承担适当的责任。

第四章　关于责任主体的特殊规定

第三十二条　无民事行为能力人、限制民事行为能力人造成他人损害的，由监护人承担侵权责任。监护人尽到监护责任的，可以减轻其侵权责任。

有财产的无民事行为能力人、限制民事行为能力人造成他人损害的，从本人财产中支付赔偿费用。不足部分，由监护人赔偿。

第三十三条　完全民事行为能力人对自己的行为暂时没有意识或者失去控制造成他人损害有过错的，应当承担侵权责任；没有过错的，根据行为人的经济状况对受害人适当补偿。

完全民事行为能力人因醉酒、滥用麻醉药品或者精神药品对自己的行为暂时没有意识或者失去控制造成他人损害的,应当承担侵权责任。

第三十四条　用人单位的工作人员因执行工作任务造成他人损害的,由用人单位承担侵权责任。

劳务派遣期间,被派遣的工作人员因执行工作任务造成他人损害的,由接受劳务派遣的用工单位承担侵权责任;劳务派遣单位有过错的,承担相应的补充责任。

第三十五条　个人之间形成劳务关系,提供劳务一方因劳务造成他人损害的,由接受劳务一方承担侵权责任。提供劳务一方因劳务自己受到损害的,根据双方各自的过错承担相应的责任。

第三十六条　网络用户、网络服务提供者利用网络侵害他人民事权益的,应当承担侵权责任。

网络用户利用网络服务实施侵权行为的,被侵权人有权通知网络服务提供者采取删除、屏蔽、断开链接等必要措施。网络服务提供者接到通知后未及时采取必要措施的,对损害的扩大部分与该网络用户承担连带责任。

网络服务提供者知道网络用户利用其网络服务侵害他人民事权益,未采取必要措施的,与该网络用户承担连带责任。

第三十七条　宾馆、商场、银行、车站、娱乐场所等公共场所的管理人或者群众性活动的组织者,未尽到安全保障义务,造成他人损害的,应当承担侵权责任。

因第三人的行为造成他人损害的,由第三人承担侵权责任;管理人或者组织者未尽到安全保障义务的,承担相应的补充责任。

第三十八条　无民事行为能力人在幼儿园、学校或者其他教育机构学习、生活期间受到人身损害的,幼儿园、学校或者其他教育机构应当承担责任,但能够证明尽到教育、管理职责的,不承担责任。

第三十九条　限制民事行为能力人在学校或者其他教育机构学习、生活期间受到人身损害,学校或者其他教育机构未尽到教育、管理职责的,应当承担责任。

第四十条　无民事行为能力人或者限制民事行为能力人在幼儿园、学校或者其他教育机构学习、生活期间,受到幼儿园、学校或者其他教育机构以外的人员人身损害的,由侵权人承担侵权责任;幼儿园、学校或者其他教育机构未尽到管理职责的,承担相应的补充责任。

第五章　产品责任

第四十一条　因产品存在缺陷造成他人损害的,生产者应当承担侵权责任。

第四十二条　因销售者的过错使产品存在缺陷,造成他人损害的,销售者应当承担侵权责任。

销售者不能指明缺陷产品的生产者也不能指明缺陷产品的供货者的,销售者应当承担侵权责任。

第四十三条　因产品存在缺陷造成损害的,被侵权人可以向产品的生产者请求赔偿,也可以向产品的销售者请求赔偿。

产品缺陷由生产者造成的,销售者赔偿后,有权向生产者追偿。

因销售者的过错使产品存在缺陷的,生产者赔偿后,有权向销售者追偿。

第四十四条　因运输者、仓储者等第三人的过错使产品存在缺陷,造成他人损害的,产品的生产者、销售者赔偿后,有权向第三人追偿。

第四十五条　因产品缺陷危及他人人身、财产安全的,被侵权人有权请求生产者、销售者承担排除妨碍、消除危险等侵权责任。

第四十六条　产品投入流通后发现存在缺陷的,生产者、销售者应当及时采取警示、召回等补救措施。未及时采取补救措施或者补救措施不力造成损害的,应当承担侵权责任。

第四十七条 明知产品存在缺陷仍然生产、销售,造成他人死亡或者健康严重损害的,被侵权人有权请求相应的惩罚性赔偿。

第六章 机动车交通事故责任

第四十八条 机动车发生交通事故造成损害的,依照道路交通安全法的有关规定承担赔偿责任。

第四十九条 因租赁、借用等情形机动车所有人与使用人不是同一人时,发生交通事故后属于该机动车一方责任的,由保险公司在机动车强制保险责任限额范围内予以赔偿。不足部分,由机动车使用人承担赔偿责任;机动车所有人对损害的发生有过错的,承担相应的赔偿责任。

第五十条 当事人之间已经以买卖等方式转让并交付机动车但未办理所有权转移登记,发生交通事故后属于该机动车一方责任的,由保险公司在机动车强制保险责任限额范围内予以赔偿。不足部分,由受让人承担赔偿责任。

第五十一条 以买卖等方式转让拼装或者已达到报废标准的机动车,发生交通事故造成损害的,由转让人和受让人承担连带责任。

第五十二条 盗窃、抢劫或者抢夺的机动车发生交通事故造成损害的,由盗窃人、抢劫人或者抢夺人承担赔偿责任。保险公司在机动车强制保险责任限额范围内垫付抢救费用的,有权向交通事故责任人追偿。

第五十三条 机动车驾驶人发生交通事故后逃逸,该机动车参加强制保险的,由保险公司在机动车强制保险责任限额范围内予以赔偿;机动车不明或者该机动车未参加强制保险,需要支付被侵权人人身伤亡的抢救、丧葬等费用的,由道路交通事故社会救助基金垫付。道路交通事故社会救助基金垫付后,其管理机构有权向交通事故责任人追偿。

第七章 医疗损害责任

第五十四条 患者在诊疗活动中受到损害,医疗机构及其医务人员有过错的,由医疗机构承担赔偿责任。

第五十五条 医务人员在诊疗活动中应当向患者说明病情和医疗措施。需要实施手术、特殊检查、特殊治疗的,医务人员应当及时向患者说明医疗风险、替代医疗方案等情况,并取得其书面同意;不宜向患者说明的,应当向患者的近亲属说明,并取得其书面同意。

医务人员未尽到前款义务,造成患者损害的,医疗机构应当承担赔偿责任。

第五十六条 因抢救生命垂危的患者等紧急情况,不能取得患者或者其近亲属意见的,经医疗机构负责人或者授权的负责人批准,可以立即实施相应的医疗措施。

第五十七条 医务人员在诊疗活动中未尽到与当时的医疗水平相应的诊疗义务,造成患者损害的,医疗机构应当承担赔偿责任。

第五十八条 患者有损害,因下列情形之一的,推定医疗机构有过错:

(一)违反法律、行政法规、规章以及其他有关诊疗规范的规定;

(二)隐匿或者拒绝提供与纠纷有关的病历资料;

(三)伪造、篡改或者销毁病历资料。

第五十九条 因药品、消毒药剂、医疗器械的缺陷,或者输入不合格的血液造成患者损害的,患者可以向生产者或者血液提供机构请求赔偿,也可以向医疗机构请求赔偿。患者向医疗机构请求赔偿的,医疗机构赔偿后,有权向负有责任的生产者或者血液提供机构追偿。

第六十条 患者有损害,因下列情形之一的,医疗机构不承担赔偿责任:

(一)患者或者其近亲属不配合医疗机构进行符合诊疗规范的诊疗;

（二）医务人员在抢救生命垂危的患者等紧急情况下已经尽到合理诊疗义务；

（三）限于当时的医疗水平难以诊疗。

前款第一项情形中，医疗机构及其医务人员也有过错的，应当承担相应的赔偿责任。

第六十一条　医疗机构及其医务人员应当按照规定填写并妥善保管住院志、医嘱单、检验报告、手术及麻醉记录、病理资料、护理记录、医疗费用等病历资料。

患者要求查阅、复制前款规定的病历资料的，医疗机构应当提供。

第六十二条　医疗机构及其医务人员应当对患者的隐私保密。泄露患者隐私或者未经患者同意公开其病历资料，造成患者损害的，应当承担侵权责任。

第六十三条　医疗机构及其医务人员不得违反诊疗规范实施不必要的检查。

第六十四条　医疗机构及其医务人员的合法权益受法律保护。干扰医疗秩序，妨害医务人员工作、生活的，应当依法承担法律责任。

第八章　环境污染责任

第六十五条　因污染环境造成损害的，污染者应当承担侵权责任。

第六十六条　因污染环境发生纠纷，污染者应当就法律规定的不承担责任或者减轻责任的情形及其行为与损害之间不存在因果关系承担举证责任。

第六十七条　两个以上污染者污染环境，污染者承担责任的大小，根据污染物的种类、排放量等因素确定。

第六十八条　因第三人的过错污染环境造成损害的，被侵权人可以向污染者请求赔偿，也可以向第三人请求赔偿。污染者赔偿后，有权向第三人追偿。

第九章　高度危险责任

第六十九条　从事高度危险作业造成他人损害的，应当承担侵权责任。

第七十条　民用核设施发生核事故造成他人损害的，民用核设施的经营者应当承担侵权责任，但能够证明损害是因战争等情形或者受害人故意造成的，不承担责任。

第七十一条　民用航空器造成他人损害的，民用航空器的经营者应当承担侵权责任，但能够证明损害是因受害人故意造成的，不承担责任。

第七十二条　占有或者使用易燃、易爆、剧毒、放射性等高度危险物造成他人损害的，占有人或者使用人应当承担侵权责任，但能够证明损害是因受害人故意或者不可抗力造成的，不承担责任。被侵权人对损害的发生有重大过失的，可以减轻占有人或者使用人的责任。

第七十三条　从事高空、高压、地下挖掘活动或者使用高速轨道运输工具造成他人损害的，经营者应当承担侵权责任，但能够证明损害是因受害人故意或者不可抗力造成的，不承担责任。被侵权人对损害的发生有过失的，可以减轻经营者的责任。

第七十四条　遗失、抛弃高度危险物造成他人损害的，由所有人承担侵权责任。所有人将高度危险物交由他人管理的，由管理人承担侵权责任；所有人有过错的，与管理人承担连带责任。

第七十五条　非法占有高度危险物造成他人损害的，由非法占有人承担侵权责任。所有人、管理人不能证明对防止他人非法占有尽到高度注意义务的，与非法占有人承担连带责任。

第七十六条　未经许可进入高度危险活动区域或者高度危险物存放区域受到损害，管理人已经采取安全措施并尽到警示义务的，可以减轻或者不承担责任。

第七十七条　承担高度危险责任，法律规定赔偿限额的，依照其规定。

第十章　饲养动物损害责任

第七十八条　饲养的动物造成他人损害的，动物饲养人或者管理人应当承担侵权责任，但能够证明损害是因被侵权人故意或者重大过失造成的，可以不承担或者减轻责任。

第七十九条 违反管理规定，未对动物采取安全措施造成他人损害的，动物饲养人或者管理人应当承担侵权责任。

第八十条 禁止饲养的烈性犬等危险动物造成他人损害的，动物饲养人或者管理人应当承担侵权责任。

第八十一条 动物园的动物造成他人损害的，动物园应当承担侵权责任，但能够证明尽到管理职责的，不承担责任。

第八十二条 遗弃、逃逸的动物在遗弃、逃逸期间造成他人损害的，由原动物饲养人或者管理人承担侵权责任。

第八十三条 因第三人的过错致使动物造成他人损害的，被侵权人可以向动物饲养人或者管理人请求赔偿，也可以向第三人请求赔偿。动物饲养人或者管理人赔偿后，有权向第三人追偿。

第八十四条 饲养动物应当遵守法律，尊重社会公德，不得妨害他人生活。

第十一章 物件损害责任

第八十五条 建筑物、构筑物或者其他设施及其搁置物、悬挂物发生脱落、坠落造成他人损害，所有人、管理人或者使用人不能证明自己没有过错的，应当承担侵权责任。所有人、管理人或者使用人赔偿后，有其他责任人的，有权向其他责任人追偿。

第八十六条 建筑物、构筑物或者其他设施倒塌造成他人损害的，由建设单位与施工单位承担连带责任。建设单位、施工单位赔偿后，有其他责任人的，有权向其他责任人追偿。

因其他责任人的原因，建筑物、构筑物或者其他设施倒塌造成他人损害的，由其他责任人承担侵权责任。

第八十七条 从建筑物中抛掷物品或者从建筑物上坠落的物品造成他人损害，难以确定具体侵权人的，除能够证明自己不是侵权人的外，由可能加害的建筑物使用人给予补偿。

第八十八条 堆放物倒塌造成他人损害，堆放人不能证明自己没有过错的，应当承担侵权责任。

第八十九条 在公共道路上堆放、倾倒、遗撒妨碍通行的物品造成他人损害的，有关单位或者个人应当承担侵权责任。

第九十条 因林木折断造成他人损害，林木的所有人或者管理人不能证明自己没有过错的，应当承担侵权责任。

第九十一条 在公共场所或者道路上挖坑、修缮安装地下设施等，没有设置明显标志和采取安全措施造成他人损害的，施工人应当承担侵权责任。

窨井等地下设施造成他人损害，管理人不能证明尽到管理职责的，应当承担侵权责任。

第十二章 附　则

第九十二条 本法自 2010 年 7 月 1 日起施行。

主要参考文献

1. 陈力．医学心理学．北京：北京大学医学出版社，2003．
2. 陈荣杰．角色行为与个性行为—交际学二论．华东理工大学学报（社会科学版），2001，16（1）：85-90．
3. 陈新夏．人性与人的本质及人的发展．哲学研究，2010，(10)：11-16．
4. 陈赵阳．和谐社会构建中的和谐心理建设探析．北京社会科学，2007，5：94-97．
5. 冯军强．某综合医院医患沟通现状调查分析与对策引导的研究．重庆：第三军医大学，2008．
6. 冯显威．健康社会学发展中的新理论范式研究．医学与社会，2012，25（1）：1-4．
7. 高芹．医患沟通的六种方式．http://www.haodf.com/zhuanjiaguandian/mmzz_49152578.htm．2010-10-24．
8. 高晓飞．浅析社会角色与和谐社会的关系．才智，2012（27）：162．
9. 高咏．医务社会工作与医患关系，中华医院管理杂志，2009，25（11）：767-769．
10. 龚赛红．医疗损害赔偿立法研究．北京：法律出版社，2001：8，35，62，63．
11. 郭永松．医学社会学的研究对象、内容和基本观点．医学与社会，2000，13（2）：27-29．
12. 韩玲玲，向月应．医患有效沟通的伦理意蕴．中国医学伦理学，2011，24（2）：214．
13. 黄功勤，孙慕义．后现代语境下医学语言的伦理解读．医学与哲学，2006，27（10）：45-47．
14. 贾启艾．人际沟通．南京：东南大学出版社，2002：5-6．
15. 江宗，芮宁玲，李宏林．加强医患沟通，努力构建和谐医患关系．中国卫生事业管理，2008，25（9）：630-631．
16. 姜乾金．医学心理学．北京：人民卫生出版社，2005．
17. 姜学林．医学沟通学．北京：高等教育出版社，2008．
18. 焦峰，张建．医患沟通障碍因素分析．医院院长论坛，2012，2：46-49．
19. 康德，苗力田（译）．道德形而上学原理．上海：上海人民出版社，2002：47．
20. 况成云，兰明银，张昌军．医学伦理学．北京：人民卫生出版社，2008．
21. 李大平．医事法学．广州：华南理工大学出版社，2007：506．
22. 李恩昌，郭继志，等．科学健康观与健康型社会．北京：人民军医出版社，2011．
23. 李恩昌，王多劳．论科学健康观．中国医学伦理学，2005，18（2）：30-34．
24. 李功迎．医患行为与医患沟通技巧．北京：人民卫生出版社，2012．
25. 李平，郭永松，吴水珍等．医务社会工作的功能定位及其在医患冲突中的作用．卫生经济研究，2009（1）：34-35．
26. 李晓．沟通技巧．北京：航空工业出版社，2006．
27. 李正关，冷明祥．医患关系研究进展综述．中国医院管理，2009，29（3）：40-43．
28. 刘岚．我国医务社会工作制度框架及政策研究．武汉：华中科技大学，2011：24-30．
29. 刘祖云．关系、伦理关系与行政伦理关系．社会科学，2006（6）：9-12．

30. 罗国杰. 伦理学. 北京：人民出版社，1999：272.
31. 罗会宇. 论医患沟通的伦理意义. 中国医学伦理学，2011，（3）：11-16.
32. （美）科克汉姆（Cockerham W.C）著，杨辉等译. 华夏出版社，2000.
33. 马存根. 医学心理学. 北京：人民卫生出版社，2009.
34. 马克思，恩格斯. 马克思恩格斯全集：第2卷. 北京：人民出版社，1957：167.
35. 马克思，恩格斯. 马克思恩格斯选集：第1卷. 北京：人民出版社，1972：18.
36. 马如娅. 人际沟通. 北京：人民卫生出版社，2006：1-8.
37. 裴冬梅，王悦人. "开放医院"——医患沟通新模式初探. 现代医院管理，2009，7（4）：44-45.
38. 钱鹏翔，钱玉鑫. 从生命观的角度分析医患矛盾激化的原因. 中国医学创新，2013（11）：125-126.
39. （日）稻垣乔. 医疗过误诉讼的理论. 北京：对外经济贸易大学. 2006：86.
40. 桑凤华. 针对患者心理实施医患沟通. 中国民族民间医药，2010，19（8）：207-208.
41. 桑凤华. 针对患者心理实施医患沟通. 中国民族民间医药，2010，19（8）：207-208.
42. 尚俊芳，杨慧，王洪奇. 医患沟通模式的比较研究. 医学与哲学，2012，33（9）：71-73.
43. 谭宗梅，刘国秋，袁新秀，等. 从医生的社会角色看和谐医患关系的构建——医生角色错位现象的防范与矫正. 科技信息，2009（27）：81.
44. 汤姣. 医患关系中信任构建的社会工作介入研究——以武汉G医院为例究. 武汉：华中师范大学，2012：23-26.
45. 王彩霞，张君. 医患角色冲突分析及对策. 中国医学伦理学，1999，2：62-64. 总第64期.
46. 王锦帆. 医患沟通学. 第2版. 北京：人民卫生出版社，2013：106.
47. 王锦帆. 医患沟通学. 北京：人民卫生出版社，2006.
48. 王锦帆. 医患沟通学. 北京：人民卫生出版社，2003.
49. 王丽. 加强医患沟通 和谐医患关系. 现代医院，2011，11（11）：112-113.
50. 王丽婷. 医务社会工作方法在构建和谐医患关系中的实践——以吉林省J医院重症患者为例. 长春：长春工业大学，2012：8-16.
51. 王利明，杨立新. 侵权行为法. 北京：法律出版社，1996：29.
52. 王明旭. 医患关系. 北京：科学出版社出版，2008.
53. 王新华，金风. 论"医患沟通"实践的医院组织环境建设. 江苏卫生事业管理，2003，14（6）：5-7.
54. 王占宇，刘俊，段丽娥. 论医务社工在构筑和谐医患关系中的作用，医学与社会，2008，21（7）：5-7.
55. 魏来临. 临床医患沟通与交流技巧. 济南：山东科学技术出版社，2005.
56. 肖传实，李荣山. 实用医患沟通技巧. 北京：军事医学科学出版社出版，2008.
57. 谢保群. 论医患沟通中医生的语言沟通技能. 医学与哲学（人文社会医学版），2010（1）：32-34.
58. 谢佳伶. 医学社会学发展简史. 医学信息（中旬刊），2011，24（9）：4634-4635.
59. 许栋，王国斌，张玉. 构建医患沟通路径的实践与探讨. 中国医院，2008，12（4）：58-60.
60. 杨立新，袁雪石. 论医疗机构违反告知义务的医疗侵权责任. 河北法学，2006，24（12）：44.

61. 杨立新. 医疗损害责任研究. 北京：法律出版社，2009：2.
62. 杨阳，赵明杰. 医学高新技术在现代医患关系中扮演的角色. 医学与哲学：人文社会医学版，2006，6（27）：44-46.
63. 姚坚. 建立良好医患沟通 推进和谐医患关系. 中国医学伦理学，2010，23（1）：28-29.
64. 医患纠纷演变成恶性事件的思考. http://www.iiyi.com/i/index/2011/0224/7481.html. 2011-02-24.
65. 医疗事故赔偿项目及计算方法. http://topic.xywy.com/wenzhang/20031022/471925.html. 2003-10-22.
66. 尹梅. 医学沟通学. 北京：人民卫生出版社，2011：52-67.
67. 余兰萍. 论新时期有效的医患沟通与良好医患关系的建立. 九江医学，2008，23（1）：70-71.
68. 张宝珠，刘鑫. 医疗告知与维权指南. 北京：人民军医出版社，2004：44.
69. 张伯礼. 临床接诊与医患沟通技能实训. 北京：全国中医药出版社，2011.
70. 张树蜂. 医学伦理学. 北京：人民军医出版社，2011.
71. 郑玉波. 法谚. 北京：法律出版社，2007：97.
72. 中国医患沟通网. http://www.yh707.cn/html/aljx/0812310DJ9A60I3H.
73. 钟立，刘斌志. 论医务社会工作介入医患纠纷的优势及途径，医学与法学，2010，2（4）：67-69.
74. 周桂桐. 医患沟通技能. 北京：中国中医药出版社，2013.
75. 朱崇明，刘承志. 医患沟通重要性的伦理学思考. 中国医学伦理学，2004，（2）：44-45.
76. 朱凡. 上海市医务社会工作现状研究. 上海：上海交通大学，2010：30-36.

中英文专业词汇对照索引

C
诚信　honesty　35
创造　invention　35

D
单向沟通　one way communication　21

F
非语言沟通　nonverbal communication　20
非正式沟通　informal communication　21
浮躁　flippancy　36

G
个人距离　personal distance　83
公众距离　public distance　83
沟通　communication　10

J
疾病状态　disease state　28
嫉妒　jealousy　36
监察人制度　ombudsmen　8
僵化　fogyism　36
角色冲突　role conflict　187

K
宽容　toleration　35

L
冷漠　inhospitality　36
理解　understanding　3
理性　reason　34
良心　conscience　34

P
平行沟通　parallel communication　21

Q
亲密距离　intimate distance　83
求实　matter-of-fact　35
求医行为　medical help jerking behavior　55

R
人际沟通　interpersonal communication　19
人际沟通能力　interpersonal & communication skills　84

S
上行沟通　upstream communication　21
尚美　beauty　35
社交距离　social distance　83
双向沟通　bidirectional communication　21

T
贪婪　avarice　36
同情　compassion　34
同意　consent　3

W
伪善　hypocrisy　36

X
下行沟通　downstream communication　21
信息　information　3
信息的反馈　feedback　24
行善　almsdeed　35

Y
野性　barbarism　36
医患沟通　Doctor-Patient communication　10
医务社会工作　Medical Social Work　169
医学伦理学　medical ethics　47
医学心理学　medical psychology　56
医学知识　medical knowledge　84
语言沟通　verbal communication　20

Z
诊治患者　patient care　84
正式沟通　formal communication　21
知情　informed　3
职业精神素养　professionalism　84
自尊　self-respect　35
遵医行为　follow the doctor's advice　55

后 记

在临床医学专业《医患沟通》教材出版之际，我们十分感谢北京大学医学出版社对本教材编写和出版工作给予的高度重视和大力支持！

本教材的编写大纲由哈尔滨医科大学大庆校区人文社科系王彩霞教授牵头会同北京大学医学部、温州医科大学、河北医科大学、内蒙古医科大学、沈阳医学院、新乡医学院、承德医学院、济宁医学院、滨州医学院和哈医大大庆校区13位参编同仁以及北京大学医学出版社韩忠刚副编审一起研讨共同设计。此前，各位专家教授都对医患沟通情况进行了认真调研，收集了大量该方面的信息，掌握了第一手资料，吸纳了最新的沟通理念和方法；互审中各位专家又都认真加工修改了各章的内容，为本教材能够充分体现人文特色、实践特色和创新特色花费了很多心血。北京大学医学出版社韩忠刚副编审在繁忙之中以其丰富的编写教材经历，对本教材的编写给予了积极的指导和支持，尤其是在提高教材质量、保证本书的专业性、科学性和实用性方面提出了许多颇有见地的意见，在此致以衷心的谢意！

编写中我们引用和参考了许多专家、学者和同仁们的文献和资料，为本书增添了光彩和分量，在此一并致谢！

虽然我们为此教材的编写付出了艰苦的努力，但疏漏和错误在所难免，我们真诚希望广大医学生和读者以及同行不吝赐教，衷心感谢！

王彩霞
2013年9月30日